Pendo

Lilo Cross · Bernd Neumann

Die heimlichen Krankmacher

Wie Elektrosmog und Handystrahlen, Lärm und Umweltgifte unsere Gesundheit bedrohen

Pendo München und Zürich

2. Auflage 2008

Umschlaggestaltung Hauptmann und Kompanie,
Werbeagentur München–Zürich
Gesetzt aus der Aldus Roman
Satz: Fotosatz Amann, Aichstetten
Druck und Bindung: GGP Media GmbH, Pößneck
Printed in Germany
ISBN: 978-3-86612-161-4

Inhalt

Vorbemerkungen

»Krankheiten befallen uns nicht aus heiterem Himmel, sondern entwickeln sich aus täglichen Sünden wider die Natur. Wenn sich diese gehäuft haben, brechen sie unversehens hervor.«

Hippokrates von Kos (ca. 460 v. Chr. – ca. 375 v. Chr.)

Nach einem Buch über Rückenschmerzen[1] jetzt *Die heimlichen Krankmacher*. Welten scheinen zwischen den beiden Themen zu liegen. Doch es gibt eine einfache Erklärung, warum die beiden Bücher einander bedingen. Als Physiotherapeutin beschäftige ich mich täglich mit der Statik des Menschen. Meiner Erfahrung nach liegt die Ursache für die meisten Erkrankungen des Bewegungsapparates in einer Fehlstellung des Beckens. Ist der Fehler in der Körperstatik behoben, bilden sich Muskel- und Gelenkschmerzen sowie krankhafte Veränderungen oft zurück. Doch leider nicht immer. Selbst wenn Patient und Therapeut ihr Bestes geben und die Statik nachweisbar wieder in Ordnung ist, kommt es manchmal zu keiner entscheidenden Besserung, bleiben Schmerzen und andere Symptome erhalten. In solchen Fällen forschen wir weiter, wobei die zentralen Fragen lauten: Was hat sich im Leben des Patienten vor dem Einsetzen der Symptome geändert? Gibt es Indizien dafür, dass die Symptome mit Umweltfaktoren verbunden sind?

Häufig finden wir das auslösende Ereignis in einem Umzug in eine neue Wohnung, die in einer stärker lärmbelasteten Gegend liegt als die alte, in der neue Teppichböden oder Schlafzimmermöbel Gifte ausdünsten oder die in der Nähe einer Mobilfunksendeantenne liegt. Oft ist es auch ›nur‹ das neue tragbare Telefon, dessen Basisstation Tag und Nacht nach dem DECT-Standard strahlt, der neue WLAN-Anschluss für den Computer oder eine Zahnbehandlung, bei der giftige Stoffe als Füllmaterial verwendet wurden. Von solchen und ähnlichen Gefährdungen berichtet das vorliegende Buch und führt da weiter, wo das Buch über Rückenschmerzen aufhört. Drei kurze Fallbeispiele können verdeutlichen, auf welch seltsame Ursachen man manchmal stößt.

Ich litt vor einigen Jahren jede Nacht unter starken Magenschmerzen. Manchmal half mir ein altes Hausrezept, das Trinken von Sahne. Was aber stets ganz sicher half, war der Umzug aus dem bequemen Bett im Schlafzimmer auf das weniger komfortable Sofa im Wohnzimmer. Den Grund entdeckte ich jedoch erst, nachdem mir nach einer Magenspiegelung Veränderungen der Magenwand attestiert worden waren. Eines Nachts hörte ich ein Geräusch, das mir wegen seiner Gleichfömigkeit vorher nie aufgefallen war: das feine Summen einer Umwälzpumpe. Wir stellten die Pumpe fortan nachts immer ab – und meine Magenschmerzen verschwanden. Wenn wir vergessen, die Pumpe auszuschalten, werde ich prompt wieder von Magenschmerzen geweckt.

Ich behandele in meiner Praxis viele Patienten mit einem Schiefhals (Tortikollis), denen ich in vielen Fällen durch die Behandlung der Beckenfehlstellung sehr gut helfen kann. Bei einer dieser Patientinnen, die bereits seit anderthalb Jahren beschwerdefrei gewesen war, tauchten plötzlich wieder Probleme auf. Sie wandte sich erneut an mich, woraufhin wir gemeinsam zu klären versuchten, was der Auslöser des Rückfalls sein könnte. Er war bald gefunden: Sie hatte kurz zuvor einen neuen Schrank in ihrem Schlafzimmer aufbauen lassen. Messungen eines Baubiologen im Schlafzimmer ergaben in der Folge unzulässig hohe Formaldehydwerte, woraufhin das Möbelgeschäft den Schrank anstandslos wieder zurücknahm. Der Erfolg war frappierend: Ohne weitere Behandlung verschwanden die Symptome binnen weniger Wochen.

Beispiel Nummer drei berichtet von einer Patientin, die ehemals unter einem extremen Schiefhals litt und sich nach der erfolgreichen Behandlung zweimal im Jahr für je eine Woche bei mir prophylaktisch behandeln lässt. Merkwürdig und erschreckend war, dass sie während ihrer ersten Behandlungswoche unter starkem Bluthochdruck litt, zu Hause jedoch nie. Wir erklärten dieses Symptom zunächst als psychisch bedingt, weil sie ihren Mann, ihren alten Vater und vier Katzen allein zu Hause hatte lassen müssen. Doch beim zweiten Mal wurden wir hellhörig: War der Auslöser möglicherweise in der Altbauwohnung zu suchen, in der ich sie die beiden Male untergebracht hatte? Da ich wusste, dass Blutdruckentgleisungen oft durch niederfrequente elektromagnetische Felder ausgelöst werden, ließ ich die Wohnung von einem Baubiologen durchmessen. Und siehe da, es waren starke Felder nachweisbar, sodass wir eine Netzfreischaltung einbauten, die nachts den Strom abschaltet und damit auch die Felder verhindert. Als meine Patientin das nächste Mal zur Prophylaxebehandlung in meiner Praxis war, blieb ihr Blutdruck die ganze Woche über völlig normal – wobei ich ihr übrigens nichts von unseren Messungen und der Netzfreischaltung erzählt hatte.

Diese und viele ähnliche Fälle sind der Grund, warum dieses Buch entstanden ist. Es soll den Leser auf problematische Entwicklungen in unserer Umwelt aufmerksam machen, grundsätzlich zur Vorsicht mahnen und helfen, Erkrankungen vorzubeugen und mögliche bislang unerklärliche Beschwerden zu erklären und zu beseitigen.

Ein herzliches Dankeschön an all jene Menschen, die an der Entstehung dieses Buches mitgewirkt haben.

Oktober 2007
Lilo Cross

»Giftiges PFT im Trinkwasser«, »Verkehrslärm verursacht Herzinfarkt«, »Krebs durch Handystrahlung?«: So und ähnlich lauten die Schlagzeilen, die immer wieder durch die Medien geistern, Sorge oder gar Panik verbreiten, allesamt aber bald wieder aus der öffentlichen Wahrnehmung verschwinden. Auch ich ließ mich bis vor nicht allzu langer Zeit gern von beschwichtigenden Stimmen einlullen, sagte mir, dass es sich bei Chemieunfällen oder Umweltkriminalität nur um Einzelfälle handelte, dass man mit dem Risiko Verkehrslärm halt leben müsse und dass Elektrosmog doch wohl eher eine Erfindung von Umweltparanoikern sei. Hätte Lilo Cross mich nicht seit gut zwei Jahren immer wieder gedrängt, mit ihr dieses Buch zu schreiben, ich würde wohl heute noch so denken.

Je tiefer ich durch meine Recherchen für das Buch in die Materie eindrang, je mehr Fachliteratur ich zu den einzelnen Themenbereichen »Lärm«, »Umweltgifte« und »Elektrosmog« durcharbeitete, desto klarer wurde mir, was mir als Medizinjournalist eigentlich viel früher hätte auffallen müssen: Dass diese Themen zusammengehören, dass einzelne scheinbar harmlose Belastungen in der Summe und auf Dauer das komplexe Wesen Mensch beeinträchtigen können. Mir wurde klar, dass diese Beeinträchtigung in den meisten Fällen so langsam abläuft und sich in so allgemeinen Symptomen bemerkbar macht, dass Ursachen und Auslöser meist weder Betroffenen noch Ärzten offenbar werden. Dennoch wirken nach meiner festen Überzeugung all diese angeblich ›ungefährlichen‹ Belastungen zusammen und können am Ende zu schweren Krankheiten und zum Tod führen.

In diesem Buch wird es immer wieder auch um eine Einschätzung der Risiken gehen, denn selbstverständlich gibt es auch andere krank machende Faktoren, die nach heutigem Wissensstand ein deutlich höheres Gefahrenpotenzial bergen: das Rauchen etwa, starkes Übergewicht oder Bewegungsmangel. Wir leben in einer Gesellschaft, in der immer noch 32 Prozent der Männer und 22 Prozent der Frauen rauchen (2005) – und viele Kinder zum ›Mitrauchen‹ gezwungen werden –, in der nur ein Drittel der erwachsenen Männer und die Hälfte der erwachsenen Frauen Normalgewicht besitzen und in der viele nicht mehr als durchschnittlich 3000 Schritte am Tag zurücklegen – 10000 sollten es aus Gesundheitsgründen mindestens sein. In der Konsequenz heißt das: Jene Gefahren, über die wir in diesem Buch sprechen, erhöhen für viele Menschen das ohnehin hohe Krankheitsrisiko noch zusätzlich. Dabei sollten wir uns vor Augen halten, dass wir stets nur über das statistische Risiko etwas aussagen können. Der eine kann möglicherweise bis an sein Lebensende in hohem Alter alle Belastungen ohne Beeinträchtigung überstehen, ein anderer erkrankt vielleicht schon mit 40 Jahren an Krebs und stirbt. Wer tatsächlich auf welche Weise reagieren wird, lässt sich vorab nicht sagen. Hauptziel dieses Buches ist es deshalb, die umweltbedingten und oft unterschwelligen Belastungen zunächst aufzudecken. Nur mit diesem Wissen ausgestattet, kann der Leser selbstverantwortlich entscheiden, welche Risiken er zu tragen bereit ist und welche er minimieren oder ausschalten will.

Dass hier nicht alle möglichen Umweltrisiken besprochen werden können, liegt in der Natur der Sache: Unsere vom Menschen gemachte Umwelt ist einfach zu komplex. Das Buch beschränkt sich deshalb auf drei Themenbereiche: Lärm, Umweltgifte und Elektrosmog. Warum gerade diese Themen? Die Gefahren der akustischen Umweltvermutzung sind bislang nur wenig bekannt, verdienen aber durchaus mehr Aufmerksamkeit. Umweltgifte sind zwar nach Katastrophen immer wieder einen Aufmacher in den Medien wert. Auf die Gefahr, die von der Vielzahl der unterschiedlichsten Giftstoffe in sehr geringen Dosen ausgeht, wird hingegen selten hingewiesen. Elektrosmog wiederum ist ein Thema, über das oft ebenso leidenschaftlich wie unqualifiziert, in jedem Fall aber kontrovers diskutiert wird. Wie aber sehen die Fakten aus, und was können wir daraus folgern?

Es geht nicht darum, ›Schuldige‹ zu brandmarken, bestimmte Industriezweige etwa oder das Militär. Da wohl kaum jemand auf die vielen Annehmlichkeiten der modernen Welt verzichten möchte, sind wir alle ein wenig ›schuld‹ an dem, was wir hier mit dem Begriff »heimliche Krankmacher« meinen. Als Verbraucher und Wähler sind wir es aber auch, die wir durch unser Kauf- und Wahlverhalten etwas grundsätzlich gegen die ›Krankmacher‹ tun können. Die Empfehlungen, zu finden jeweils am Ende der Abschnitte »Lärm«, »Schadstoffe« und »Elektrosmog«, sind aus diesem Blickwinkel betrachtet nicht nur Hilfe zur Selbsthilfe für den Einzelnen, sondern auch ein Schritt auf dem Weg in eine gesündere Umwelt für alle. Keinesfalls um den Preis des Fortschritts, aber durch einen verantwortungsbewussteren und vorsichtigeren Umgang mit Technik.

Noch ein praktischer Hinweis: Eine kurze Erläuterung der Fachbegriffe, die nicht im laufenden Text erklärt werden, finden Sie im Glossar auf Seite 246 ff.

Ich bedanke mich bei Lilo Cross für die Hartnäckigkeit, mit der sie mich für das Projekt begeistert hat, sowie die gute Zusammenarbeit – ein Dank, der auch Ed Cross mit einschließt. Dr. Wolfgang Müller als Lektor des Buches sei für seine strukturierende und konstruktive Kritik gedankt, die an vielen Stellen erst für Klarheit und Verständlichkeit sorgte. Und last not least gilt mein Dank meiner Ehefrau Isabel und meinen Kindern, die während dieses arbeitsintensiven Projekts mehr als sonst auf Mann und Vater verzichten mussten.

Oktober 2007
Bernd Neumann

[1] L. Cross: *Soforthilfe bei Rückenschmerzen.* Die Cross-Methode. München 2007, Zabert Sandmann.

Einleitung

»Die Auflösung des Einen ist die Entstehung eines Andern.«
Francesco de Sanctis (1817–1883)

Die Umwelt war fast die gesamte Zeit der Menschheitsentwicklung über eine nicht oder nur in geringem Maße durch Feuer, Werkzeuge und Ackergeräte beeinflussbare Konstante. Nachdem Mitte des 19. Jahrhunderts die industrielle Revolution die Menschen in immer größeren Städten zusammenballte und eine Armee abhängiger Industriearbeiter als Ressource für wachsende Fabrikkomplexe schuf, hat der Mensch die Umwelt so tief greifend verändert, dass es eine natürlich belassene Umwelt kaum noch gibt. Tropische Regenwälder werden vom Lärm der Kettensägen zerschnitten, Gifte aus Industrieschloten finden sich auch in ›unberührten‹ Gegenden wie der Antarktis, mitten im Ozean dümpelt Plastikmüll, und die elektromagnetischen Wellen von Radio, Fernsehen und anderen Kommunikationsmitteln reichen bis in die fernsten Weltgegenden.

Dass wir uns in der Menschheitsgeschichte so gut es eben geht an die einstmals natürliche und immer stärker veränderte Umwelt angepasst haben, steht außer Frage: Wäre dies nicht gelungen, gäbe es uns nicht. Können wir uns aber an die künstliche Umwelt anpassen, die wir uns seit 150 Jahren geschaffen haben? Um diese Frage zu klären, unternehmen wir einige Ausflüge in die Vergangenheit.

Entlässt die Evolution ihre Kinder?

Das ist die Preisfrage: Hat sich der Mensch in den vergangenen 50 000 Jahren genetisch verändert? Oder anders gefragt, ist die Entwicklung vom Höhlenwände bemalenden Cro-Magnon-

Menschen bis hin zum Documenta-Veranstalter des 21. Jahrhunderts allein auf kulturelle Errungenschaften zurückzuführen, oder hat sich auch unser Erbgut verändert? Diese Frage ist nicht allein von akademischem Interesse. Denn wenn wir uns auch genetisch weiterentwickeln, besteht ja immerhin die Chance, dass wir uns biologisch an die Lebensbedingungen anpassen, die sich in den letzten 150 Jahren so tief greifend verändert haben. Vielleicht können wir dann resistent werden gegen Lärm, Umweltgifte und Elektrosmog?

Bisher ging man gern davon aus, dass die genetische Evolution des Menschen vor rund 50 000 bis 100 000 Jahren zum Halten kam (Douglas, 2006). Wissenschaftlich akzeptiert ist diese Ansicht heute nicht mehr. Denn es gibt eine ganze Reihe von Indizien für das Wirken der Evolution während der letzten zwanzig bis zehn Jahrtausende. Da sind zum Beispiel die Ergebnisse zweier Studien der Arbeitsgruppe um Bruce Lahn an der Universität von Chicago, die beide in derselben Ausgabe des angesehenen Wissenschaftsjournals *Science* vom 9. September 2005 abgedruckt wurden. In einem der Artikel berichten die Wissenschaftler von einer Variante des sogenannten Microcephalin-Gens (MCPH1), die vor etwa 37 000 Jahren im Erbgut der Menschen auftauchte und sich rasch verbreitete. Heute sind 70 Prozent aller Menschen Träger dieser Genvariante (Evans, 2005). Der andere Beitrag behandelt eine Variante des sogenannten ASPM-Gens, die sich erst vor rund 5800 Jahren entwickelte und heute bei jedem vierten Menschen zu finden ist (Mekel-Bobrov, 2005). Beide Genvarianten haben etwas mit der Hirngröße zu tun, sodass die Vermutung naheliegt, die Evolution dieser Gene könne einhergegangen sein mit der Entwicklung bestimmter Schlüsselfähigkeiten des Menschen. Auch wenn dies zeitlich gut mit den Funden der Archäologen zusammenpassen sollte, ist völlig unklar, ob diese Hypothese tatsächlich zutrifft.

Für die fraglichen Zeiträume existieren jedoch auch Beispiele für evolutionäre Anpassungen, die ganz eindeutig überlebenswichtig waren. So bieten etwa bestimmte Varianten von Genen einen gewissen Schutz vor Erkrankungen, obwohl sie auf der anderen Seite selbst eine Krankheit darstellen. Das klingt zunächst paradox, macht aber Sinn, wenn man die Fakten genauer betrachtet.

Manche Genveränderungen, die Veränderungen im roten Blutfarbstoff (Hämoglobin) auslösen, bewirken, dass sich die roten Blutkörperchen sichelförmig zusammenziehen. Daher auch der Name der Erkrankung, »Sichelzellenanämie«. In den USA wird eines von 400 afroamerikanischen Babys mit dieser durchaus ernsthaften Erkrankung geboren, die in den 1970er-Jahren noch in 15 Prozent der Fälle schon im ersten Lebensjahr zum Tode führte. Unter anderem durch die Gabe von Antibiotika in den ersten Lebensjahren überlebten in den USA aber bereits in den 1990er-Jahren gut 97 Prozent der betroffenen Kinder die ersten zehn Lebensjahre (Moalem, 2007) – ein Glück, das die meisten afrikanischen Kinder mit dieser Genvariante wegen des weniger gut funktionierenden Gesundheitssystems nicht haben.

Schon Mitte des 20. Jahrhunderts kam der 1892 im britischen Edinburgh geborene Physiologe und Genetiker John Burdon Sanderson Haldane auf die Idee, dass das besonders häufige Auftreten der Sichelzellenanämie im tropischen Afrika einen gewissen Schutz, irgendeinen Überlebensvorteil bieten müsse. Andernfalls, so meinte er, hätte sich die krankhafte und oft ja tödliche Genvariante nicht so extrem ausbreiten können, sondern wäre nach und nach ausgestorben. Und weil auch die Malaria eine Erkrankung des Blutes ist und in den Tropen weit verbreitet, lag es für Haldane nahe, hier eine Verbindung herzustellen. Er hatte richtig kombiniert: Kinder, die ohne diese Genvariante geboren werden, tragen ein großes Risiko, an der durch Moskitos übertragenen Malaria zu erkranken und zu sterben. Haben Kinder sowohl vom Vater auch als von der Mutter die Genvariante geerbt, erkranken sie an Sichelzellenanämie, die, wie erwähnt, gleichfalls tödlich enden kann. Kinder aber, die nur von der Mutter oder dem Vater die Sichelzellenvariante erben und vom jeweils anderen Partner das unveränderte Gen, erkranken nicht, besitzen dadurch aber einen gewissen Schutz vor der Malaria. Diese Kinder sind gewissermaßen die Gewinner eines genetischen »Gleichgewichts des Schreckens«. Vielleicht ändert sich das alles aber auch bald. Denn es ist eigentlich nur eine Frage der Zeit, bis Genvarianten entstehen, die noch besser vor Malaria schützen, ohne krank zu machen (Wills, 1999, S. 79 ff.).

Es gibt noch eine ganze Reihe weiterer evolutionärer Anpassungen, die sich in wenigen Tausend Jahren vor unserer Zeit im Erbgut eingenistet haben. Eine Mutation des sogenannten apoE4-Gens kann zu überhöhten Blutfettwerten führen. Diese Variante ist in nördlicheren Ländern mit weniger Sonnenschein deutlich häufiger als im Süden. Warum? Weil Vitamin D wichtig ist für den Kalziumhaushalt des Körpers und damit auch für starke Knochen. Und weil dieses Vitamin bei Sonneneinstrahlung in der Haut aus dem Fettstoff Cholesterol gebildet wird, nimmt man an, dass sich die Genvariante verbreiten konnte, um die Menschen dadurch auch in sonnenarmen Gegenden ausreichend mit Vitamin D zu versorgen.

Die erbliche Mukoviszidose geht mit einer gestörten Schleimbildung einher, die zur Ansammlung zähen Schleims in der Lunge und im Erwachsenenalter meist zum Tode führt. Man spekuliert, dass sich dieser Gendefekt durchsetzen konnte, weil er einen gewissen Schutz vor oft tödlichen Durchfallerkrankungen wie Cholera oder Typhhus bot.

Eine andere in Europa auffallend häufige Genveränderung führt nur relativ selten zu einer Erkrankung. Betroffen ist höchstens jeder Vierte, der die defekte Genvariante sowohl vom Vater als auch von der Mutter vererbt bekommen hat. Wer nur ein solches Gen sein Eigen nennt, erkrankt hingegen sicher nicht. Bei den Erkrankten aber speichert der Körper zu viel Eisen, was zum Beispiel Leber und Herz schädigen kann. Doch es gibt eine einfache Therapie dieser Hämochromatose genannten Erkrankung: regelmäßiges Blutspenden, um den Eisengehalt des Körpers zu begrenzen. Eine kanadische Forschergruppe stellte nun im Jahre 2002 die Hypothese auf, die weitverbreitete Variante habe sich so stark ausbreiten können, weil sie vor der besonders ab der Mitte des 14. Jahrhunderts in Europa nahezu flächendeckend grassierenden Pest schützte. Die Pest wird durch ein Bakterium hervorgerufen (Yersinia pestis), das über Fliegen und Ratten übertragen wird und etwa jeden Dritten Infizierten qualvoll sterben lässt, bei manchen Formen der Pest gar neun von zehn. Eine Eigenheit der Pestbakterien ist es, Makrophagen zu kapern, große Fresszellen des Immunsystems, sich in ihnen zu vermehren und sie gleichzeitig als Taxi zu benutzen, um sich im Körper auszubreiten. Makrophagen in Menschen mit Hämochromatosegenen enthalten nun aber ausgesprochen wenig Eisen. Und ohne ausreichend Eisen können sich die Pestbakterien nicht vermehren, sodass die Erkrankung nicht tödlich verläuft. Man geht heute davon aus, dass die Genveränderung etwa ab dem 9. Jahrhundert aufgetreten ist und sich im Zuge der Pestepidemien des 14. Jahrhunderts durchsetzen konnte. Wer die Genveränderung nicht in sich trug, starb mit hoher Wahrscheinlichkeit. Alle anderen hatten gute Chancen, zu überleben, sich fortzupflanzen und so für die Ausbreitung des Gens zu sorgen (Moalem, 2002; Moalem, 2007).

Es gibt viele weitere Belege dafür, dass die Evolution immer wirksam ist. Das wohl bekannteste Beispiel: In Europa vertragen heute 90 Prozent der Menschen auch im Erwachsenenalter Milch, wohingegen es weltweit gerechnet nur etwa 50 Prozent sind. Bei Menschen asiatischer oder indianischer Abstammung ist das Verhältnis sogar genau umgekehrt: 90 bzw. 80 Prozent vertragen im Erwachsenenalter keine Milch mehr (Lactose Intolerance, 2006). Studien am Erbgut steinzeitlicher Europäer und heute noch lebender Völker in Afrika haben zeigen können, dass jene Genvarianten, die beim Menschen auch nach dem Säuglingsalter für Milchverträglichkeit sorgen, erst vor 7000 bis 3000 Jahren entstanden sind und sich in Europa haben durchsetzen können (Gibbons, 2006; Khamsi, 2007).

Aus diesen wenigen Beispielen schon wird deutlich, dass die Evolution des Menschen nicht vor einigen Tausend Jahren aufgehört hat, sondern auch heute noch im Verborgenen wirkt. Kehren wir mit diesem Wissen im Kopf noch einmal zu unserer Grundfrage zurück: Kann uns die Evolution helfen, mit Lärm, Umweltgiften und Elektrosmog fertig zu werden?

Von schnellen Ratten und superschnellen Mikroben

Sie wuseln aus Abwasserkanälen, plündern Imbissbuden und besitzen den ultimativen Ekelfaktor: Ratten. »Rattenplage in New York – Haarige Invasion in der Nudelpackung«, titelte *Spiegel-Online* am 6. März 2007 (Goldman, 2007). Und am 12. März desselben Jahres berichtete die Printausgabe über »Mutanten aus dem Gully«: die »Superratten, denen die meisten Gifte nichts mehr anhaben können« (Schmiedekampf, 2007). Sie sind Überträger gefährlicher Krankheiten, spielen die Hauptrolle in zahlreichen Filmen wie der deutschen Produktion aus dem Jahre 2001 »Ratten – sie werden dich kriegen!«. Weltweit verbreitet, finden wir 56 Arten, deren Individuen im Schnitt zwei Jahre alt werden. Die Weibchen sind schon sechs Wochen nach ihrer Geburt ausgewachsen und geschlechtsreif. Nur 22 Tage später kommen dann fünf bis 18 Junge zur Welt.

Seit Jahrtausenden hat der Mensch diesen schlauen Nagern den Kampf angesagt. Wie's scheint, nur mit geringem Erfolg. Wie aber auch gegen eine Art ankommen, die sich so schnell vermehren kann? Im Durchschnitt wirft die Ratte viermal im Jahr fünf bis 18 Junge, konservativ geschätzt also 40 Junge im Jahr. Auch wenn in freier Wildbahn nur 5 Prozent des Nachwuchses das erste Lebensjahr überstehen, kann ein nicht geringer Teil schon in diesem Zeitraum geworfen haben. Ohne Kontrolle durch den Menschen kann sich also rasch eine Plage entwickeln.

Zurzeit stehen uns acht verschiedene Giftstoffe zur Verfügung, die alle die Blutgerinnung der Nager hemmen und sie innerlich verbluten lassen. Eine dieser Substanzen nennt sich Warfarin und wurde 1953 auf den Markt gebracht. Schon kurze Zeit später tauchten in Schottland die ersten Gullybewohner auf, denen die Substanz nichts mehr anhaben konnte. Diese Resistenz breitete sich aus; Ratten in Nordamerika und Europa sind mittlerweile gegen die meisten der weniger giftigen Stoffe immun und besitzen damit eine höhere Chance, sich fortzupflanzen. Noch gibt es drei Mittel, mit denen sich »Rattus rattus«, wie das Nagetier wissenschaftlich genannt wird, zuverlässig bekämpfen lässt. Doch kein Mensch weiß, wie lange es noch dauern wird, bis die enorme genetische Anpassungsfähigkeit auch diese Bresche im Abwehrsystem der Tiere geschlossen hat. Aus Arbeiten unter anderem von Forschern der Biologischen Bundesanstalt für Land- und Forstwirtschaft in Münster wissen wir, dass es mindestens sieben unabhängige Genmutationen bei Ratten gibt – zwei übrigens auch bei Mäusen – die in irgendeiner Weise für die Resistenzen verantwortlich sind (Pelz, 2005). Und da Warfarin die erste der Substanzen war, dauert es also wohl längstens 50 Jahre, bis die Tiere gefeit sind.

Ratten und Mäuse sind aber keineswegs die einzigen Tiere, die gegen hochgiftige Stoffe resistent werden. Alle Jahre wieder gibt es Schlagzeilen über Muschelvergiftungen. Im April 2007 wurden an der kalifornischen Küste von San Diego bis nach San Fransisco Hunderte tote Vögel und Meerestiere angespült. Die Ursache ist schon lange und genau bekannt: Die Muscheln ernähren sich von giftigen Algen wie Blaualgen und reichern die mit ihnen aufgenommenen Nervengifte in ihrem Körper an. Werden nun die Muscheln von Meeressäugern oder Vögeln gefressen, so haben diese das oft tödliche Nachsehen. Dass Muscheln auch für Menschen nicht ungefährlich sein können, zeigen zahlreiche Vergiftungsfälle, die glücklicherweise meist glimpflich ausgehen. Doch nicht immer: Im August 1987 erkrankten an der mittelamerikanischen Pazifikküste in Guatemala 187 Menschen an einer Vergiftung mit solchen Muschelgiften, 26 von ihnen starben (Rodrigue, 1990). Zu einer weiteren Massenvergiftung kam es im Januar 1986, als 116 Taiwanesen im Verlauf von zwei Tagen nach dem Genuss von Klaffmuscheln urplötzlich mit schweren Vergiftungserscheinungen in die Klinik geschafft wurden. Für zwei Personen kam jede Hilfe zu spät. Sie starben binnen vier Stunden nach der Einlieferung (Cheng, 1991).

Solche Vorkommnisse könnten sich künftig häufen, denn gewöhnliche Sandklaffmuscheln – sie gelten in den USA als Delikatesse – weisen eine Mutation auf, durch die sie die tausendfache Giftmenge ihrer nichtmutierten Schalentierkollegen vertragen. Noch ist das vor allem dort der Fall, wo häufiger Giftalgen vorkommen. Die kanadischen Wissenschaftler, die dieser evolutionären Anpassung auf die Schliche gekommen sind, befürchten in ihrer Untersuchung jedoch, dass sich die von Muscheln übertragene Vergiftungsgefahr nun auch auf andere Küsten ausweiten könnte (Bricelj, 2005).

Entscheidend für unsere Frage, ob der Mensch sich möglicherweise genetisch an die sich rasch wandelnde Umwelt anpassen kann, ist der Faktor Vermehrungsgeschwindigkeit unserer Spezies, scheint sie doch das Maß für evolutionäre Veränderungen vorzugeben. Die Ratte hat dabei gute Chancen. Die meisten Muscheln sind langsamer, da sie erst nach Jahren die Geschlechtsreife erreichen. Dafür produzieren sie allerdings Unmengen von Eiern – Miesmuschelweibchen geben mehrmals im Jahr fünf Millionen bis zwölf Millionen Eier ins Wasser ab, die sich zu Larven entwickeln und natürlich vielen anderen Meeresbewohnern als Nahrung dienen. Doch selbst nach dieser strengen Auslese bleiben noch rund 10 000 Larven übrig, die sich alsdann ein Plätzchen an Felsen, Wracks oder anderen Flächen suchen und fleißig Algen aus dem Wasser filtern – manchmal eben auch giftige. Ob der schieren Masse der Nachkommen ist auch hier mit einer recht hohen Rate an evolutionären Varianten zu rechnen. Spitzenreiter im evolutionären Wettlauf sind aber zweifelsohne die Mikroben: die einzelligen Protozoen – zu denen auch die verschiedenen Malariaerreger (Plasmodien) gehören –, die Bakterien und erst recht die Viren.

Wenn Sie eine Reise in die Tropen planen, erkundigen Sie sich zuerst, ob das Gesundheitsamt vielleicht eine Malariaprophylaxe empfiehlt. Dabei geht es um Plasmodium malariae, Plasmodium vivax, Plasmodium ovale und den schlimmsten von allen Malariaerregern, Plasmodium falciparum. Der gängige Wirkstoff für die Vorbeugung wie Behandlung war lange Zeit Chloroquin, das heute kaum noch irgendwo eingesetzt werden kann – die meisten Plasmodien sind mittlerweile gegen diesen Wirkstoff resistent. Die nächste Substanz der Wahl war Mefloquin, an das sich die Plasmodien in zahlreichen Weltgegenden evolutionär auch bereits angepasst haben, etwa in Thailand, Laos und Kambodscha. Es gibt noch weitere Wirkstoffe, die teils allein oder in Kombination eingesetzt werden. Doch auch hier ist es nur eine Frage der Zeit, bis sie unwirksam geworden sein werden. Eine dauerhafte Lösung des Malariaproblems kann wohl nur in einer Impfung liegen, mit der sich das Immunsystem der bedrohten Bevölkerung gegen die oft tödlichen »Bomben« der übertragenden Anopheles-Mücken rüsten lässt (Greenwood, 2005).

Noch besser als Plasmodien und andere Einzeller setzen sich Bakterien und Viren gegen die chemischen Keulen des Menschen zur Wehr: Immer mehr Bakterienstämme werden gegen immer mehr Antibiotika resistent. Kein Wunder eigentlich, verdoppelt das meist harmlose, selten jedoch auch gefährliche Darmbakterium Escherichia coli seine Anzahl doch alle 20 Minuten. Der Erreger der Syphilis (Treponema pallidum) braucht dafür vier bis 18 Stunden, der Tuberkuloseerreger Mycobacterium tuberculosis 18 Stunden. Syphilis, kein Thema? Weit gefehlt, die »Lustseuche« gewinnt auch in deutschen Landen wieder an Boden, wie die Zahlen des für übertragbare Krankheiten zuständigen Robert-Koch-Instituts (RKI) belegen. Nach einem niedrigen Plateau zwischen 1991 und 2000 hat sich die Zahl der Infizierten bis heute locker verfünffacht. Tuberkulose, kein Problem? Laut RKI hat sich die Anzahl der in Deutschland erkrankten von 5022 im Jahr 2002 auf 6045 im Jahre 2005 und damit um 20 Prozent erhöht. Was die Tuberkulose angeht, so waren noch 2002 ›nur‹ 11 Prozent der Erreger gegen irgendeines der Mittel resistent, 2 Prozent damals schon gegen alle. Nur drei Jahre später waren 13,4 Prozent gegen irgendeines der Mittel und 2,7 Prozent gegen alle resistent. Schon bei der Tuberkulose sind solche Multiresistenzen ein Problem.

Aus deutscher Sicht gesehen, noch schlimmer sind sie bei verschiedenen Bakterienstämmen, die vor allem auf Intensivstationen von Kliniken grassieren und mittlerweile jedes Jahr zu rund 1500 Todesfällen führen. Gefürchtet sind dabei vor allem sogenannte MRSA, Bakterienstämme, die gegen das Antibiotikum Methicillin, oft aber auch gegen viele andere Mittel resistent sind. Die Deutsche Gesellschaft für Krankenhaushygiene e.V. (DGKH) äußerte sich in einer Presseinformation besorgt darüber, dass der Anteil der MRSA an den oft lebensgefährlichen Staphylokokken von 1,7 Prozent im Jahr 1990 über 15 Prozent im Jahr 2000 auf heute 20 Prozent und höher gestiegen ist. Wo sich viele Bakterien begegnen, also vor allem in Kliniken, geht's heutzutage wie auf einer Tauschbörse zu: »Du kriegst von mir die Abwehrgene für Vancomycin, wenn ich deine gegen Methicillin kriege, okay?« – »Geht klar, denen werden wir's jetzt aber zeigen!«

Doch wir wollen an dieser Stelle nicht über mangelnde Hygiene in Kliniken reden. Hier sollte mit Blick auf unsere Ausgangsfrage deutlich gemacht werden, dass Bakterien Sieger in einem extrem raschen evolutionären Wettrüsten sein könnten – möglicherweise ein Verhängnis für die Spezies Mensch. Und wie steht's mit Viren, die ja noch nicht einmal einen eigenen Stoffwechsel haben und sich in fremden Zellen einnisten müssen, um sich fortzupflanzen? Leider das gleiche betrübliche Bild: Forscher warnen bei AIDS-Medikamenten, eine unregelmäßige Einnahme der Mittel würde die Resistenzentwicklung beschleunigen und noch wirksame Medikamente rasend schnell unwirksam machen (Brugha, 2003). In welchem Tempo sich Viren gegen Medikamente wappnen können, zeigen auch Fälle, die Forscher 2005 im angesehenen *New England Journal of Medicine* veröffentlichten (de Jong, 2005). Zwei an dem mittlerweile allenthalben namentlich bekannten Vogelgrippe-Virus H5N1 erkrankte Vietnamesen starben, obwohl sie sofort Oseltamivir bekamen, jenes Antigrippemittel, das hier besser bekannt ist unter dem Markennamen ›Tamiflu‹. Da dies nicht einmal der erste Fall eines gegen Oseltamivir resistenten H5N1-Virus war, steht zu befürchten, dass die ganzen Anstrengungen, ausreichende Mengen des Mittels für den Fall einer Epidemie bereitzuhalten, möglicherweise für die Katz sein könnten. Auf den Punkt gebracht: Viren sichern mindestens ebenso wirksam ihr evolutionäres Überleben wie Bakterien, Einzeller, Muscheln und Ratten. Und der Mensch?

Geht's nicht ein wenig schneller?

Angenommen, es würde eine Supergrippe grassieren wie in dem Film *The Stand – Das letzte Gefecht* aus dem Jahre 1994, zu dem Stephen King sowohl die Romanvorlage als auch das Drehbuch verfasste, so würden aller Wahrscheinlichkeit nach – wie im Film auch – ein paar Menschen verschont. Nicht, weil sie sich einsiedlerisch zurückgezogen und auf das Verschwinden des Erregers gewartet hätten, sondern weil in ihrem Erbgut irgendetwas wäre, dass ihren Körper immun gegen die Erreger machte. Das Szenario ist durchaus realistisch, denn bei gut sechs Milliarden Menschen ist die Wahrscheinlichkeit für derartige Genvarianten recht groß. Wie die »Supergrippe« könnten einige Exemplare der Gattung Homo sapiens auch giftige Gase überleben, die bei einem Vulkanausbruch frei würden. Einfach weil sie zufällig Genvarianten bereithalten für die Produktion von Enzymen, die dieses Gift in unschädliche Komponenten zerlegen – genau wie es bei giftresistenten Ratten der Fall ist.

Das allein würde jedoch nicht reichen, um der Menschheit einen Neustart zu ermöglichen. Er würde nur dann gelingen, wenn die Überlebenden auch Nachwuchs zeugen können, der gleichfalls gegen die meist ja immer noch irgendwo bestehende Bedrohung resistent wäre. Mutationen, wie sie ständig im Organismus entstehen, sind nur dann eine Bereicherung für den Genpool, wenn sie in den Zellen der Keimbahn zu finden sind – also in Spermien und Eizellen –, wenn sie nicht schaden und gleichzeitig (irgendwann) einen Überlebensvorteil bieten. Und selbst wenn das im Fall einer »Supergrippe« oder einer anderen globalen Bedrohung der Fall wäre, hätte die Menschheit dennoch kaum eine Chance. Denn was bei Bakterien nur Stunden oder Tage dauert und bei Ratten wenige Monate bis maximal Jahre – die ›Bevölkerung‹ aus wenigen Überlebenden wieder auf das vorherige Niveau zu bringen –, dauert bei Menschen sogar unter optimalen Voraussetzungen Tausende von Jahren. Was Bakterien, Ratten und manch andere Spezies uns in diesem Punkt voraushaben, ist die rasante Fortpflanzungsrate.

Damit ist unsere Frage eigentlich beantwortet: Die Menschheit kann nicht in hundert, hundertfünfzig oder auch dreihundert Jahren mit genetischen Anpassungen auf eine veränderte Umwelt reagieren, die sich in einem Bruchteil dieser Zeit radikal verwandelt hat. Es gibt im Leben keine absolute Sicherheit vor Gefährdungen aller Art, und es wird sie nie geben. Immer wieder in der Geschichte der Erde traten Veränderungen der Lebensräume auf, die viele Arten für immer aussterben ließen und dafür andere zu Gewinnern machten. Doch es geht hier nicht um die Frage der großen Naturkatastrophen. Es geht um die vom Menschen gemachten und von ihm beeinflussbaren Bedingungen und um das Ziel, so viele Menschen wie möglich so gesund wie möglich leben zu lassen. Überall und zu jeder Zeit. Diese Aufgabe kann man weder dem Zufall, der Evolution noch der nächsten Generation überlassen.

In diesem Sinn wollen wir in den folgenden Kapiteln über Gefahren und mögliche Abhilfe aufklären. Wir werden über Gefahren reden, die als Einzelfaktoren nicht akzeptiert werden dürfen, und über solche, deren Risikopotenzial erst durch die Summe negativer Faktoren entsteht. Um es mit einem überspitzten Beispiel zu sagen: Herr Meier hatte festgestellt, dass ihm dieses angeblich tödliche Rattengift, das ihm seine Frau jahrelang ins Essen mischte, überhaupt nichts ausmachte. Er fand das sogar so lustig, dass er nicht nur seine Frau nicht anzeigte, sondern bei einem Waldspaziergang mit Freunden damit prahlte, Gifte könnten ihm nichts anhaben. Sein ältester Freund, nennen wir ihn Walter, offerierte ihm daraufhin einen Grünen Knollenblätterpilz sowie einen hübschen roten Fliegenpilz. Übermütig stopfte Herr Meier beide – und sogar noch ein wenig Nachschub – in seinen Mund.

An seiner Mimik war zwar zu erkennen, dass es ihm nicht schmeckte. Mehr ließ er sich nicht anmerken. Man fand Herrn Meier am nächsten Morgen tot in seinem Lieblingssessel vor dem laufenden Fernseher.

Die genaue Ursache werden wir nie erfahren: War es das Rattengift, das ihn tötete, die Portion gespritzter Erdbeeren zum Abendessen, das eine oder andere Pilzgift oder vielleicht die tödlich langweilige Fernsehsendung? Wir dürfen aber annehmen, dass ihm die ganze Mischung nicht bekommen ist.

Die Moral von der Geschicht ist unser Programm: Wir sollten die vielen kleinen und größeren Risiken erkennen, sie bewerten und nach Möglichkeit vermeiden oder aus der Welt schaffen, damit sie sich nicht potenzieren und zur Gefahr für Leib und Leben werden.

Lärm als Waffe

»*Und als das Volk den Hall der Posaunen hörte, erhob es ein großes Kriegsgeschrei. Da fiel die Mauer um, und das Volk stieg zur Stadt hinauf* ...« Josua, 6, 20

»*Lärm: Gestank im Ohr.*« Ambrose Bierce (1842–1914)

Über dem Wasser herrscht an diesem Mittwochmorgen im März ruhiges und klares Wetter: Lufttemperatur knapp 20 Grad Celsius, Wassertemperatur an der Küste rund 19 Grad, nur unmerklich kühler als sonst auf den Bahamas. Dort, wo sich zwischen den rund 700 Inseln vor der Südküste Floridas die Wale herumtreiben, ist es deutlich kälter, das Wasser misst 2, maximal 5 Grad. Denn bei den Protagonisten unseres Dramas handelt es sich überwiegend um Schnabelwale, die am liebsten in Tiefen ab 1000 Metern Tintenfische, Seesterne oder Krebse jagen. Eine solche Tiefe finden sie in diesen Gewässern nur zwischen den beiden großen Bahamas-Inseln Andros und Eleuthera, wo ein 1600 Meter tiefes zungenförmiges Becken – die »Zunge des Ozeans«, »Tongue of the Ocean« – nördlich der bevölkerungsreichsten Hauptinsel in das Archipel hineinragt. Eine weitere der tragischen Figuren unserer Geschichte, die sich gemeinsam mit einem Flamingo sogar in der Nationalflagge der Bermudas findet, hält sich hingegen meist in den seichteren und wärmeren Oberflächengewässern auf – ein Delfin.

Zunächst scheint an diesen Tagen Mitte März des Millenniumsjahres 2000 alles seinen ganz normalen Gang zu nehmen. Das einzig Besondere ist ein Manöver der US-Marine, das gerade inmitten des Urlaubsparadieses stattfindet. Doch zunächst ist davon unter Wasser kaum etwas zu bemerken. Und von Schiffen halten sich Wale ohnehin fern. Denn auch wenn wir die romantische Vorstellung hegen, unter der Meeresoberfläche sei außer den Gesängen der Wale und den weniger melodischen Tönen der Knurrhähne nichts zu hören, so herrscht 150 bis 300 Meter im Umkreis von Schiffen für die empfindlichen Ohren der Wale ein geradezu infernalisches Wummern. Für uns wäre dieser Krach schlimmer als ein Tiefflieger über unseren Köpfen, eher einem direkt neben uns abgefeuerten Geschütz vergleichbar. Für Wale, die sich mittels Schall nicht nur orientieren, sondern auch »unterhalten«, ist so etwas naturgemäß eine Aggression. Für die gemächlich tauchenden, sechs bis sieben Meter messenden Wale und den rund zwei Meter langen atlantischen Fleckendelfin – uns als »Flipper« bekannt – sollten an diesem Tag die Motorengeräusche der Schiffe aber das geringste Problem sein. Denn ohne Vorwarnung dröhnen plötzlich gewaltige Druckwellen mit einer Frequenz zwischen 250 und 3000 Schwingungen pro Sekunde und einem Schalldruckpegel von 200 bis 235 Dezibel durch die Tiefen des Meeres. Diese Lautstärke entspricht etwa der, die in unmittelbarer Nähe einer startenden Saturn-V-Rakete zu messen wäre. In wilder Panik fliehen 16 Wale und der Delfin – und wer weiß wie viele andere Meeressäuger noch? – in nördlicher Richtung, weg von der Lärmquelle. Schon kurze Zeit später stranden die ersten der insgesamt 17 Tiere an der Küste der Insel Abaco, direkt vor einer Forschungsstation zur Beobachtung von Meeressäugern.

Ken Balcomb, Meeresbiologe und Leiter der Forschungsstation, bemüht sich gemeinsam mit seiner Frau und seinen Kollegen, die mehrere Tonnen schweren Wale wieder ins offene Wasser zu bugsieren. Für zwei der Tiere aber kommt jede Hilfe zu spät. Weil es sich aber nicht um die erste Strandung handelt und weil bislang nicht zweifelsfrei geklärt werden konnte, wo die Ursachen solch unnatürlicher Massenstrandungen zu suchen sind, sammelt der Naturschützer Beweismaterial: Er schneidet den beiden toten Tieren die Köpfe ab. Auf einer abenteuerlichen Reise – die beiden über einen Meter messenden und mehr als 100 Kilogramm schweren Köpfe werden zunächst in Kühltruhen eines ortsansässigen Restaurants zwischengelagert und dann mit einer Chartermaschine nach Boston geflogen – gelangen die Beweisstücke zu Darlene Ketten, einer Spezialistin für das Gehör von Meeressäugern. Wenige Stunden, aber viele Untersuchungen später hat die Expertin Verräterisches entdeckt: Blutungen und andere Schäden im Innenohr, bei einem der Tiere eine gerissene Membran, die unserem Trommelfell entspricht (Weiss, 2001). Weitere Untersuchungen an anderen verendeten Tieren zeigen auch Einblutungen in die Augen, Gehirnblutungen und Lungenschäden (Militärische Aktivitäten als Strandungsursache?, 2007; Brensing, 2007).

Von den 17 gestrandeten Tieren verloren an diesem Tag sechs Wale sowie der Delfin ihr Leben. Niemand weiß, ob jene Tiere, denen die Naturschützer wieder in ihr ureigenstes Element verhelfen konnten, auch tatsächlich überlebten. Niemand weiß auch, wie viele Tiere unbemerkt verendeten.

Von dem Delfin wurde bekannt, dass er bereits vor dem ›Unfall‹ krank gewesen war. Die anderen Tiere jedoch starben, obgleich sie kerngesund waren. Das Gleiche gilt vermutlich für 56 weitere Meeressäuger, die bei elf weiteren ungewöhnlichen Massenstrandungen seit 1996 ums Leben kamen und vermutlich der gleichen Ursache zum Opfer fielen. Was auf den Bahamas und mit großer Wahrscheinlichkeit auch bei anderen Strandungen die Ursache war, gilt als sicher: Ein auf Unterwasserschall basierendes neues Ortungssystem der amerikanischen Marine, mit dem noch effektiver als mit den alten Systemen feindliche Unterwasserfahrzeuge aufgespürt werden sollen.

Die Marine bestritt lange Zeit, dass ihr über 500 Kilometer weit reichendes Sonar (Akronym für »**so**und **n**avigation **a**nd **r**anging«) für das Sterben der Meeressäuger verantwortlich sei. Schließlich aber waren die Beweise so erdrückend, dass ein Verbund aus Naturschutzorganisationen 2002 einen Prozess zum Schutz der Meeresriesen anstrengen konnte und ein Jahr später, im Sommer 2003, unter dem Jubel vieler Umweltschutzorganisationen gewann. Die Yale-Absolventin und Bundesrichterin Elizabeth Laporte, zuständig für den nördlichen Distrikt Kaliforniens, bewertete den Schutz der Tiere höher als die Interessen des Militärs und verbannte die Sonarversuche in abgegrenzte Gebiete des Pazifiks (Federal Court Restricts Global Deployment of Navy Sonar, 2003; »Sieg für die Ozeane«, 2003). Doch unermüdlich versucht die Bush-Administration, die gerichtliche Regelung zu Fall zu bringen – im Juli 2006 noch vergeblich (Federal Court Rebuffs Bush Administration Appeal in Low-Frequency Sonar Case, 2006). Ende August 2007 genehmigte das Berufungsgericht des 9. Bezirks den Sonareinsatz für elf geplante Flottenmanöver mit dem Hinweis, die USA seien an Kriegseinsätzen in zwei Staaten beteiligt, die Manöver lägen mithin im Interesse der nationalen Sicherheit und seien damit den Interessen der Öffentlichkeit am Schutz der Umwelt und bedrohter Walarten übergeordnet (Elias, 2007). Der Streit geht weiter.

Der traurige Fall durch Lärm getöteter Meeressäuger belegt, dass Schall in hoher Intensität lebensgefährlich ist. Auch für Menschen? Im alten China soll ohrenbetäubendes Getöse als Folter und – längere Zeit angewandt – sogar als Hinrichtungsinstrument benutzt worden sein. Doch so weit in die Vergangenheit müssen wir gar nicht reisen, um fündig zu werden. Dass Menschen an Lungenrissen sterben, weil sie sich zu nah am Ort einer Explosion und damit extremer Schallwellen befinden, war bei Militärärzten beider Weltkriege bekannt. Doch was ist mit jenen Geräuschen, denen wir im ganz normalen Alltag ausgesetzt sind? Sind sie ein Risikofaktor, an den wir uns anpassen können, oder ein Faktor, der uns krank machen kann?

Die Hörgeräteindustrie darf sich freuen

Kennen Sie das? Sie stehen im Auto an einer Ampel und hören ein tiefes Wummern, unterbrochen von kreischenden Gitarrenklängen, Gesang und Schlagzeugdröhnen. Musik, eindeutig. Sie kurbeln das Fenster herunter, um herauszubekommen, woher das Getöse stammt. Kurz darauf wissen Sie es: Die Musik kommt aus dem Auto eines jungen Mannes, der gut zwanzig Meter von Ihnen entfernt in der Nachbarschlange steht und auf das Lenkrad trommelt. Insgeheim fragen Sie sich, ob der wohl schwerhörig ist. Nun, wenn er es jetzt noch nicht ist, wird es vermutlich nicht mehr lange dauern.

Es ist kein Geheimnis, dass Lärm zu Hörschäden führt. Die ganz dramatischen Fälle, in denen Lungen durch Explosionen geschädigt werden, Unterwassersonar Trommelfelle reißen lässt oder Gehirnblutungen verursacht, haben wir bereits erwähnt. Doch Lärm kann auch bei weit geringeren Lautstärken zu einem irreparablen Schaden führen, der sogenannten Lärmschwerhörigkeit (Details zum Begriff »Lautstärke« und zur Physiologie des Hörens finden Sie im Exkurs Seite 205f). Mit etwa 5500 Fällen jährlich ist Lärmschwerhörigkeit die häufigste anerkannte Berufskrankheit (Barlage, 2007). Und das, obwohl in der Bundesrepublik seit 1. April 1991 die »Berufsgenossenschaftliche Vorschrift für Sicherheit und Gesundheit bei der Arbeit« zum Thema Lärm gilt (BGV B3, 1991). Diese wurde jetzt zwar von der neuen Richtlinie Lärm des Europäischen Parlaments und des Rates (Richtlinie 2003/10/EG, 2003) abgelöst, doch wirklich substanzielle Änderungen für die Betriebe oder für den Schutz der Arbeitnehmer bringt auch sie nicht. Rund fünf Millionen Arbeitnehmer sind in Deutschland während ihrer Arbeitszeit das Gehör gefährdendem Lärm ausgesetzt. Schon die alten Vorschriften waren recht gut – aber wurden sie wirklich immer und überall im Arbeitsalltag umgesetzt? Vermutlich nicht, sonst wäre die Lärmschwerhörigkeit wohl kaum die Nummer 1 unter den anerkannten Berufskrankheiten. Doch auch in der Freizeit lebt niemand in einem schallsicheren Raum. Vielleicht erklärt sich die hohe Zahl Gehörgeschädigter zum Teil auch durch hohe Lärmbelastungen beim Do-it-yourself-Handwerken oder Musikhören? Diese Annahme liegt nahe, wenn man sich die Statistiken ansieht. Darin nämlich zeigt sich, dass immer mehr junge Leute unter Hörschäden leiden (Babisch, 2000a). Die Experten haben denn auch längst die Hauptschuldigen ausgemacht: Diskotheken, Konzerte und die »volle Dröhnung« aus MP3-Player, Walkman und Discman. Denn es ist völlig unerheblich, ob wir etwas als Musik oder Krach empfinden, wenn es nur laut genug ist, gehen Hörsinneszellen im Innenohr zugrunde – bei Mozart ebenso wie bei einer Heavy-metal-Band, den Wildecker Herzbuben oder dem Kreischen einer Kreissäge. So ist es auch kein Wunder, dass nicht nur Handwerker mit Winkelschleifer, Kreissäge & Co. zu den häufigen Opfern zählen, sondern auch Musiker aller Sparten, ob sie mit E-Gitarre auf der Bühne herumturnen oder brav im Orchestergraben sitzen. Aber noch ein Faktor ist wichtig: die Zeit.

Wohl jeder kennt das: Man verlebt einen schönen Abend auf einer Party oder bei einem Konzert und kommt mit einem Klingeln in den Ohren oder dem Gefühl nach Hause, als hätte man Watte im Gehörgang. Am nächsten Morgen wacht man dann auf, und das Gehör funktioniert wieder ganz normal: Das Summen der Fliege an der Fensterscheibe nervt, der Ruf der Kinder nach ihrem Morgenkakao könnte gern etwas leiser ausfallen, und wieso muss der Nachbar eigentlich sein Motorrad beim Starten erst mal auf 11 000 Touren bringen? Alles wieder in Butter? Nicht ganz. Die meisten der Hörsinneszellen haben den vorabendlichen Lärm gut überstanden, haben sich vollständig erholen können. Für einige ihrer Kameraden aber können wir nur noch beten.

Es hängt nun ganz davon ab, wie oft und wie lange man seinen Ohren so etwas antut. Angenommen, Sie gehen einmal pro Woche in die Disko, hören beim Joggen gern Musik aus dem MP3-Player und besuchen nach Möglichkeit alle Konzerte Ihres Lieblingsorchesters oder Ihrer favorisierten Rockband. Dann können Sie bereits jetzt anfangen, sich ein schickes Hörgerät auszusuchen. Weil immer mehr junge Leute so etwas brauchen, gibt es nicht mehr nur die möglichst unauffälligen für ältere Leute, sondern hübsch bunte in allen möglichen Farben.

Messungen in zwanzig bayerischen Diskotheken haben gezeigt, dass die Lautstärke dort zwischen 95 und 105 Dezibel (A) beträgt (Twardella, 2007). Die Erläuterung der Einheit Dezibel (A) finden Sie im Exkurs Seite 205ff. Die Schallpegel können durchaus noch höher liegen, was im übrigen auch für Rockkonzerte gilt (Babisch,

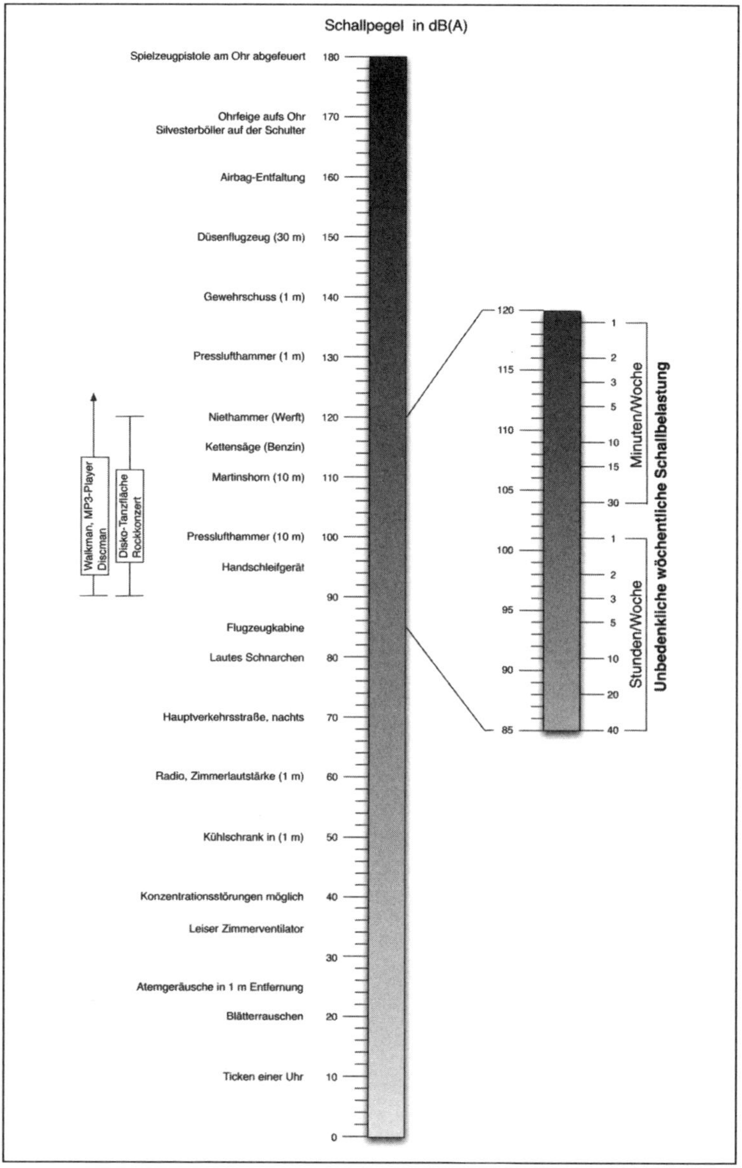

Abb. 1: Unbedenkliche und schädigende Schallintensitäten. Quellen: Nach Ising, H., u. a., Gehörschäden durch Musik, 2004; Wikipedia, 2007, Schalldruckpegel.

2000a). Eine Lautstärke von 90 dB(A) steckt unser Gehör noch mehr als zehn Stunden pro Woche unbeschadet weg. Bei 100 dB (A) liegt die Schwelle zur Beeinträchtigung aber schon bei etwas über einer Stunde, bei 105 dB (A) sind es nur noch rund 20 Minuten. Und bei Werten von 110 oder 115 dB (A), wie sie auf Rockkonzerten in Bühnennähe oder auch bei Musik aus MP3-Player und Walkman locker erreicht werden, sind es nur noch wenige Minuten – in der Woche wohlgemerkt! Wer sich länger an diesen Orten aufhält, riskiert Gehörschäden (Abb. 1).

Einer repräsentativen Umfrage des »Forum Besser Hören« zufolge leidet heute bereits fast jeder zweite 45-Jährige unter Hörproblemen (Forum Besser Hören, 2005). Und aufgrund des riskanten Umgangs mit lauter Musik sieht Henning Wiegels, Chefarzt der HNO-Klinik Schwerin, für die junge Generation ganz schwarz: »Wenn die heutigen Teenager 40 Jahre alt sind, werden sie nur noch auf einem Niveau hören können wie die heute 60-Jährigen.« (Teenager mit Hörverlust, 2003)

Wie wichtig gutes Hören ist, merken wir erst dann, wenn es nicht mehr so gut funktioniert, beispielsweise wenn wir Schwierigkeiten haben, Gesprächen in größerer Gesellschaft zu folgen oder wenn wir das heranbrausende Auto nicht hören und so nur knapp einem Unfall entgehen. Doch Lärm schadet nicht nur dem Gehör, sondern ist zudem ein ernst zu nehmender Risikofaktor für das Herz.

Das zweifache Risiko des Autofahrens

Spielen Sie Lotto? Haben Sie schon mal etwas gewonnen? Vermutlich nicht, denn die Wahrscheinlichkeit, einen Fünfer im Lotto zu bekommen, liegt bei 1 zu 1 906 884 oder 0,0000524 Prozent, die auf einen Sechser sogar bei nur 1 zu 13 983 816 oder 0,0000072 Prozent.

Fliegen Sie normalerweise zu Ihrem Urlaubsziel? Falls ja, so beträgt die Wahrscheinlichkeit, dass Sie bei einem Flugzeugabsturz ums Leben kommen, etwa 1 zu 2 000 000 oder 0,00005 Prozent.

Fahren Sie Auto, Fahrrad und/oder bewegen Sie sich zu Fuß im Straßenverkehr? Vermutlich ja, und da etwa 5000 Deutsche von rund 80 Millionen alljährlich in Folge eines Straßenverkehrsunfalls sterben, beträgt dieses Risiko 1 zu 16000 oder 0,00625 Prozent.

Wozu dieser Ausflug in die Wahrscheinlichkeitsrechnung? Damit Sie ein Gefühl für die Größenordnung von Risiken entwickeln, die von Umweltfaktoren ausgehen. Und der Faktor Lärm bietet sich hier als gutes Beispiel. Denn eine ganze Reihe von Studien hat gezeigt, dass der Straßenverkehr nicht nur durch Unfälle zum Tode führen kann, sondern auch durch die Geräusche, die er verursacht (Babisch, 2004). Berechnungen des Umweltbundesamtes zufolge war Verkehrslärm für etwa 2831 von insgesamt 76 961 tödlichen Herzinfarkten im Jahre 1999 verantwortlich. Bei einer Gesamtbevölkerung von 82 Millionen betrug die Wahrscheinlichkeit für einen tödlichen Herzinfarkt durch Lärm ungeachtet des Alters also etwa 1 zu 28 965 oder 0,00345 Prozent[1], während die grundsätzliche Wahrscheinlichkeit, an einem Herzinfarkt gleich welcher Ursache zu sterben, ungleich höher bei 1 zu 1065 oder 0,094 Prozent angesiedelt war.

Leichter verständlich wird dieser Zusammenhang in Tabellenform:

	Risiko/Wahrscheinlichkeit	**In Prozent**
Tod durch Herzinfarkt	1 : 1065	0,0938967
Tod im Straßenverkehr (Unfall)	1 : 16000	0,0062500
Tod durch lärmbedingten Infarkt	1 : 28 965	0,0034524
Lotto (Fünfer)	1 : 1906884	0,0000524
Flugzeugabsturz (Todesrisiko)	1 : 2000000	0,0000500
Lotto (Sechser)	1 : 13 983 816	0,0000072

Wie Sie unschwer erkennen können, ist die Wahrscheinlichkeit, an einem Herzinfarkt zu sterben, deutlich höher als die eines unfallbedingten Verkehrstodes oder diejenige, Opfer eines tödlichen lärmbedingten Infarkts zu werden. Vergleichen wir das Risiko jedoch mit den Lottowahrscheinlichkeiten oder dem Todesrisiko durch einen Flugzeugabsturz, ist der ›Lärminfarkt‹ wiederum erheblich wahrscheinlicher.

Erschreckend an diesem Umweltrisiko ist also nicht so sehr die Höhe des Risikos, sondern zweierlei: dass Geräusche nicht einmal wirklich laut sein müssen, um das Herzinfarktrisiko zu erhöhen, und dass es eine eindeutige Dosis-Wirkung-Beziehung gibt. Wenn Sie sich die folgende Abbildung 2 anschauen, so sehen Sie, dass das Herzinfarktrisiko mit dem Durchschnitt der täglich und über Jahre am Wohnort herrschenden Durchschnittslautstärke zunimmt.

Das Risiko wurde hier relativ zum Risiko von Menschen errechnet, die einem durchschnittlichen Tagespegel von weniger oder gleich 60 dB(A) ausgesetzt waren. Deren Risiko wurde für die Berechnungen gleich eins gesetzt, wobei man sich klarmachen muss, dass 60 dB(A) etwa der normalen Gesprächslautstärke entsprechen, 70 dB(A) dem üblicherweise beim Staubsaugen herrschenden Lärmpegel. Lebhafter Straßenverkehr vor dem Fenster dröhnt um die 80 dB(A) laut. Diese Belastung ist in Städten für Wohnungen nahe Hauptstraßen gang und gäbe.

Die Untersuchung des Umweltbundesamtes basierte übrigens nicht auf einer einzigen Studie, sondern ist das Ergebnis einer Analyse von insgesamt 61 Untersuchungen zum Thema. Die Ergebnisse sind also verlässlich. Vielleicht ist folgende Frage vor Ihrem geistigen Auge aufgetaucht: Die meisten Leute sind doch tagsüber gar nicht zu Hause, wie kann dann der Tagespegel des Verkehrslärms überhaupt aussagekräftig sein? Die Antwort ist einfach: Es ist aus einer Reihe von Untersuchungen bekannt, dass vor allem der nachts auftretende Geräuschpegel gesundheitsrelevant ist (Maschke, 2003). Und dort, wo tagsüber starker Verkehr herrscht, ist der Verkehr meist auch nachts stärker als auf verkehrsarmen Straßen.

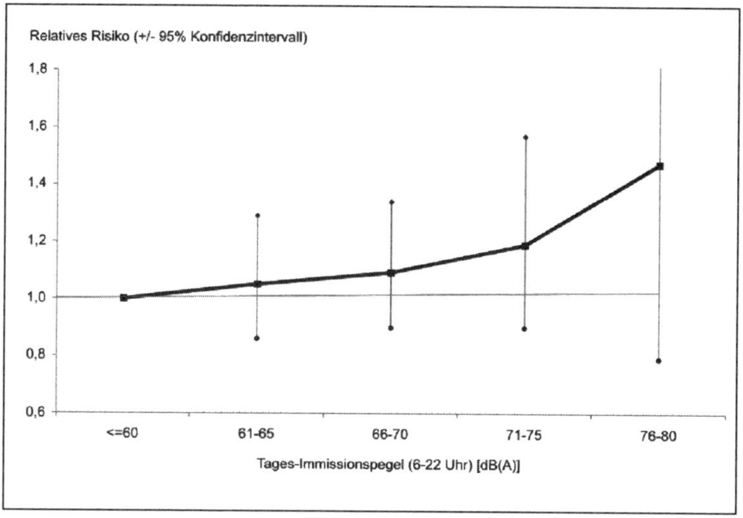

Abb. 2: Dosis-Wirkung-Kurve für den Zusammenhang zwischen Straßenverkehrslärm und Herzinfarktrisiko. Quelle: Babisch, W. Transportation Noise and Cardiovascular Risk. WaBoLu-Hefte, Nr. 01, 2006.

Seit 1982 werden rund 2000 Einwohner des Berliner Stadtteils Spandau regelmäßig alle zwei Jahre nach ihrer Gesundheit befragt und ärztlich untersucht. In diesem sogenannten Spandauer Gesundheits-Survey werden allgemeine Daten erhoben wie Alter, Beruf, Familienstand, Alkohol- und Tabakkonsum, Gesundheitszustand, untersucht werden aber auch Blutdruck, Atemfunktion, Größe und Gewicht, Urin und Blut. Diese reichhaltigen Daten wurden auch in Bezug auf die Geräuschbelastung der Teilnehmer analysiert. Und siehe da, es fanden sich deutliche Belege für einen Zusammenhang zwischen der Höhe des nächtlichen Verkehrslärmpegels und dem Auftreten von Bluthochdruck und erhöhten Blutfettwerten (Maschke, 2003).

Wenn Sie zum Arzt gehen, um etwas über Ihr Herzinfarktrisiko zu erfahren, wird er für eine Aussage darüber ein paar Angaben benötigen: Alter, Blutfettwerte und Blutdruck. Er wird wissen wollen, ob Sie Raucher sind oder waren oder ob Sie niemals ge-

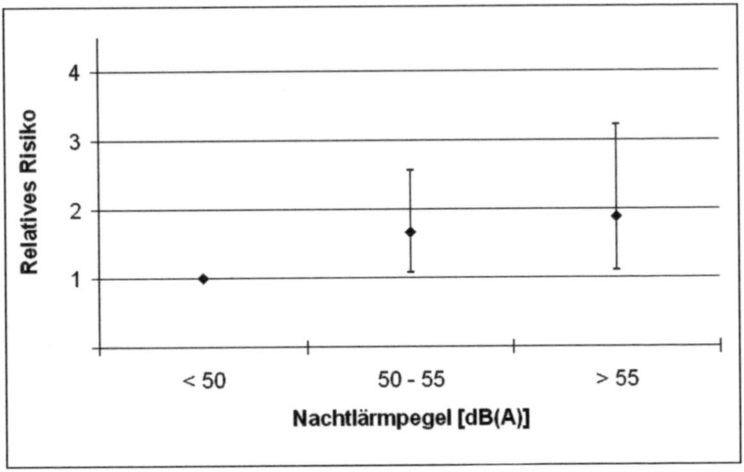

Abb. 3: Risiko, wegen Bluthochdruck behandelt zu werden, in Abhängigkeit von nächtlichen Dauerschallpegeln. Quelle: Maschke, C., u. a. Epidemiologische Untersuchungen zum Einfluss von Lärmstress auf das Immunsystem und die Entstehung von Arteriosklerose. WaBoLu-Hefte, Nr. 01, 2003.

raucht haben, ob in Ihrer Familie bereits Herzinfarkte aufgetreten sind und ob Sie zuckerkrank sind oder nicht. Diesen Daten kann der Mediziner dann anhand eines einfachen Schemas Punkte zuordnen und nach der Addition der Punkte einen Prozentwert ablesen, der Ihr Risiko angibt, im Verlauf der nächsten zehn Jahre einen Herzinfarkt zu erleiden (Assmann, 2002). Kommen bei der Addition weniger als 20 Punkte heraus, ist Ihr Risiko minimal und beträgt lediglich 1 Prozent. Sind es hingegen 60 bis maximal 87 Punkte, so klettert das Risiko auf 30 und mehr Prozent.

Basis dieses einfachen aber gut erprobten Tests sind die Ergebnisse der sogenannten PROCAM-Studie, bei der die Daten von 5389 Männern zwischen 35 und 65 Jahren (Alter bei Studieneintritt) über zehn Jahre erhoben wurden. Bei der Auswertung der in dieser Zeit aufgetretenen 325 akuten Herzanfälle zeigte sich die Wichtigkeit besonders jener Risikofaktoren, die dann in den Test einflossen. Nimmt man die ungünstigsten Werte bei den Blutfetten (LDL-Cholesterin, HDL-Cholesterin, Triglyzeride) sowie beim Bluthochdruck, so kommt man auf ganze 43 Punkte, was also etwa der Hälfte der schlechtestenfalls zu erreichenden Punktzahl entspricht. Wie wir sehen werden, sind es aber genau diese Werte – Blutfette und Blutdruck – die sich durch nächtlich erhöhten Schallpegel verschlechtern.

Erholsam schlafen und länger leben

»Der Himmel hat den Menschen als Gegengewicht gegen die vielen Mühseligkeiten drei Dinge gegeben: Die Hoffnung, den Schlaf und das Lachen«, schrieb der Philosoph Immanuel Kant. Was aber, wenn Sie an eine viel befahrene Straße ziehen, in die Nähe eines Flughafens, einer Bahnstrecke oder einer anderen nächtlichen Lärmquelle? Vermutlich werden Sie anfangs in der Nacht häufig wach werden und Ihren Entschluss verfluchen, gerade dorthin gezogen zu sein. Doch bald schon, nach wenigen Tagen oder Wochen, wird Sie der Lärm nicht mehr wecken. Ihr Gehirn hat gelernt, dass er keine Bedrohung darstellt und kein Grund besteht, aufzuspringen, wegzulaufen und nach der erstbesten Waffe zu greifen. Sie haben sich an die Geräusche gewöhnt.

Jeder kennt die aufputschende Wirkung schneller, rhythmischer Musik und den beruhigenden Effekt sanfter Klänge. Geschickt gewählte oder speziell komponierte Filmmusik steuert unsere Stimmung. Natürlich geht die Wirkung teils auf die bewusste Wahrnehmung in jenem entwicklungsgeschichtlich jüngsten Teil unseres Großhirns zurück, den wir »Neocortex« nennen. Doch an der Wirkung sind auch weit ältere Hirnteile wie das Limbische System und der Hypothalamus beteiligt, die für die emotionale Bewertung und Erinnerung sowie die Steuerung grundlegender Körperfunktionen wie Atmung und Herz-Kreislauf-System zuständig sind. Und das gilt nicht nur für Musik. Jedes wahrgenommene Geräusch wird von diesen entwicklungsgeschichtlich uralten Hirnregionen registriert und bewertet. Je nachdem, wie die Bewertung ausfällt, werden verschiedene Systeme aktiviert, die wir uns am einfachsten in Form eines Stufenmodells klarmachen können.

Unterhalb von etwa 50 dB(A) befindet sich das Nervensystem im Entwarnungszustand. Wir können uns vollkommen entspannen und bei Bedarf optimal konzentrieren. Dringen Geräusche oberhalb von 50 dB(A) an unser Ohr, so schaltet das Gehirn um auf die erste Alarmstufe, nennen wir sie Alarmstufe Grün. Für den frühen Menschen war Alarmstufe Grün, der Basisalarm, überlebensnotwendig, vor allem im Schlaf. Näherte sich ein gefährliches Raubtier, so musste das Umschalten in eine der beiden folgenden Alarmstufen blitzschnell gehen – Säbelzahntiger sind sehr gefährlich.

Werden die Geräusche durch die Filtersysteme der alten Hirnteile als möglicherweise besorgniserregend bewertet, schaltet das System Mensch sofort auf Alarmstufe Gelb und aktiviert zusätzlich den Neocortex, um die Aufmerksamkeit bewusst lenken und Entscheidungen fällen zu können. Diese Alarmstufe entspricht dem, was Ihnen nach dem Umzug in eine lautere Wohngegend passiert: Sie werden nachts durch die ungewohnten Geräusche wach. Noch wissen die archaischen Teile in Ihrem Gehirn ja nicht, dass Autos, Flugzeuge und Eisenbahnen in der Regel nicht in Ihrem Schlafzimmer auftauchen, um Sie zu verspeisen.

Das archaische Gehirn kann auch bei ganz besonders starken akustischen Reizen – zum Beispiel bei extremer Lautstärke oder tief verwurzelten Schreckenslauten – sofort Alarmstufe Rot einschalten. In diesem Zustand gibt es nur zweierlei: Flucht oder Angriff. Von Überlegung oder bewussten Entscheidungen ist jetzt keine Rede mehr. Jetzt hat das Gehirn auf Automatik geschaltet und reagiert blitzartig mit dem ganzen Arsenal der Verhaltensweisen, das angeboren und durch Erfahrung verinnerlicht wurde. In einer ähnlichen Situation ›dachten‹ die Wale, von denen zu Anfang dieses Kapitels die Rede war, nur noch an Flucht und strandeten.

Was das alles mit den klassischen Risikofaktoren für Herzinfarkt zu tun hat? Wenn die ›Maschine Mensch‹ sich in Alarmstufe Grün befindet, sind sämtliche Körperfunktionen darauf ausgerichtet, sofort und ohne Verzögerung auf andere Alarmstufen umschalten zu können. Das bedeutet, dass im Körper Hormone wie das Stresshormon Cortisol zirkulieren, die unter anderem den Blutdruck (siehe auch Abb. 3) ansteigen lassen und die Verfügbarkeit von Zucker und Fettstoffen im Blut erhöhen. Genau in diesem Zustand befinden wir uns auch im Schlaf in einer eher lauten Wohngegend von etwa 50 dB(A) aufwärts, auch dann, wenn wir durch den Lärm längst nicht mehr aufwachen. Für den Körper aber bedeutet dieser Zustand Dauerstress und damit eine Zunahme all jener Faktoren – wie erhöhter Blutdruck und Fettstoffe im Blut –, die einen Herzinfarkt begünstigen (Maschke, 2003, S. 21–62; Babisch, 2006, S. 10 ff).

Nur Ruhe oder Geräusche unterhalb der 50-dB(A)-Schwelle gewährleisten, dass sich der Körper nachts optimal erholen kann. Bleibt er hingegen stets in Alarmstufe Grün, kann von echter Entspannung nicht die Rede sein. Dadurch erhöht sich nicht nur das Herzinfarktrisiko, denn der Mensch ist ein durch und durch rhythmisch orientiertes Wesen, das auf Störungen des naturgegebenen Tag-Nacht-Rhythmus' sehr empfindlich reagiert. Studien an Schichtarbeiterinnen haben gezeigt, dass sie fünfmal so oft Frühgeburten erleiden und ein bis zu 70 Prozent höheres Brustkrebsrisiko aufweisen als nur am Tage arbeitende Frauen (Zulley, 2001). Diese und weitere Ergebnisse der Wissenschaft von den Rhythmen des Lebens – der Chronobiologie und den an sie grenzenden Gebieten der Chronomedizin und Chronopharmakologie – belegen, dass der Mensch die nächtliche Regeneration braucht, um gesund zu bleiben. Wird sie gestört, etwa durch zu laute Geräusche, so führt das zu einer Schwächung des Gesamtsystems inklusive der lebenswichtigen Immunabwehr und öffnet Tür und Tor für andere krank machende Einflüsse, die uns in den folgenden Kapiteln begegnen werden: Umweltschadstoffe und Elektrosmog. Wer erholsam schläft, erhöht seine Chance, länger und besser zu leben.

Ohrenschützer auf, Lautstärke runter, Fenster zu

Kein Mensch wird auf die Idee kommen, sich freiwillig Schallpegeln auszusetzen, die ihn töten könnten. Das sieht ganz anders aus, wenn wir unser Augenmerk auf jenen Lärm richten, der das Gehör ›nur‹ schädigt. Immer wieder sieht man Handwerker, beileibe nicht nur Hobbyhandwerker, die ohne geeigneten Gehörschutz mit dem Winkelschleifer Stahlträger zerteilen, an der Kreissäge oder mit dem Bolzenschussgerät arbeiten. Hier lässt sich nur an jeden Einzelnen und an die Unternehmen appellieren, solche und andere mit stärkerem Lärm verbundene Arbeiten ausschließlich mit einem guten Gehörschutz auszuführen.

Auch bei den unaufhaltsam heranrückenden Hörproblemen Jugendlicher ist Eigeninitiative gefragt. Eine Studie an 433 Oberschülern hat ergeben, dass 20 Prozent der älteren Schüler mehr als einmal pro Woche in die Disko gehen, wobei der Schnitt insgesamt bei zwei bis drei Besuchen pro Monat lag, und dass etwa jeder Vierte »extrem laute« oder »sehr laute« Diskotheken bevorzugte. Zusätzlich gaben die Jugendlichen an, im Schnitt eine halbe bis eine Stunde Musik über Kopfhörer zu hören. Um die 8 Prozent der Schüler sagten, dass sie die Musik »extrem laut« hörten (Babisch, 2000b).

Solange in Diskotheken keine wirksamen Schallbegrenzungen eingeführt werden und Walkman, MP3-Player & Co. keine Lautstärkebegrenzer enthalten oder diese kinderleicht auszutricksen sind, lässt sich auch hier nur an die Vernunft des Einzelnen appellieren. Doch, so ließe sich sarkastisch hinzufügen, es gibt, wir haben es erwähnt, wirklich sehr schicke Hörgeräte.

Während sich Jugendliche nur ungern etwas von den Eltern sagen lassen, so ist dies bei Kindern meist noch möglich – oder sollte es zumindest sein. Hier kann man Eltern nur raten, beim Kauf von Spielzeug auch den Faktor Lautstärke im Kopf zu haben. Nicht nur um der eigenen Nerven willen, sondern auch dem Gehör der Kinder zuliebe. Denn der Knall mancher Spielzeugpistolen belastet das Ohr – direkt daneben abgefeuert – mit einer Schalllast von bis zu 170 dB(A) und kann damit ebenso wie ein in Kopfnähe explodierender Silvesterböller oder Knallerbsen das Gehör schwer schädigen, auch wenn dies nur einmal passiert. Knallfrösche und Trillerpfeifen sind mit Schalldruckpegeln bis zu 140 dB(A) übrigens auch nur mit größter Vorsicht zu genießen, da diese Lautstärke bereits nach kurzer Zeit zu Hörschäden führen kann (siehe Abb. 1). Und wenn Kinder im Auto stundenlang *Bibi Blocksberg* oder *Die drei ???* via Kopfhörer hören, sollten Eltern gelegentlich die Lautstärke kontrollieren.

Diese Risiken lassen sich alle einfach und mit ein wenig praktischer Vernunft aus der Welt schaffen. Nicht ganz so leicht gelingt es, den nachts erhöhten Geräuschpegel zu senken. Die einfachste Maßnahme kann jeder sofort ergreifen, vor dessen Haustür es auch zur Schlafenszeit etwas lauter zugeht: Fenster zu. Denn sofern es sich um Fenster mit guten Dämmeigenschaften handelt (Mehrfachverglasung), lässt sich der Schallpegel möglicherweise bereits so weit senken, dass das Gehirn nicht mehr Alarmstufe Grün auslöst. Wenn es der Wohnungsgrundriss erlaubt, sollte der ruhigste Raum als Schlafzimmer gewählt werden – eigentlich eine Selbstverständlichkeit. Natürlich können auch Maßnahmen im Schlafzimmer selbst helfen, den Schall zu dämpfen: viele blattreiche Pflanzen, Wandteppiche, schwere Vorhänge oder speziell als Schallschlucker gebaute Dämmplatten. Der Fachhandel bietet eine Vielzahl von schalldämmenden Produkten, die zwar vornehmlich für den industriellen Bedarf gedacht sind, sich aber auch in den privaten vier Wänden nutzen lassen. Im Notfall tun es auch Eierpaletten (30 x 30 cm), großflächig auf die Wände geklebt und auf einer Holzplatte innen vor dem Fenster befestigt – allerdings kein Hit fürs Schlafzimmerdesign. Wer ohnehin schon unter chronischen Krankheiten wie Bluthochdruck oder erhöhten Blutfettwerten leidet, sollte seine Wohnsituation besonders gründlich prüfen und auch eher unauffällige Geräuschbelastungen etwa durch Heizung, Umwälzpumpen, Lampentrafos und ähnliches beseitigen. Reichen all diese Maßnahmen nicht aus, bleiben noch zwei Möglichkeiten: eine neue, ruhigere Wohnung zu suchen oder mit einem Gehörschutz zu schlafen.

Glücklicherweise widmen auch deutsche Politiker der Lärmproblematik zunehmend Aufmerksamkeit. Nicht ganz freiwillig allerdings, denn die EU hat Städten, die den Lärmschutzrichtlinien nicht genügen, nur eine Frist bis zum 28. Juli 2008 eingeräumt, um wirksame Maßnahmen gegen den ungesunden Lärmpegel zu projektieren. Lärmschutzwände, wie man sie von Autobahnen und Schnellstraßen kennt, gehören ebenso dazu wie »Flüsterasphalt«, Tempolimits und andere Maßnahmen zur Verkehrsberuhigung. Was für Straßenlärm gilt, gilt selbstverständlich auch für Fluglärm, den Anwohner vor allem der großen deutschen Flughäfen wie Frankfurt oder Köln/Bonn zu erleiden haben. Nachdem das Bundesministerium für Umwelt, Naturschutz und Reaktorsicherheit im Juni 2004 einen Referentenentwurf zur Novellierung des Fluglärmgesetzes einbrachte, gab es in den Ländern bereits reichlich Ärger (Lahl, 2005). Kein Wunder, werden die Kosten für die Umsetzung der Lärmschutzmaßnahmen für die Flughäfen schließlich auf bundesweit 600 Millionen bis 740 Millionen Euro geschätzt (Barth, 2005). Seit Juni 2007 ist das Gesetz nun in Kraft. Bleibt abzuwarten, was von den erforderlichen Maßnahmen tatsächlich umgesetzt werden wird (Schultze, 2007). Es steht zu hoffen, dass mancher heute Lärmgeplagte aufgrund der künftigen Verbesserungen des Wohnumfelds weder einen Umzug erwägen noch länger mit Ohrstöpseln schlafen muss (Kresse, 2007; Neuburger, 2007).

[1] Diese Art und Weise der Risikoberechnung ist stark vereinfacht, da sie nicht die altersabhängigen Risiken berücksichtigt. Sie reicht hier jedoch aus, um die Relationen zu verdeutlichen.

Schadstoffe im Alltag

»Es gibt nur eine Gesundheit und eine Menge von Krankheiten.«

Wilhelm von Humboldt (1767–1835)

Wir haben uns in der Einleitung darüber unterhalten, dass sich Lebewesen wie Mikroben oder auch Ratten aufgrund der raschen Generationswechsel an Giftstoffe anpassen und diese Resistenzen an ihre Nachkommen weitergeben können. Wir haben festgestellt, dass uns die Evolution keinen Schutz gegen Gefährdungen der unterschiedlichsten Art geben wird. Auch nicht gegen Geräusche und Lärm. Dies macht evolutionär ja auch Sinn: Hätten unsere Vorfahren in der Steinzeit vielleicht verlernen sollen, bei jedem verdächtigen Geräusch aufzuwachen – sei es nun das etwas lautere Rascheln der Zweige im Wind, das Schnarchen des Nachbarschläfers oder das Atmen des sich anschleichenden Säbelzahntigers? Sie könnten diese Zeilen vermutlich nicht lesen, wenn es eine solche Anpassung nicht gegeben hätte. Doch jetzt geht es ja um etwas anderes, etwas mehr oder weniger Greifbares, Stoffliches. Wir können giftige Substanzen sehen und berühren, wenn sie in ausreichender Menge vorliegen (was sich allerdings nicht unbedingt empfiehlt!). Wir können sie vielleicht auch riechen oder schmecken. Können wir uns aber auch an sie gewöhnen, so wie es Ratten oder Bakterien gelingt?

Zu Recht werden Sie jetzt anmerken, dass es nicht nur die offenkundigen Giftwirkungen gibt, sondern auch allergische Reaktionen auf unterschiedliche Stoffe in unserer Umwelt. Und Blütenpollen, Fischeiweiß oder Hausstaubmilben gehören ja wahrhaftig nicht zu den synthetischen Stoffen, machen aber dennoch immer mehr Menschen in unserer Umgebung krank. Und was ist mit Schimmelpilzen, die sich mit Vorliebe hinter Schränken und an schlecht isolierten Wänden ausbreiten? Wir müssen deshalb zweigleisig vorgehen. Zunächst einmal werden wir die Probleme erkunden, die mit unserer künstlichen, synthetischen Umwelt zusammenhängen. Dann werden wir nachschauen, was es mit natürlichen Stoffen auf sich hat, die eigenartigerweise immer mehr Erkrankungen hervorrufen. Und bevor wir uns dann dem Problem widmen, was sich tun lässt, wollen wir versuchen eine ganz wichtige Frage zu klären: Stehen die Phänomene möglicherweise in irgendeinem Zusammenhang?

Unsere vollsynthetische Umwelt

Wir schreiben das Jahr 1907. US-Präsident Theodore »Teddy« Roosevelt erhält den Friedensnobelpreis für seine erfolgreichen Schlichtungsbemühungen im russisch-japanischen Krieg; Thomas Alva Edison erfindet das Betongussverfahren, mit dem sich preisgünstig Fertighäuser bauen lassen, und der erste Helikopterflug des französischen Fahrradhändlers Paul Cornu endet mit einem Totalschaden des neuartigen Fluggeräts – nach einer Flugdauer von nur 20 Sekunden und einer maximalen Flughöhe von 30 Zentimetern. Ebenfalls 1907 wird in den USA das Fachjournal *Chemical Abstracts* gegründet, die Grundlage der heute weltweit umfassendsten Datenbank für chemische Substanzen. Im Jahr der Gründung werden in dem Fachblatt knapp 12 000 neu geschaffene oder neu entdeckte Stoffe beschrieben. Heute – genauer am 30. Mai 2007 und damit ziemlich exakt 100 Jahre später – sind in der Datenbank 31 704 260 organische und anorganische Substanzen verzeichnet, 2642-mal so viele wie 1907. Davon sind derzeit 14 283 871 Stoffe für die Industrie verfügbar (CHEMCATS, 2007), von denen wiederum rund 100 000 Substanzen in der europäischen Industrie für diverse Produkte eingesetzt werden. Man findet sie in Dämmstoffen und Farben, in Küchenzubehör und Musikanlagen, Kosmetika und Kinderspielzeug. Was immer Sie kaufen, wo auch immer Sie sich aufhalten, es gibt kein Entkommen. Auch wenn ein großer Teil dieser Stoffe in unserer natürlichen Umgebung nicht vorkommt und folglich synthetisch hergestellt wurde, ist das nicht per se von Übel. Zugegeben, die Geschichte der Menschheit bietet viele Beispiele dafür, dass Entdeckungen der Chemie nicht immer segensreich sind. Denken Sie nur an das Schwarzpulver, mit dem sich nicht nur schön anzuschauende Feuerwerke an den Himmel zaubern, sondern auch Kugeln verschießen und Menschen töten lassen. Oder denken Sie an Medikamente wie die 1897 von Arthur Eichengrün und/oder Felix Hoffmann hergestellte Acetylsalicylsäure, besser bekannt als Aspirin oder ASS. Was wären wir heute ohne diese und andere synthetische Substanzen?

Wir leben heute alle in einer Welt, die von synthetischen Stoffen nur so wimmelt. Welche sind möglicherweise gefährlich, welche nicht? Selbst wenn heute jeder neu in unsere Umwelt entlassene Stoff auf seine Gefährlichkeit hin überprüft würde – was nicht geschieht –, was ist mit den vielen Millionen Substanzen, die vor dreißig, vierzig oder fünfzig Jahren für die Anwendung zugelassen wurden? Wenn wir im Folgenden von Umweltschadstoffen, Schadstoffen, Giftstoffen oder Alltagsgiften reden, so meinen wir damit ein und dasselbe: synthetische Stoffe in unserer Umwelt, die uns auf irgendeine Weise schaden können.

Die trügerische Sicherheit der Grenzwerte

»Wer sich in Gefahr begibt, kommt darin um«, heißt es in der Bibel (Jesus-Sirach 3, 26). Da ist was dran. Angenommen, Sie wollen eine Bergtour machen und bekommen vom Veranstalter ein Kletterseil gestellt. Etwas verwundert stellen Sie fest, dass das Seil offenbar schon einmal gerissen war und wieder zusammengeknotet wurde. Auf Ihre skeptische Nachfrage, ob das Seil denn so noch sicher sei, wiegelt der Bergführer lässig ab: »Das hält noch ewig!« Sie untersuchen das Seil nun doch etwas genauer und bemerken noch weitere Knoten. Zudem sind die Sicherungskarabiner verbogen, und der Klettergurt löst sich auf. Würden Sie sich damit tatsächlich in eine Steilwand wagen? Selbstverständlich wird Ihnen kein Bergführer jemals eine derartige Ausrüstung in die Hand drücken. Diese Leute wissen ganz genau, dass jeder Ausrüstungsmangel ein Risiko darstellt und dass die Wahrscheinlichkeit eines Bergunfalls mit jedem weiteren Mangel anwächst. Lassen Sie uns die Wahrscheinlichkeiten einmal in Anlehnung an ein Beispiel aus einem lesenswerten Buch über das *Erkennen von Fehlinformationen durch Querdenken*, (Beck-Bornholdt, 2002, S. 58 ff.) genauer unter die Lupe nehmen. Gehen wir einmal davon aus, dass ein einziger Mangel an der Ausrüstung die Unfallwahrscheinlichkeit um 5 Prozent erhöht. Die Wahrscheinlichkeit, dass alles gut geht, beträgt also bei einem einzigen Mangel 95 Prozent. Nun haben Sie an der Ausrüstung aber insgesamt zehn Mängel entdeckt. Schon der gesunde Menschenverstand sagt uns, dass das nicht gut ist für unsere Sicherheit. Aber wir wollen es ja genau wissen und rechnen deshalb ein bisschen. Ein Mangel bedeutet 95 Prozent Sicherheit. Sie haben aber zehn Mängel gefunden und rechnen deshalb $0{,}95^{10} = 0{,}95 \times 0{,}95 \times 0{,}95 \times 0{,}95 \times 0{,}95 \times 0{,}95 \times 0{,}95 \times 0{,}95 \times 0{,}95 \times 0{,}95 \approx 0{,}6$. Das entspricht einer etwa 60-prozentigen Chance, dass alles gut geht. Oder anders herum einer Wahrscheinlichkeit von 40 Prozent, dass Sie verunglücken.

Was das mit Grenzwerten zu tun hat? Es gibt 3519 chemische Substanzen, mit denen der Umgang EU-weit in der »Richtlinie 67/548/EWG« und ihren Anhängen geregelt wird. Darunter befinden sich explosionsgefährliche, brandfördernde, entzündliche, leicht entzündliche und hochentzündliche – nicht direkt unser Thema. Aber auch (Mehrfachnennungen möglich) 1217 Stoffe, die als »giftig« deklariert werden müssen, 243 sehr giftige, 922 krebserzeugende, 40 erbgutverändernde, 85 fortpflanzungsgefährdende und 198 Substanzen, die bekanntermaßen Allergien auslösen können. Die übelsten Vertreter auf dieser Liste sind aber jene, die sowohl als krebserzeugend, erbgutverändernd und/oder fortpflanzungsgefährdend und gleichzeitig als giftig, sehr giftig oder gesundheitsschädigend eingestuft werden – summa summarum 165 Stoffe. Darüber hinaus gibt es eine bundesdeutsche Ergänzungsliste mit »krebserzeugenden, erbgutverändernden oder fortpflanzungsgefährdenden Stoffen, Tätigkeiten und Verfahren«, die zum Teil deckungsgleich ist mit der eben erwähnten europäischen, die jedoch einige zusätzliche Stoffe und teilweise andere Bewertungen enthält (CMR-Gesamtliste, 2007).

Wir werden auf einige dieser Substanzen noch detailliert zu sprechen kommen. Doch hier geht es um etwas anderes: Für eine ganze Reihe dieser Stoffe existieren sogenannte Arbeitsplatzgrenzwerte (AGW)[1], die angeben, welche Konzentrationen für gesunde Erwachsene im normalen Arbeitsalltag als gesundheitlich unbedenklich gelten (TRGS 900). Es gibt auch Sonderbestimmungen für Fälle, in denen diese Grenzwerte überschritten werden. Anderenorts wird geregelt, wie diese Werte zu messen sind (TRGS 402). Es ist sogar geregelt, was zu tun ist, wenn mehrere dieser Substanzen gleichzeitig an einem Arbeitsplatz auftreten (TRGS 403). Doch diese Grenzwerte bezeichnen nichts anderes als Wahrscheinlichkeiten, dass nichts passiert. Zugegeben, die »Unfallwahrscheinlichkeit« durch die aufgeführten Stoffe ist bei ordnungsgemäßem Umgang mit diesen Stoffen deutlich geringer als die hypothetischen 5 Prozent bei unserem geflickten Seil. Und man versucht ja sogar, das Problem von Mehrfachbelastungen am Arbeitsplatz zu berücksichtigen. Beruhigend? Eigentlich nicht. Denn wie wir bereits im Kapitel über Lärm gesehen haben, lebt der Mensch eben nicht nur am Arbeitsplatz. Wir sind in unserer Freizeit ebenfalls einer Vielfalt von Giften ausgesetzt – und dies sogar oft weit weniger gut kontrolliert als in der Arbeitswelt. Sie können sich in unserem Körper anreichern und müssten eigentlich in die Berechnung der Risiken mit aufgenommen werden. Wie aber? Wie soll man langlebige Umweltgifte wie das Seveso-Gift Dioxin, die als Flammschutzmittel eingesetzten polychlorierten Biphenole (PCB)[2] und andere der 2004 von ursprünglich 122 Staaten (heute 133) geächteten Chemikalien des sogenannten Dreckigen Dutzends einkalkulieren, wenn sie sich doch längst im Frühstücksei und der Muttermilch befinden? Wie sollen die zusätzlichen Krankheitsrisiken berechnet werden, die von Amalgam in den Zähnen, Lösemitteln in Farben und Klebern, Autoabgasen in der Atemluft, Pflanzenschutzmitteln auf unserem Teller oder Verunreinigungen im Trinkwasser ausgehen? Jedes Risiko für sich genommen, ist vielleicht vernachlässigbar gering. Doch wie in unserem Beispiel von der mangelhaften Kletterausrüstung steigt das Risiko, je mehr Belastungen zusammentreffen.

Seit vielen Jahren gehört der Münchner Arzt und Toxikologe Max Daunderer zu den wenigen Medizinern, die offensiv Front machen gegen die schleichende Vergiftung, die aus genau jener Fehleinschätzung erwächst, über die wir uns gerade unterhalten haben und die man auch »Das-Bisschen-schadet-schon-nicht« nennen könnte. Daunderer hat viele Tausend akribisch recherchierte Textseiten in seinem *Handbuch der Umweltgifte*, dem *Handbuch der Amalgam-Vergiftung*, der *Klinischen Toxikologie* und vielen weiteren Werken veröffentlicht. Daunderer ist Fachmann und zugleich Praktiker, Daunderer ist jemand, der sich nicht im europäischen oder bundesdeutschen Bürokratendschungel für fremde Interessen einspannen lässt. In seinem Buch *Gifte im Alltag* geht Daunderer mit seinen Lesern auf Giftsuche, stellt aber zuvor unter anderem klar, dass gesetzliche Grenzwerte nur für Gesunde gelten, dass sie niemals die eigentlichen Risikogruppen (Kinder, Alte, Geschwächte) berücksichtigen und dass körperfremde Giftstoffe ganz grundsätzlich in keinem Menschen und in keiner Konzentration nachweisbar sein sollten (Daunderer, 2005, S. 29).

Wer der Meinung ist, die Entwicklung der Gesellschaft, ihrer Kultur und Technik habe schließlich bisher stets Opfer gefordert, hat gewiss recht. Ursache dafür war aber oft Unwissenheit. Es stellt sich deshalb die Frage, ob wir heute tatsächlich so unwissend sind und ob es unser Gewissen zulässt, dass wir vor bekannten Risiken die Augen verschließen.

Das Offensichtliche und das Verborgene

Im Jahre 1968 erkranken rund 1800 Menschen in Yusho im Westen Japans an einer Chlorakne mit zahlreichen Zusatzsymptomen wie Abgeschlagenheit, Kopfschmerzen, Gefühlsstörungen in den Gliedmaßen oder Unregelmäßigkeiten des Menstruations-

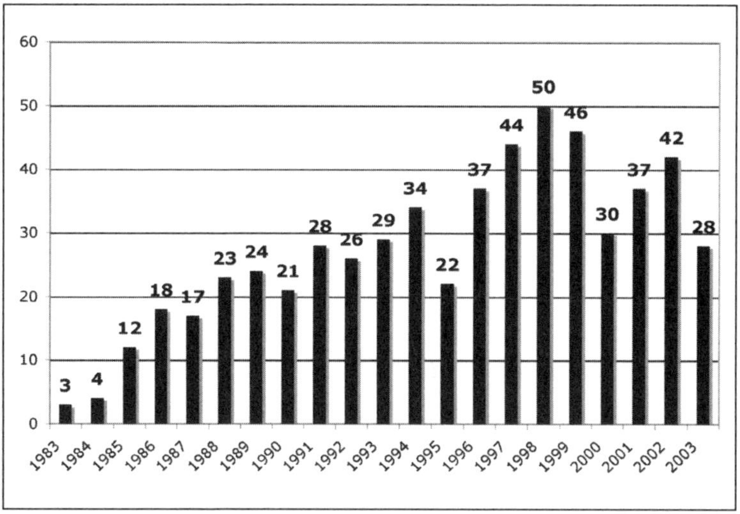

Abb. 4: Anzahl gravierender Chemieunfälle in der EU von 1983 bis 2003. Quelle: Major Accident Reporting System (MARS) Database. 2007.

zyklus. Elf Jahre später in Yu-Cheng, mitten in Taiwan, das gleiche Bild, diesmal mit knapp 2000 Betroffenen. In beiden Fällen ist mit polychlorierten Biphenylen (PCBs) und anderen Giften kontaminiertes Reisöl die Ursache, und in beiden Fällen leiden die Erkrankten auch Jahre später noch an den Folgen (Masuda, 1985; Miyata, 1985; Yoshimura, 1985).

Wir schreiben den 10. Juli 1976 und befinden uns nun in Norditalien, nur 20 Kilometer nördlich von Mailand bei einem Tochterunternehmen des Pharmaunternehmens Hoffmann-La Roche. Aufgrund menschlichen Versagens platzt um 12 Uhr 37 Uhr ein Sicherheitsventil. Ein bis drei Kilogramm – andere Quellen sprechen von 34 Kilogramm und mehr – der hochtoxischen Substanz 2,3,7,8-Tetrachlordibenzodioxin (TCDD) werden ungefiltert in die Umgebung geblasen und verseuchen dicht besiedelte Gebiete der Gemeinden Seveso, Meda, Desio und Cesano Maderno. Im Werk wird in den folgenden Tagen weitergearbeitet wie zuvor, außer in der betroffenen Halle. Bald aber verdorren die Blätter an

Bäumen und Sträuchern der Umgebung, fallen Vögel tot vom Himmel, werden rund 3300 Tierkadaver gefunden. Kurzfristig werden die am schlimmsten betroffenen Bereiche evakuiert und Entseuchungsarbeiten begonnen. Etwa 200 Fälle von Chlorakne werden gemeldet, die nach wenigen Wochen jedoch weitgehend ausgeheilt sind. Ob direkte Todesopfer durch die Gifteinwirkung zu beklagen waren, ist nach wie vor ungewiss. Einige Untersuchungen zeigen, dass sich die Krebsrate erhöht, speziell im Magen-Darm-Bereich, im Bereich der lymphatischen Organe und des blutbildenden Systems. Gesichert ist, dass die Todesrate durch Herz-Kreislauf- und Lungenerkrankungen anschließend ansteigt, ebenso wie die der Zuckerkrankheit Diabetes (Bertazzi, 1998). Den zuerst genannten Anstieg führt man auf unfallbedingt erhöhten Stress über längere Zeiträume zurück. Das letztere Phänomen kann durch Umweltgifte ausgelöst werden, wie neue Studien belegen (Pearson, 2007b). Auch wenn Hoffmann-La Roche am Ende mehr als 150 Millionen Euro an Entschädigungen und Wiedergutmachungen zahlte, kam der Konzern doch ziemlich glimpflich davon. Möglich, dass sich das angesichts der langen Latenz von Krebserkrankungen noch ändert. Zumindest eines aber ist sicher: Die Wörter ›Seveso‹ und ›Dioxin‹ sind heute nahezu synonym.

Im Herzen Indiens, in Bhopal, ereignete sich am 3. Dezember 1984 kurz nach Mitternacht in einer Fabrik für Pflanzenschutzmittel die bis heute größte Chemiekatastrophe. Eine Wolke aus etwa 40 Tonnen Methylisocyanat – eng verwandt dem im Ersten Weltkrieg eingesetzten Kampfgas Phosgen – legt sich auf die schlafende Stadt. Nach offiziellen Angaben sterben noch in dieser Nacht 3000 Menschen an Atemlähmungen und Herzstillstand sowie an den Folgen von Verätzungen der Augen und Lungen. In den Jahren danach erliegen weitere 15 000 Inder dem heimtückischen Gift. Heute noch, mehr als zwanzig Jahre nach der Katastrophe, soll die Vergiftung Schätzungen zufolge rund 30 Menschen am Tag das Leben kosten. Im November 2004 verfügte der Oberste Gerichtshof Indiens, dass die US-amerikanische Chemiefirma Union Carbide Corporation (UCC) auch die restlichen 330 Millionen US-Dollar der 15 Jahre zuvor vereinbarten 470 Millionen an Entschädigungsleistungen zahlen solle. Bis dato hatten Schwersterkrankte lediglich 550 Dollar erhalten, Hinterbliebene 1170 Dollar (Brandhoff, 2004).

Der Großbrand beim Chemiekonzern Sandoz im Jahr 1986, die verheerende Explosion der Düngemittelfabrik in Toulouse 2001, die Liste ließe sich fast beliebig fortsetzen. Immer wieder und überall auf der Erde gelangen größere und kleinere Mengen hochgiftiger Substanzen in unsere Umwelt. Allein in der Europäischen Union kommt es jährlich zu 30 bis 50 gravierenden Chemieunfällen, die allesamt in der so genannten MARS-Datenbank (Major Accident Reporting System) verzeichnet sind (Abb. 4). Was außerhalb der EU geschieht, bleibt – abgesehen von größeren Unfällen, die sich nur schwerlich vertuschen lassen – weitgehend im Dunkeln (Loss & Litigation Report, 2003).

Durch derartige Chemieunfälle gelangen die unterschiedlichsten Substanzen in unsere Umwelt, Substanzen jedenfalls, die dort nichts zu suchen haben. Aber eben nicht nur durch solche »Pannen«. Auch aufgrund gezielter Panschereien oder unabsichtlicher Schlampereien können giftige Stoffe in Tierfutter und so letztlich auch auf unseren Teller gelangen. So geschehen beispielsweise im Jahr 1999, als belgische Legehennen und Masthähnchen verseuchtes Tierfutter erhielten und die Europäische Kommission ein EU-weites Verkaufsverbot schließlich auch für belgische Rinder-, Schweine- und Milchprodukte aus rund 650 Betrieben verhängte (Mrasek, 1999). Auch unser Trinkwasser ist keinesfalls so rein, wie es immer dargestellt wird. Denn neben fast schon regelmäßigen Grenzwertüberschreitungen bei Blei, Pestiziden sowie krebserregendem Vinylchlorid finden sich auch Spuren zahlreicher Medikamente – von Schmerzmitteln über Antibiotika bis zu Hormonpräparaten – nicht nur in Abwasser, Oberflächenwasser und Grundwasser, sondern auch im Trinkwasser (Arzneimittel in der Umwelt, 2003; Löwer, 2004; Qualität von Wasser, 2006). Bekannt ist, dass viele dieser Stoffe aus landwirtschaftlichen Quellen stammen, etwa Tierarzneimitteln in Gülle oder Abbauprodukten von Pflanzenschutzmitteln, die mit dem Regen in Flüsse, ins Grundwasser und schließlich auch ins Trinkwasser gelangen. Auch dass ein Teil der Arzneimittelreste im Abwasser aus unseren eigenen Ausscheidungen stammt, ist Allgemeinwissen. Wie eine repräsentative Umfrage aus dem Jahr 2006 zeigt, sind es jedoch nicht nur diese »durchlaufenden Posten«, die für die Medikamentenspuren im Wasser verantwortlich sind. Auch die Müllbeseitigungspraxis eines großen Teils der Bürger trägt dazu bei. Denn knapp 16 Prozent der Befragten entsorgen nicht mehr benötigte oder abgelaufene Arzneimittel über die Toilette, bei flüssigen Arzneimitteln sogar mehr als 40 Prozent (Keil, 2006).

Dass auch unsere Atemluft vor allem in den Ballungsräumen alles andere als rein ist, belegt alle Jahre wieder die vom Umweltbundesamt herausgegebene *Beurteilung der Luftqualität in Deutschland,* in der Überschreitungen der Grenzwerte für Stickstoffdioxid, Feinstaub und Benzol aufgeschlüsselt nach Bundesländern vermerkt sind. Leider gibt es viel mehr als die vom Umweltbundesamt angeführten Stoffe, die unsere Luft verpesten, sowohl die ›frische‹ Luft draußen, erst recht aber die in Innenräumen.

Und darum geht es hier: Akute Vergiftungen, wie sie zu Beginn dieses Kapitels beschrieben wurden, sind unbestreitbar schrecklich. Auch im Alltag des Toxikologen gibt es viele Fälle von akuten Vergiftungen – Kinder, die Haushaltsreiniger oder Lampenöl mit Limonade verwechseln, Heimwerker, die beim Streichen der selbst gezimmerten Möbel nicht ausreichend lüften, oder all jene, die zu viele Tabletten schlucken oder Champignons und Knollenblätterpilze nicht auseinanderhalten können. Mindestens ebenso gefährlich aber sind all jene geringen Belastungen, die samt und sonders unterhalb der Grenzwerte und oft genug nahe an der Nachweisgrenze liegen. Diese Belastungen können zu einer schleichenden Vergiftung führen, die meist so gar nicht mehr dem ähnelt, was der Mediziner von akuten Vergiftungen kennt (Daunderer, 2006). Das sind die verborgenen Gifte, vor denen wir uns viel schwieriger schützen können als vor den offensichtlichen, die die Statistiken und die Schlagzeilen der Presse beherrschen.

Alle eingebildete Kranke – oder?

Er ist (noch) leitender Angestellter in einem mittelständischen Betrieb, 46 Jahre alt, verheiratet, hat zwei Kinder und war mit seinem Leben bisher stets zufrieden. Nennen wir den Mann einfach Ulrich Mautner. Hätten wir vor drei Jahren in seiner Firma nach ihm gefragt oder seine Familie interviewt, hätte man uns einen durch und durch netten Kollegen, liebenden Vater und aufmerksamen Ehemann beschrieben. Fragten wir heute, würden die Kollegen und Kolleginnen vielleicht nur die Achseln zucken. Vielleicht würden sie aber auch hinter vorgehaltener Hand anfangen darüber zu lästern, dass der »Uli« ja wohl Eheprobleme habe und vielleicht mit dem Saufen angefangen habe. Seine Kinder würden uns erzählen, dass ihr Vater gar nicht mehr wie früher sei, ständig mies drauf und kaum noch aus dem Bett zu locken. Und selbst eine vorsichtige Anfrage bei seiner Frau würde eine Tränenflut auslösen, die kaum aufzuhalten wäre. Was Ulrich Mautner selbst sagen würde? »Ich kann nicht mehr konzentriert arbeiten, bin dauernd müde, habe Kopfschmerzen, bin depressiv und gereizt. Mein Leben zerbröselt mir zwischen den Fingern. Ich war bei allen möglichen Ärzten. Aber keiner hat herausgefunden, was ich habe. Und wenn ich den Ärzten mitteile, dass mich manche Gerüche in der Firma fast wahnsinnig machen, kann keiner etwas damit anfangen. Es ist zum Verzweifeln. Nur im Urlaub geht es mir einigermaßen gut.«

Auch wenn es Ulrich Mautner nicht wirklich gibt, gibt es ihn doch. Denn er ist der Prototyp eines Menschen, der an einer schweren »multiplen Chemikalienunverträglichkeit« (MCS; aus dem Englischen »Multiple Chemical Sensitivity«) leidet.

Wir machen einen Sprung ins Weltall und befinden uns am 2. Juni 1999, 23 Uhr 44 mitteleuropäischer Zeit (MEZ) knapp 300 Kilometer über der Erdoberfläche. Nach fast 80 Stunden Arbeit an

Bord der Internationalen Raumstation ISS schließt die Crew des Spaceshuttles »Discovery« die letzte Luke hinter sich, um unter Leitung des 42-jährigen Kommandanten Kent Rominger den Rückflug zur Erde anzutreten. Die aus drei Männern und vier Frauen bestehende Mannschaft ist froh, die Mission erfolgreich abgeschlossen zu haben. Nicht nur, weil sie alles geschafft haben, was ihr Plan vorgab (Mission Highlights STS-96, 1999). Denn nach inoffiziell verbreiteten, offiziell allerdings nicht bestätigten Berichten litten die Astronauten bei ihren Arbeiten in der Raumstation unter Kopfschmerzen und Augenbrennen, Symptomen, für die sie den inoffiziellen Quellen nach das abgeschlossene Luftsystem der ISS verantwortlich machten (Seife, 1999; Clifford, 2000).

Dass die Astronauten gar nicht anders konnten, als die möglicherweise ungesunde Luft der Raumstation einzuatmen, ist klar. Doch auch uns Normalbürgern in den industrialisierten Ländern geht es nicht viel anders: laut Statistik verbringen wir den größten Teil des Jahres in Gebäuden und Verkehrsmitteln – etwa 47 von 52 Wochen atmen wir »schlechte« Luft. Nach einer neueren US-amerikanischen Untersuchung sind manche Amerikaner heute nur noch eine Woche pro Jahr an der frischen Luft (Gebbers, 2003).

Vor allem seit Ende der 1970er-Jahre, als man Gebäude infolge der Ölkrise immer besser abdichtete und immer mehr Klimaanlagen für die Luftqualität in Innenräumen sorgten, klagten in Skandinavien und den USA zunehmend mehr Menschen über unspezifische Symptome wie Kopfschmerzen, Konzentrationsstörungen, brennende Augen, gereizte Schleimhäute, Müdigkeit, Juckreiz, trockene Haut und Atembeschwerden. Das Phänomen bekam im Jahre 1983 von der Weltgesundheitsorganisation WHO einen Namen verpasst: »Sick-building-Syndrom« (Indoor air pollutants, 1983).

Wer kennt sie nicht, die *Abenteuer von Tom Sawyer und Huckleberry Finn,* deren ersten Teil Mark Twain im Jahr 1876 veröffentlichte. Seine Frau Olivia, mit der er 34 Jahre bis zu ihrem

Tod verheiratet war, soll unter einem Krankheitsbild gelitten haben, das der US-amerikanische Neurologe George Miller Beard sieben Jahre vor dem Erscheinen des berühmten Jugendromans »Neurasthenie« getauft hatte, was so viel wie »Nervenschwäche« bedeutet (Arcari, 2003). Die typischen Symptome: Müdigkeit, Kopfschmerzen, Nerven- bzw. Muskelschmerzen und Depressionen. Der Begriff »Neurasthenie« meinte also einen Symptomenkomplex, der auf eine einzige Ursache zurückgeführt wurde, Schwäche der Nerven als Folge einer zu geringen erblichen Grundausstattung mit »Nervenenergie« oder einem zu hohen Verbrauch dieser Energie. Falls Sie die Geschichte für merkwürdig halten: Nichts anderes geschieht dauernd in der Medizin, auch heute noch. Sowohl Mediziner als auch Patienten wollen den Dingen einen Namen geben, der möglichst etwas mit einer konkreten Ursache zu tun hat.

Dem Begriff »Neurasthenie« allerdings erging es im Lauf der Zeit schlecht: Depressionen und die mit ihnen verbundenen Störungen wurden zu einem eigenen Krankheitsbild und gingen der Neurasthenie als Symptom damit ›verloren‹. Zudem zeigte es sich, dass die vermeintliche Ursache – mangelnde »Nervenenergie« – im Lichte neuer wissenschaftler Erkenntnisse nicht haltbar war. Übrig blieb schließlich eine Neurasthenie, die man als psychisch bedingt einstufte.

Manche Autoren meinen, dass jede Zeit und jede Gesellschaft ihre besondere »Neurasthenie« benötigt, eine vermeintlich organische Erkrankung mit hoher gesellschaftlicher Akzeptanz, die als Sammelbecken für psychisch bedingte, »eingebildete« Symptome taugt. In diesem Sinn seien Symptomenkomplexe wie das Chronische Müdigkeitssyndrom CFS (Chronic Fatigue Syndrom), das Fibromyalgie-Syndrom (FMS) aber auch die Multiple Chemikalienunverträglichkeit (MCS) zu verstehen, die ab den 1980er-Jahren die Neurasthenie als Sammelbecken abgelöst hätten (Schafer, 2002). Abgesehen davon, dass all jene, die unter den Symptomen von CFS, FMS oder MCS leiden, das ganz anders sehen und sicher kein Verständnis für eine Sichtweise aufbringen, die sie zu »eingebildeten Kranken« stempelt, lässt sich das Problem auch genau anders herum betrachten.

Unbestreitbar ist, dass das alte Konzept der Neurasthenie zu viele Symptome unter einen Hut bringen wollte und dass die damals angenommene Ursache – das Fehlen ausreichender Nervenenergie – nicht zutrifft. Unbestreitbar ist aber auch, dass es schon immer Menschen gab, die besonders sensibel auf ihre Umwelt reagieren, und dass unerklärliche Müdigkeit, Nerven- oder Muskelschmerzen unbekannter Ursache und andere zusätzliche unspezifische Symptome den Heilkundigen aller Zeiten Rätsel aufgaben. Ob bei der Ehefrau des Schriftstellers Mark Twain heute tatsächlich das Chronische Müdigkeitssyndrom diagnostiziert würde, was gewiss eine »interessante Möglichkeit« darstellt (Arcari, 2003), oder ob die Symptome nicht doch eher einer Depression zugeordnet würden, sei dahingestellt. Fest steht, dass Menschen mit Multipler Chemikalienunverträglichkeit, Sick-building-Syndrom, Chronischem Müdigkeitssyndrom sowie Fibromyalgie-Syndrom tatsächlich krank sind. Und es spricht vieles dafür, dass die Betroffenen aufgrund ihrer genetischen Ausstattung empfindlicher reagieren als die große Mehrheit, dass sie damit so etwas sind wie ein menschliches »Frühwarnsystem«. Haben die Symptomenkomplexe aber auch gemeinsame Ursachen?

Syndrome, Syndrome, Syndrome

Wir haben einen kurzen Blick auf Gesundheitsstörungen geworfen, die zwar unterschiedliche Namen tragen, aber dennoch einiges gemeinsam haben: Multiple Chemikalienunverträglichkeit (MCS), Sick-building-Syndrom (SBS), Chronisches Müdigkeitssyndrom (CFS) und Fibromyalgie-Syndrom (FMS) wurden und werden gern als »Einbildung«, sogar als »Massensuggestion« oder Ähnliches abgestempelt. Da man die Ursachen nicht klar eingrenzen und nicht sagen kann, warum der eine wie aus heiterem Himmel mit 30 Jahren Probleme bekommt, der andere sich aber mit 60 unter den gleichen oder ähnlichen Bedingungen bester Gesundheit erfreut, ist es halt am bequemsten, den »Psycho-Joker«

ins Spiel zu bringen. Damit wollen wir uns jedoch nicht zufriedengeben. Werfen wir deshalb einen etwas genaueren Blick auf diese angeblich eingebildeten Krankheiten.

Manche Menschen mit einer Allergie auf Fischeiweiß entwickeln Symptome, wenn sie Gemüse essen, das der Koch mit dem gleichen Löffel umgerührt hat, den er kurz zuvor für die Bouillabaisse verwendet hatte, wenn also nur Spuren der Substanz im Essen sind. Andere Menschen, Untersuchungen aus den USA sprechen von 12,6 (Caress, 2003) bis 15,9 (Kreutzer, 1999) Prozent der Bevölkerung, reagieren »allergisch« selbst auf geringste Dosen synthetischer Stoffe. Dieses Phänomen, das wir heute »Multiple Chemikalienunverträglichkeit«, »Mehrfache Chemikaliensensibilität«, »Multiple chemische Sensitivität«, »Generalisierte Allergie« oder aber hier nach dem englischen Begriff »Multiple Chemical Sensitivity« kurz MCS nennen, wurde erstmals von dem amerikanischen Allergologen und Begründer der Umweltmedizin, Theron G. Randolph in den 1950er-Jahren beschrieben (Multiple chemical sensitivities: addendum, 1992, S. 52).

Typisch für MCS-Kranke ist eine übersteigerte Empfindlichkeit Gerüchen gegenüber, die bis zur so genannten Kakosmie gehen kann, dem Wahrnehmen übler Gerüche, die für andere nicht vorhanden sind. Bestehen weder extreme Geruchsempfindlichkeit noch Kakosmie, so müssen die Symptome – nach Häufigkeit geordnet, beispielsweise Kopfschmerzen, Augenbrennen, Asthma, Übelkeit, Schwindel, Konzentrationsstörungen, Muskelschmerzen, Fieber und Bewusstlosigkeit – zumindest stets an das Vorhandensein bestimmter chemischer Substanzen gekoppelt sein, damit der Arzt MCS diagnostizieren kann. Etwa jeder vierte Betroffene leidet stark unter seiner Erkrankung, wobei die meisten nach eigenen Angaben mit besonders schwerwiegenden Symptomen auf Schädlingsbekämpfungsmittel, Tabakrauch, Reinigungsmittel, Autoabgase und Parfüm reagieren. Auffällig viele Betroffene, nämlich 73,9 Prozent, leiden zusätzlich an einer Allergie auf natürliche Substanzen wie Pollen, Tierhaare, Hausstaubmilben oder Schimmelpilze. Und auffällig wenige hatten vor dem ersten Auftreten der Chemikalienüberempfindlichkeit psychische oder emotionale Probleme – lediglich 1,4 Prozent. Dieser Umstand, zusammen mit der Bedingung, dass die Symptome reproduzierbar an bestimmte Stoffe gebunden sind, spricht eindeutig gegen die Vermutung, es handele sich bei der MCS um eine Erkrankung mit psychischer Ursache (Caress, 2003).

Wenn gefährliche Bakterien aus dem Duschkopf eines Hotels ahnungslose Gäste mit der Legionärskrankheit infizieren, wenn eine Virusinfektion innerhalb eines Fabrikgebäudes von Arbeiter zu Arbeiter weitergereicht wird oder wenn nach dem Streichen der Bürotüren ein Teil der Mitarbeiter mit Vergiftungssymptomen in eine Klinik gebracht werden muss, so spricht man von »Krankheiten im Zusammenhang mit Gebäuden« (»Building-related diseases«). Das Sick-building-Syndrom hingegen ist etwas anderes und meint Symptome – Müdigkeit, Kopfschmerzen, brennende oder tränende Augen, verstopfte oder laufende Nase, Mundtrockenheit, trockene, juckende oder gerötete Haut –, die nach dem Betreten eines bestimmten Gebäudes beginnen und sich kurze Zeit nach dem Verlassen wieder bessern und deren Ursache man nicht kennt. Aus verschiedenen Studien kennen wir einige der Faktoren, die mit einem gehäuften Auftreten des Sick-building-Syndroms einhergehen. So sind Frauen häufiger im Verhältnis drei zu zwei betroffen als Männer (Ooi, 1998), ebenso Menschen, die viel mit Papier zu tun haben, die Zigarettenqualm ausgesetzt sind, viel am Computer arbeiten und in deren Büros viel Staub liegt. Es handelt sich auffällig oft um Gebäude mit Klimaanlage und geringer Luftventilation. Auch scheinen eine hohe Innenraumtemperatur, eine unzureichende Reinigung der Räume sowie Schäden an den Wasserleitungen Gebäude für das Sick-building-Syndrom zu prädestinieren (Burge, 2004).

Oft sind es zunächst völlig unauffällige Einrichtungsgegenstände, die Giftstoffe ausdünsten und damit nicht nur die Atemluft, sondern auch die Lebensmittel auf dem Esstisch kontaminieren können. Im Jahr 1971 konnte sich die Schweizer Lebensmittelkontrollbehörde in Genf selbst davon überzeugen, nachdem sie in ein neues Gebäude umgezogen war. Alle Lebensmittelanalysen wiesen auf einmal extrem hohe Belastungen auf. Die Beamten vermuteten zunächst, die Geräte seien beim Umzug beschädigt worden und installierten sie testweise erneut im alten Gebäude. Nun lagen alle Werte wieder im normalen Bereich. Wieder in den neuen Räumen das gleiche Bild: Viel zu hohe Werte. Es stellte sich schließlich heraus, dass Plastikstoffe in Deckenverkleidungen, Lampen und anderen Einrichtungsteilen Gifte ausdünsteten und so die Messungen unbrauchbar machten. Das Gebäude ließ sich nicht sanieren, die Lebensmittelchemiker mussten wieder ausziehen. Die Erfahrungen der Beamten schlugen sich in Zeitungsartikeln nieder unter der Überschrift »Gefährliche Lampenschirme und Wandanstriche – Moderne Baumaterialien vergiften Lebensmittel« (Palm, 1977).

Schauen wir uns nun noch die beiden übrigen Symptomenkomplexe an, das Chronische Müdigkeitssyndrom (CFS), das auch als »Myalgische Enzephalomyelitis« (ME) bezeichnet wird, und das Fibromyalgie-Syndrom (FMS). Wie der Name schon vermuten lässt, ist das Hauptsymptom des Chronischen Müdigkeitssyndroms eine unerklärliche chronische Müdigkeit bzw. Erschöpfung. Zudem müssen laut der in den USA und für die meisten Studien verwendeten sogenannten Fukuda-Definition aus dem Jahr 1994 (Fukuda, 1994) mindestens vier der folgenden Symptome zutreffen: Konzentrations- oder Gedächtnisstörungen, Halsschmerzen, empfindliche Hals- oder Achsellymphknoten, Muskelschmerzen, Gelenkschmerzen, Kopfschmerzen, nicht erholsamer Schlaf, Verschlechterung des Zustandes nach Anstrengungen für mehr als 24 Stunden.

Und das Fibromyalgie-Syndrom? Hier stehen unerklärliche Muskelschmerzen im Vordergrund sowie eine besondere Schmerzempfindlichkeit an mindestens 11 von 18 Nervendruckpunkten (»tender points«). Weitere häufige Symptome sind Müdigkeit, nicht erholsamer Schlaf, Magen-Darm-Störungen und Kopfschmerzen (Wolfe, 1990).

Ist Ihnen etwas aufgefallen? Bei all diesen Syndromen überlappen sich die Symptome (Barsky, 1999). Und bei keinem der Syndrome sind die Ursachen bisher sicher festgestellt. Die Annahme, alle vier Syndrome könnten womöglich dieselben Ursachen haben, liegt also nahe. Wir gehen hier davon aus, dass sie keine rein psychische Ursache haben, wenngleich psychische Anteile verstärkend hinzukommen können. Das ist schon deshalb kein Wunder, weil Schmerzerkrankungen fast immer auch zu psychischen Problemen führen – mit den Schmerzen als Ursache, nicht umgekehrt. Welche Erklärungsansätze aber gibt es noch?

Beim Chronischen Müdigkeitssyndrom nahm man lange Zeit an, ein bestimmtes Virus (Epstein-Barr-Virus) sei verantwortlich. Heute geht man eher davon aus, dass eine Infektion mit diesem oder auch anderen Viren nur einer von mehreren möglichen Auslösern ist (Prins, 2006). Am Medizinzentrum der Universität von Mississippi in den USA wird derzeit eine neue Studie vorbereitet, um die Rolle des Epstein-Barr-Virus an der Entstehung des CFS genauer abzuklären (Studie NCT00433355, 2007).

Für die Multiple Chemikalienunverträglichkeit (MCS) und das Sick-building-Syndrom (SBS) gibt es einen interessanten Erklärungsansatz, der möglicherweise auch auf die übrigen Syndrome übertragbar ist. Danach werden die Symptome durch eine nervenbedingte, sogenannte neurogene Entzündung hervorgerufen. So wie eine Allergie dadurch entsteht, dass unser Immunsystem gegenüber natürlichen Stoffen sensibilisiert wird und fortan überreagiert – beispielsweise bei Blütenpollen auf der Nasenschleimhaut –, so können bestimmte Nervenfasern in der Nasenschleimhaut auch durch synthetische Substanzen so sehr gereizt werden, dass sie fortan schon beim Kontakt mit geringen Mengen dieser oder auch anderer Chemikalien überreagieren (Meggs, 1993; 1995; 1997). In beiden Fällen, bei einer Allergie gegen natürliche Substanzen wie auch bei einer Hypersensibilität gegenüber Chemikalien, kommt es zunächst in der Nase zu einer Entzündungsreaktion mit Schwellung, Rötung, Hitze und Schmerz. Sinn und Zweck jeder Entzündungsreaktion im Körper ist es, den Verursacher zu beseitigen. Ist der Verursacher beispielsweise eine

Wunde, in der sich Bakterien vermehrt haben, so ist diese Reaktion durchaus angebracht. Es werden Abwehrzellen herbeigerufen, und diese können aufgrund der stärkeren Durchblutung am Ort des Geschehens – daher Schwellung, Rötung, Hitze und als Folge der Schmerz – den Bakterien schnell den Garaus machen. Im Fall einer Allergie aber ist es ein Kampf gegen Windmühlenflügel. Denn zum einen sind Pollen keine Bedrohung für den Körper, zum anderen gibt es von den vermeintlichen Feinden so viele, dass es ohnehin besser wäre, die Waffen zu strecken. Das gleiche gilt für eine chemisch ausgelöste Entzündungsreaktion: Die Substanzen, um die es dabei geht, sind in sehr geringen Dosen nicht akut giftig und so weit verbreitet, dass es schwierig ist, ihnen aus dem Weg zu gehen.

Wer unter Heuschnupfen leidet weiß, dass nicht nur die Nasenschleimhaut leidet, sondern der ganze Mensch. Man fühlt sich müde und schlapp, ist selbst nach einer langen Nacht morgens nicht wirklich erholt und kann sich nicht gut konzentrieren. Kommt Ihnen das bekannt vor? Richtig, bei den Syndromen, über die wir hier reden, haben wir ähnliche, zum Teil auch identische Symptome kennengelernt. Es spricht eine ganze Menge dafür, dass eine solche neurogene Entzündung zumindest für einen Teil der Symptome verantwortlich ist. Dass etwa beim Fibromyalgie-Syndrom Schmerzen im ganzen Körper auftauchen können, widerspricht dem keineswegs. Denn über die Nervenleitungen können die Signale zur Freisetzung von Entzündungsstoffen praktisch überallhin geleitet werden. Wir haben es in all diesen Fällen also vermutlich mit einer ›Allergie‹, einer übersteigerten Reaktion des Körpers, auf synthetische Stoffe in unserer Umwelt zu tun. Bevor wir uns den echten Allergien und der Frage zuwenden, warum sie immer mehr zunehmen, werfen wir noch einen Blick auf einige wichtige Giftstoffe und ihre Wirkungen.

Der Körper vergisst nicht

Am Morgen des 19. Mai 1845 laufen in London zwei luxuriös ausgestattete Forschungsschiffe aus, die »Erebus« und die »Terror«. Der Polarforscher Sir John Franklin und seine 134 Mann starke Crew wollen mit ihnen die Nordwestpassage durch das Nordpolarmeer finden, die kürzeste Verbindung zwischen Atlantik und Pazifik und damit eine schnelle Handelsroute nach Fernost. Nachdem man fast drei Jahre nichts von der Expedition gehört hatte, entschließt sich die Admiralität im März 1848 zu einer Rettungsaktion. Nach einer bis dato beispiellosen Suche mit insgesamt 17 Schiffen werden am 23. August 1850 die ersten Spuren der Expedition gefunden. Vier Tage darauf werden drei Seemannsgräber und das erste Winterlager der Expeditionsteilnehmer entdeckt. Bei der weiteren Suche finden sich vereinzelte Knochen, ein Boot mit mehreren Skeletten sowie ein kleines Beiboot, das die Überlebenden als Schlitten benutzten bei ihrem Versuch, zu Fuß die nächste, über 1000 Kilometer entfernte Ansiedlung zu erreichen. Die Hoffnung, dass sich die im Packeis eingeschlossenen Schiffe noch befreien ließen, hatten die überlebenden Expeditionsteilnehmer offenkundig aufgegeben. Doch warum nahmen die Männer als Lebensmittel nur Tee und Schokolade mit und darüber hinaus lediglich unter diesen Umständen unnütze Dinge wie Seife, Schwämme, Zahnbürsten und Bücher?

Nachdem das tragische Ende der Franklin-Expedition mehr als 130 Jahre lang für wilde Spekulationen gesorgt hat, rollt der kanadische Anthropologe Owen Beattie 1981 erneut den Fall auf. Das wichtigste Ergebnis seiner Untersuchungen: In den Knochen der Toten waren enorme Mengen des hochgiftigen Elements Blei gespeichert. Die Ursache dafür fand Beattie in etwa 8000 Konservendosen, deren Inhalt der Mannschaft als Nahrung diente. Sie waren mit Blei verlötet worden, und die Lötstellen hatten den Inhalt der Dosen kontaminiert. Mit jeder Mahlzeit hatte sich immer mehr Blei im Körper angesammelt und eine Vergiftung hervorgerufen. Die Symptome einer Bleivergiftung sind bekannt: Abgeschlagenheit, Reizbarkeit und Paranoia sowie ein Verlust der Konzentrations- und Entscheidungsfähigkeit. Kein Wunder also, dass die Männer Zahnbürsten für wichtiger hielten als Nahrung, kein Wunder auch, dass die Logbucheintragungen viele Fehler aufweisen (Butt, 1998; Wikipedia, 2007a).

Doch Blei ist nicht nur in hohen Konzentrationen giftig. Zahlreiche Untersuchungen haben gezeigt, dass bereits sehr geringe Bleimengen im Blut von Kindern mit einem deutlich geringeren Intelligenzquotienten einhergehen (Canfield, 2003; Wigle, 2005). Denn wie die allermeisten in unserem Alltag vorkommenden Alltagsgifte wird auch Blei in unserem Körper gespeichert, überwiegend, zu 90 bis 95 Prozent, in den Knochen und Zähnen, aber auch in Leber und Nieren, bestimmte Bleiverbindungen (Bleialkyle) auch im Fettgewebe und Gehirn. Blei ist in der Atemluft vorhanden, wenngleich hierzulande seit dem Verbot verbleiter Kraftstoffe im Jahr 1997 in stark verringerten Konzentrationen. Spuren von Blei sind in Lebensmitteln nachweisbar, besonders in Innereien, und Blei ist auch im Trinkwasser enthalten, vor allem in Altbauten, die noch mit Bleirohren ausgestattet sind (Benemann, 2004). Wir können Blei auch aufnehmen, wenn wir aus glasierten Keramikbechern unseren Tee schlürfen oder wenn wir als Hobbyhandwerker schweißen oder löten. Gefährlich wird Blei, wenn es ins Gehirn gelangt. Dort kann es dann eine Reihe unspezifischer Befindlichkeits-, Wahrnehmungs- und Verhaltensstörungen hervorrufen, die im Extrem zu solch fatalen Schäden führen, wie sie bei der Franklin-Expedition aufgetreten sein müssen. Wenn aber das Blei zum allergrößten Teil im Knochen gespeichert wird, ist es da nicht sicher aufgehoben? Leider nicht, denn immer dann, wenn der Stoffwechsel besonders aktiv ist – etwa in der Schwangerschaft oder bei einer Überfunktion der Schilddrüse –, wird Blei aus den Knochen ins Blut abgegeben, kann in der Folge ins Gehirn gelangen und dort Nervenschäden verursachen (Peter, 2005).

Doch Blei ist nur e i n Beispiel für eine Vielzahl giftiger Substanzen, die sich im Körper anreichern und ihn schleichend vergiften, über Jahre und Jahrzehnte hinweg. Und wie beim Blei wird es stets dann besonders gefährlich, wenn größere Mengen der Giftstoffe auf einmal freigesetzt werden: Geschieht das bei dem in Knochen eingelagertem Blei durch Steigerung des Stoffwechsels, dann bei anderen Giftstoffen durch eine Diät. Weil zahlreiche Umweltgifte sich im Fettgewebe einlagern, werden sie in den Blutkreislauf abgegeben, sobald wir in kurzer Zeit stark abnehmen.

»In den Industrienationen gibt es keinen Menschen, der nicht eine Vielzahl der Alltags- und Umweltgifte im Körper speichert«, schreibt der Münchner Toxikologe Max Daunderer, und ergänzt: »Niemand weiß, wie neu aufgenommene Gifte zusammen mit den bereits vorhandenen wirken.« (Daunderer, 2005, S. 19) Die Konsequenz kann also nur heißen, jede zusätzliche Belastung wo immer möglich zu vermeiden. Doch bei Daunderer steht in demselben Zusammenhang ein weiterer Satz, fett gedruckt: »Befindlichkeitsstörungen sind der Beginn jeder chronischen Vergiftung.« Ein Satz, der zu denken gibt. Denn Befindlichkeitsstörungen, wie etwa unerklärliche Müdigkeit, Schlafstörungen, Nervosität oder Konzentrationsschwäche, sind so unspezifisch, dass die meisten Mediziner nicht auf die Idee kämen, dahinter eine chronische Vergiftung zu vermuten.

Bevor wir uns Hausstaubmilben, Schimmelpilzen und anderen natürlichen Risikostoffen zuwenden, werfen wir einen Blick auf die möglichen Folgen für unser Wohlbefinden, die von synthetischen oder nicht organischen Substanzen selbst in winzigen Dosierungen ausgehen.

Angriff auf das hormonelle Gleichgewicht

Der Thuner See liegt im Berner Oberland in der Schweiz, am nördlichen Rand der Alpen. Er misst 48 Quadratkilometer, ist bis zu 217 Meter tief und sieht aus der Luft so blau und rein aus, wie man es aus bunten Hochglanzprospekten kennt. Die Gegend lebt jedoch beileibe nicht nur vom Tourismus. Auch die ortsansässigen Berufsfischer sind gut beschäftigt, holen sie doch alljährlich etwa 50 Tonnen Fisch aus dem See, vor allem die wirtschaftlich bedeutsamen Felchen, die zur Familie der Forellen gehören – gebraten oder geräuchert, eine Delikatesse. Seit dem Jahr 2000 aber ist unverkennbar, dass das Berg- und Seeidyll trügt. Denn mittlerweile weist fast die Hälfte aller gefangenen Felchen Missbildungen an den Genitalien auf (Hanischdörfer, 2006). Und nicht nur in solch relativ unberührten Alpenseen wie dem Thuner See geschehen unheimliche Dinge. Auch in der Heimat des Weihnachtsmanns, am Nordpol, verwischen sich die Geschlechtsmerkmale. So wird etwa jeder hundertste Eisbär heute als Hermaphrodit geboren, besitzt also die Sexualorgane beider Geschlechter, und arktische Möwenmännchen verwandeln sich in Möwenweibchen (Eisbären werden Zwitter, 2000). In italienischen Flüssen sind männliche Frösche betroffen, werden geschlechtslos oder zu Weibchen (Frösche finden Medikamente im Wasser, 2006). Und im Apopka-See inmitten Floridas kommen Alligatoren mit verkrüppelten Hoden und Minipenissen zur Welt (Guillette, 1994; Milnes, 2005).

Verantwortlich gemacht für derartige, mittlerweile weltweit auftretende »Entgleisungen« werden Umweltgifte wie die polychlorierten Biphenyle (PCB), Chlorphenothan, besser bekannt unter dem Kürzel DDT, Tributylzinn (TBT), Bisphenol A, Nonylphenol, Dioxine und viele andere Substanzen mit hormoneller bzw. hormonähnlicher Wirkung. Die hormonelle Regulierung der Lebens- und Fortpflanzungsprozesse ist äußerst komplex, sodass es eine Vielzahl von Stellen gibt, an denen Fremdsubstanzen aus unserer Umwelt in das natürliche Gefüge eingreifen können. Prinzipiell können diese Stoffe alle hormonellen Vorgänge im Organismus beeinflussen, auch jene, die mit der Fortpflanzung nur bedingt im Zusammenhang stehen, wie etwa die Wirkung der Schilddrüsenhormone. Hier aber soll es um die Frage gehen, ob Substanzen mit hormoneller oder hormonähnlicher Wirkung – der Fachmann spricht übrigens von einer »endokrinen« Wirkung – nicht nur das Fortpflanzungssystem und -verhalten von Tieren beeinflussen können, sondern ob auch wir Menschen davon betroffen sind.

Die Täter sind vier Gruppen von Substanzen, solche,

- die wie das weibliche Geschlechtshormon Östrogen wirken (östrogene Wirkung), beispielsweise das Insektengift DDT,
- die sich hemmend auf die Wirkung des Östrogens auswirken (antiöstrogene Wirkung), etwa die PCB oder das Seveso-Gift Dioxin,
- die wie männliche Geschlechtshormone wirken (androgen), zur Zeit bekannt nur Tributylzinn,
- oder die hemmend auf die Wirkung männlicher Hormone wirken (antiandrogen) wie das Pflanzengift Linuron oder das pilztötende Mittel Vinclozolin (Pfordt, 1999).

Im Jahr 1996 erschien das amerikanische *Time*-Magazin mit der Schlagzeile »Was stimmt mit unserem Sperma nicht?« Der Autor Michael D. Lemonick berief sich unter anderem auf einen New Yorker Reproduktionsmediziner, der angab, die Rate von Männern mit Fruchtbarkeitsproblemen in seiner Klinik habe in den 1960er-Jahren bei 8 Prozent gelegen und sei nun, 36 Jahre später, bei bis zu 40 Prozent (Lemonick, 1996). Als der *Time*-Artikel erschien, waren just einen Monat zuvor zwei Studien erschienen, die abnehmende Spermienzahlen in Schottland und Frankreich diagnostizierten (Bujan, 1996; Irvine, 1996).

Damals schon gab es eine Reihe von Wissenschaftlern, die vor allem Umweltgifte für die sinkende Spermaqualität verantwortlich machten. Andere kamen zu abweichenden Ergebnissen oder meinten sogar, eigentlich bessere sich die Qualität des männlichen Samens (Stone, 1994). Heute wissen wir, dass die Qualität des Spermas, vor allem in Hinblick auf die Zahl der Spermien und ihre Beweglichkeit, im Lauf der letzten Jahrzehnte in manchen Ländern, etwa Dänemark, Großbritannien und Deutschland, tatsächlich zurückgegangen ist, während sie zum Beispiel in Polen gleich blieb (Paasch, 2003; Auf der Insel macht der Samen schlapp, 2004; Carlsen, 2005). Mehrere Studien belegen, dass Männer in Berufen, die viel mit den üblichen Verdächtigen Blei, Lösemitteln oder Pestiziden zu tun haben, Spermien von geringerer Qualität zu bieten haben als Kollegen aus unbelasteten Berufen (Jensen, 2006). Wir wissen sogar, dass Belastungen der Eltern oder sogar Großeltern generationsübergreifend zu schlechterer Spermaqualität von Söhnen und Enkelsöhnen führen können (Anway, 2005). Wie sich aber die gegenüber manchen exponierten Berufsfeldern geringeren Belastungen mit Umweltchemikalien im normalen Alltag auf die männliche Fruchtbarkeit auswirken, ob sie es tatsächlich sind, die zu den sinkenden Spermienzahlen führen, ist nicht eindeutig belegt (Hauser, 2006). Ob es einen solchen Nachweis jemals geben wird, scheint fraglich. Die Belastung im Alltag o h n e die der beruflichen Situation lässt sich nur sehr schwer bestimmen und weist allzu geringe Unterschiede auf, sodass sich daraus kaum aussagekräftige Ergebnisse gewinnen lassen. Doch eine Zusammenschau des gesamten belastenden Materials lässt eigentlich nur einen möglichen Spruch des Gerichts zu: Schuldig im Sinne der Anklage.

Sein Name ist Jan. In achteinhalb Monaten werden seine Eltern noch ein Phillipp dranhängen, damit er wählen kann, wie er gerufen werden möchte. Doch jetzt ist Jan gerade mal so groß wie ein 1-Eurocent-Stück. In all seinen Zellen gibt es ein X- und ein Y-Chromosom. Wären es zwei X-Chromosomen, könnte Jan Phillipp später Sarah Marie, Johanna Luisa oder vielleicht Nina Chantal heißen. Doch Jan Phillipp hat nun einmal ein X und ein Y, was bedeutet, dass er es beim Pinkeln im Wald einfacher haben wird, nicht jeden Monat seine Tage hat und es mit weniger Aufwand schaffen kann, in die Chefetage einer Firma aufzusteigen. All dies aber wird nur dann passieren, wenn jetzt zwei Gene zusammenwirken, eines auf dem X-Chromsom (DAX1) und eines auf dem Y-Chromosom (SRY). Dann nämlich entwickeln sich aus der ursprünglich unspezifischen Keimdrüsenanlage die Hoden, die dann gegen Ende des dritten Schwangerschaftsmonats das ›Männlichkeitshormon‹[3] Testosteron herstellen. Nur durch diese Vorgänge wird Jan Phillipp ein Penis wachsen. Geht hier etwas schief, wird Jan Phillipp nicht an Bäume pinkeln können. Er wird in seinen Genen weiterhin ein Mann sein, wird in seinem Unterleib Hoden statt Eierstöcke haben, aber äußerlich aussehen wie eine Frau. Diese Sarah Marie, Johanna Luisa oder vielleicht Nina

Chantal wird jedoch keine »echte« Frau sein, denn sie wird keine Kinder bekommen können.

In dieser frühen Phase der embryonalen Entwicklung – und auch in späteren Phasen immer wieder – spielen die männlichen und weiblichen Geschlechtshormone eine alles entscheidende Rolle (Gilbert, 2000). Wirken in diesen Phasen Hormone oder hormonähnliche Substanzen auf den Embryo ein, so kann es zur Entstehung verschiedener Formen von sogenannter Intersexualität kommen. Von »Intersexualität« spricht man immer dann, wenn eine Diskrepanz besteht zwischen dem genetischen Geschlecht (X-Y-, X-X-Chromosomen), dem Geschlecht, das sich in Form der Keimdrüsen zeigt (Eierstöcke/Hoden) und dem äußeren Erscheinungsbild (weibliches/männliches Aussehen).

Es gibt kein exaktes statistisches Material zu diesem Thema. Schätzungen zufolge ist einer von 2000 Menschen von einer leichten Form von Intersexualität betroffen und etwa einer von 10 000 von einer schwerwiegenderen (Lux, 2006). Da nicht einmal für den jetzigen Zeitpunkt gesichert ist, wie häufig welche Form von Intersexualität vorkommt, lässt sich nicht abschätzen, ob es zu Zeiten geringerer Belastungen mit Umweltschadstoffen seltener, häufiger oder gleich häufig zu derartigen Störungen kam.

Doch die geschlechtliche Entwicklung des Embryos und des Fetus ist nur ein mögliches Angriffsziel von Umweltchemikalien. Von einigen Giftstoffen ist schon lange bekannt, dass sie das natürliche Wachstum des Kindes behindern. Dazu zählen Blei ebenso wie Alkohol oder Nikotin. Grundsätzlich lässt sich feststellen, dass alle Umweltgifte schädigend wirken können, die

- über die Plazenta in den kindlichen Kreislauf gelangen,
- so auf die Mutter einwirken, dass sie die Versorgung des Kindes beeinträchtigen bzw. die natürliche hormonelle Steuerung der werdenden Mutter stören,
- das Kind nach der Geburt zu sich nimmt, beispielsweise in der Muttermilch.

Im Mai 2007 trafen sich mehr als 200 Toxikologen, Entwicklungsbiologen, Umweltmediziner, Kinderärzte, Epidemiologen und Vertreter anderer Fachrichtungen aus aller Welt in Tórshavn, der Hauptstadt der Färöer-Inseln zu einer Tagung über »Vorgeburtliche Programmierung und Giftwirkung« (»Prenatal Programming and Toxicity«, kurz PPTOX). Dabei ging es um hormonähnlich wirkende Substanzen, über methodische Fragen, wie sich Giftwirkungen am besten in Tier- und Reagenzglas-Versuchen testen lassen, über die Möglichkeiten, die tatsächliche Belastung zu messen und über bereits nachgewiesene Schäden durch toxische Stoffe. Zum ersten Mal setzten sich die Vertreter unterschiedlicher Fachrichtungen mit einem so klar umrissenen Ziel an einen Tisch. Und es war nicht vergebens. In der Schlusserklärung stellt das Internationale wissenschaftliche Komitee der Konferenz neben anderen wichtigen Punkten fest, dass

- werdende Mütter die Schadstoffbelastung mit ihren Ungeborenen teilen, die deshalb in Relation zu ihrem geringen Körpergewicht extrem hohen Dosen ausgesetzt sein können,
- es zum Schutz der Ungeborenen nötig ist, den oft zitierten Satz des spätmittelalterlichen Arztes Paracelsus (1493–1541) »Die Dosis macht das Gift« in »Der Zeitpunkt macht das Gift« umzuändern,
- neue wissenschaftliche Erkenntnisse gezeigt haben, dass die reale Belastungssituation tatsächlich verantwortlich ist für Störungen und Erkrankungen der Reproduktionsfunktion, des Immunsystems, der Nerven und des Verhaltens, des Herz-Kreislauf-Systems und der hormonellen Steuerung,
- die beteiligten Mechanismen auch auf die genetische Steuerung einwirken und damit nicht nur zu Erkrankungen im späteren Leben führen, sondern sogar an die Nachkommen weitergereicht werden können,
- die meisten chronischen Erkrankungen charakteristischerweise nicht nur auf eine Ursache zurückzuführen sind und nur dann in ihrer Komplexität und Multikausalität zu begreifen sind, wenn man sie aus einem ganzheitlichen Blickwinkel betrachtet (The Faroes statement, 2007).

Wer des Englischen mächtig ist, dem sei die Lektüre der kompletten Schlusserklärung wärmstens empfohlen.

Letztlich muss auch als Angriff auf das Ungeborene gewertet werden, was die Zeugung verhindert. Dass Schadstoffe in unserer Umwelt aller Wahrscheinlichkeit nach für die mindere Spermaqualität verantwortlich sind und auf diese Weise eine Zeugung weniger wahrscheinlich machen, haben wir bereits angeführt. Das Gleiche gilt auch für eine verminderte weibliche Fruchtbarkeit, die neben anatomischen Besonderheiten oder Erkrankungen auch in der hormonähnlichen Wirkung bestimmter Umweltgifte begründet sein kann (Bretveld, 2006). Etwa jedes siebte bis zehnte Paar in Industrienationen hat Probleme, Kinder zu bekommen und sucht irgendwann Hilfe bei Spezialisten (Evers, 2002), wobei das Problem in 20 Prozent der Fälle beim Mann liegt, in 38 Prozent bei der Frau und in 27 Prozent bei beiden Partnern. Solange das Problem der Schadstoffe nicht erkannt und Gegenmaßnahmen ergriffen werden, dürften Reproduktionskliniken weiter immer stärkeren Zulauf verzeichnen. Hier können Mediziner verzweifelten Paaren oft doch noch zu ihrem Wunschkind verhelfen. Ohne teils extreme psychische und physische Belastungen ist das allerdings meist nicht zu erreichen. Denn häufig sind mehrere Versuche mit Hormonbehandlung und allem Drum und Dran nötig, bis es klappt. Oder auch nicht.

Es ist nicht in Zahlen fassbar, wie viele dieser Fälle umweltbedingt sind. Noch sehen viele das Problem als naturgegeben an, nennen es »Schicksal«. Was, wenn die Ursachen klarer fassbar werden, wenn sich herausstellt, wie wenig Grenzwerte eigentlich wirklich nützen, wenn vielleicht sogar einzelne Verursacher greifbar werden?

Ein zutiefst ungesunder Mix

Wir haben verschiedene Syndrome vorgestellt, für die der allgegenwärtige Mix aus Schadstoffen zumindest teilweise verantwortlich ist. Wir haben erfahren, dass sich winzige Mengen dieser Schadstoffe im Körper anreichern und erst nach Jahren oder Jahrzehnten zu meist unspezifischen Symptomen führen, die nur erfahrene Umweltmediziner richtig einordnen können. Und wir haben gesehen, dass es eine Reihe von Substanzen mit hormonähnlicher Wirkung unter den Umweltschadstoffen gibt, die mitverantwortlich sind für die nachlassende Fruchtbarkeit in deutschen und anderen Landen sowie aller Wahrscheinlichkeit nach für Störungen und Krankheiten, die ihren Ursprung bereits in der Belastungssituation im gar nicht mehr so sicheren Mutterleib haben.

Es wäre schön, wenn es nicht noch mehr aus der Schadstoffküche zu berichten gäbe. Leider bleibt uns ein rascher Blick auf die anderen Störungen, die der Schadstoffmix auch verursachen kann, nicht erspart.

Erinnern Sie sich noch an die in der EU gültige Liste, die 922 wahrscheinlich krebserzeugende Substanzen aufführt? Krebs ist die Erkrankung, vor der die meisten von uns die größte Angst haben. Wenngleich weit mehr Menschen in Deutschland an Krankheiten des Herz-Kreislauf-Systems sterben – 367 361 im Jahr 2005 –, steht Krebs mit 216 928 Opfern im selben Jahr auf Platz 2 der Statistik. Wenn Sie genauer wissen möchten, wie Krebs durch Umweltfaktoren entsteht, so lesen Sie bitte den Exkurs auf Seite 214ff. Hier wollen wir uns auf die Feststellung beschränken, dass es fraglos bei vielen Krebsformen erbliche Risikofaktoren gibt, dass aber meist dem Faktor Umwelt größeres Gewicht zukommt. Bei radioaktiver Strahlung weiß jeder, dass sie Krebs erzeugen kann. Wie es um andere Strahlen steht, werden wir im Kapitel »Elektrosmog« erörtern. Was uns hier interessiert, sind künstlich hergestellte chemische Substanzen, die Krebs erzeugen – mindestens also jene 922 Stoffe, die in der EU-Verordnung genannt sind.

Seit vielen Jahren suchen die Krebsforscher nach Methoden, mit denen sie die aktuelle Belastung durch einzelne Giftstoffe überprüfen können. Bis dieses Ziel erreicht sein wird, müssen wir wohl oder übel noch einige Jahre warten – noch reicht die Empfindlichkeit solcher Analysemethoden bei Weitem nicht (Chemical

Carcinogenesis, 2003). Sicher ist aber: Je mehr krebserregenden Giftstoffen wir in unserem Leben ausgesetzt sind und je höher die Dosen, desto höher das Risiko, an Krebs zu erkranken.

Nicht weniger als 1217 Stoffe, die als giftig deklariert werden müssen, enthält die EU-Liste, darunter 243 sehr giftige. Es überrascht nicht, dass diese Gifte auf die verschiedensten Organe einwirken können: Immunsystem, Haut, Nervensystem, Leber und Nieren. Lassen Sie uns noch an einem Beispiel zeigen, was ein einziger Stoff – wenngleich sicher oft in Kombinaton mit zahlreichen weiteren im Körper angereicherten Substanzen – anrichten kann. Er ist im wahrsten Sinne des Wortes »in aller Munde«, und ihm wurde lange Zeit von vielen Unbedenklichkeit bescheinigt: Quecksilber in Zahnamalgam.

Amalgam: Sicher? Ja, sicher schädlich!

Im frühen 16. Jahrhundert erscheint das Volksbuch über den berühmtesten deutschen »Spaßmacher«, Til Eulenspiegel. Etwa zur gleichen Zeit wird eine bis dahin unbekannte Frucht in Europa vorgestellt: die Ananas. In Bayern wird das Reinheitsgebot für Bier in der Brauordnung festgeschrieben, und Martin Luther schlägt seine berühmten 95 Thesen an die Tür der Schlosskirche zu Wittenberg. Schon in diesen bewegten Zeiten werden kaputte Zähne mit Amalgam geflickt, das damals allerdings noch aus einer Mischung von Kupfersulfat (Vitriol) und Quecksilber besteht (Müller-Schneemayer, 2004). Seit Mitte des 19. Jahrhunderts tritt Amalgam in immer wieder verbesserten Zusammensetzungen seinen Siegeszug um die Welt an als billiges, leicht zu verarbeitendes und angeblich unschädliches Material für Zahnfüllungen. In bundesdeutschen Zähnen sind heute geschätzte 200 Millionen bis 300 Millionen Amalgamfüllungen zu finden. Ganze 20000 Kilogramm Quecksilber werden allein in Deutschland jährlich für Amalgamfüllungen verbraucht. Eigenartig, gilt Quecksilber doch als eines der giftigsten nichtradioaktiven Elemente (Mutter, 2005).

Im Jahr 1926 veröffentlichte der deutsche Chemiker Alfred Eduard Stock einen Artikel mit dem Titel *Die Gefährlichkeit des*

Quecksilberdampfes und löste damit eine Diskussion über die Gesundheitsgefahren des Supergifts Quecksilber in Amalgamfüllungen aus, eine Diskussion, die bis heute anhält. Immer wieder haben weite Kreise der Wissenschaftswelt eine Teilentwarnung gegeben. In einer Erklärung der Weltgesundheitsorganisation WHO und der FDI World Dental Federation – der Vertretung von fast einer Millionen Zahnärzten in 130 Ländern – vom September 1997 ist beispielsweise Folgendes zu lesen:

»Aus Dentalamalgam gefertigte Restaurationen gelten im allgemeinen als unbedenklich. Allerdings besteht in einigen seltenen Fällen die Möglichkeit, dass Bestandteile von Amalgam oder sonstigen Materialien, die während der therapeutischen Anwendung freiwerden können, lokale Nebenwirkungen oder allergische Reaktionen hervorrufen. Allerdings gibt es bislang keine Hinweise auf darüber hinausgehende gesundheitsschädigende Nebenwirkungen.« (FDI Stellungnahme und WHO-Konsenserklärung, 1997)

In einer Stellungnahme des deutschen Bundesinstituts für Arzneimittel und Medizinprodukte aus dem Jahre 2003 (Stand: Januar 2005) lesen wir als Antwort auf die Frage, welche unerwünschten Wirkungen durch Amalgamfüllungen hervorgerufen werden können: »In seltenen Fällen können bei sensibilisierten Personen allergische Erscheinungen auftreten [...]«. Und: »Eine weitere, seltene Nebenwirkung von Amalgamfüllungen sind lokale Symptome an der Mundschleimhaut oder am Zahnfleisch, die in unmittelbarer Nachbarschaft zu zahnärztlichen Restaurationen (z. B. Amalgam, Goldlegierungen) auftreten können.« Im letzten Absatz heißt es: »Es ist darauf hinzuweisen, dass es derzeit keinen wissenschaftlich begründeten Verdacht für ein gesundheitliches Risiko durch ordnungsgemäß gelegte Amalgamfüllungen gibt (Ausnahmen siehe oben). Gleichwohl sollten Zahnärzte und Ärzte darauf achten, dass einzelne Personen mit besonderer Empfindlichkeit gegenüber Amalgam und anderen Restaurationsmaterialien reagieren können. Füllungsmaterialien sollen daher nach sorgfältigem Abwägen ihrer Vor- und Nachteile und unter

Beachtung ihrer Anwendungsgebiete bzw. Gegenanzeigen verwendet werden. Im Rahmen der Diagnostik und Therapie von Beschwerden, die mit Amalgam oder anderen dentalen Restaurationsmaterialien assoziiert werden, ist eine sorgfältige interdisziplinäre ärztlich/zahnärztliche Abstimmung gemäß dem aktuellen wissenschaftlichen Erkenntnisstand erforderlich.« (Amalgame in der zahnärztlichen Therapie, 2005)

Die weltweit einflussreichen Organisationen FDI und WHO sowie das deutsche Bundesinstitut für Arzneimittel und Medizinprodukte (BfArM) räumen also ein, dass es gelegentlich zu allergischen Erscheinungen kommen kann, ziehen sich aber in Sachen »echter« Giftwirkung hinter den Schutzwall der althergebrachten Meinung zurück. Und das, obgleich Toxikologen wie Max Daunderer schon lange vor den wirklichen Gefahren warnen.

Eine Arbeit, die auch die neueren Studien bis 2005 berücksichtigt, haben ausgewiesene Experten des Instituts für Umweltmedizin und Krankenhaushygiene der Freiburger Uniklinik vorgelegt. In der Zusammenfassung ihrer Ergebnisse heißt es: »Aus fertigen Amalgamfüllungen werden kontinuierlich kleine Mengen Quecksilberdampf freigesetzt. Amalgam trägt dabei signifikant zur menschlichen Quecksilberbelastung bei. Quecksilber kann in Organen, insbesondere im Gehirn akkumulieren [...]. Neuere Publikationen weisen auf das Risiko von Nierenschädigungen, neuropsychologischen Beeinträchtigungen, Induktion von Autoimmunerkrankungen oder Sensibilisierungen, gesteigerte oxidative Belastung, Autismus, Haut- und Schleimhautreaktionen und unspezifische Beschwerden durch Amalgamexposition hin. Auch die Alzheimer-Erkrankung oder die Entwicklung einer MS [gemeint ist die Multiple Sklerose, eine Erkrankung des Zentralnervensystems] wird z. T. mit einer Quecksilberexposition in Zusammenhang gebracht. Es bestehen, möglicherweise erblich bedingt oder erworben, unterschiedliche interindividuelle Empfindlichkeiten zur Entstehung von negativen Effekten durch Amalgambelastungen.« Die Autoren schließen die Zusammenfassung mit den Worten: »Eine Amalgamentfernung konnte in einigen Studien bei einem relevanten Teil der Patienten zur dauerhaften Verbesserung oder Heilung verschiedener und meistens chronischer Beschwerden führen. Aufgrund der Berücksichtigung aller verfügbaren Daten kann Amalgam weder medizinisch, arbeitsmedizinisch noch ökologisch als sicheres Zahnfüllungsmaterial bezeichnet werden.« (Mutter, 2005)

Mit Wirkung vom 1. Juli 1995 ordnete das Bundesinstitut für Arzneimittel und Medizinprodukte (BfArM) immerhin bereits bestimmte Anwendungsbeschränkungen für Amalgam an:

- »Bei einer nachgewiesenen Allergie gegen Bestandteile von Amalgam, darf das Füllungsmaterial nicht angewendet werden.«
- »Bei Patienten mit schweren Nierenfunktionsstörungen sollten keine neuen Amalgamfüllungen gelegt werden.«
- »Da Amalgamfüllungen zu einer Belastung des Organismus mit Quecksilber führen können, sollte aus Gründen des vorbeugenden Gesundheitsschutzes sorgfältig geprüft werden, ob eine Amalgamtherapie bei Kindern notwendig ist.«
- »Amalgamfüllungen sollen bei Schwangeren möglichst nicht gelegt oder entfernt werden.«

Es drängt sich die Frage auf, was wohl geschehen würde, wenn das BfArM die Anwendung von Amalgam plötzlich ganz untersagen würde? Eine Amalgamfüllung kostet je nach Größe zwischen 15 und etwa 40 Euro. Eine Füllung mit Glasionomer-Zement kostet dasselbe – und wird deshalb von den gesetzlichen Kassen auch bezahlt –, eignet sich aber nur als Alternative für kurze Zeit, da das Material nicht lange genug hält. Composite-Füllungen kosten zwischen 20 und 180 Euro, als Inlay zwischen 200 und 450. Im Frontzahnbereich zahlen die Kassen voll. Im Seiten- oder Backenzahnbereich, wo größere Löcher meist die teureren Inlays erfordern, muss der gesetzliche Kassenpatient selbst in die Tasche greifen. Das Gleiche gilt für Gold-Inlays, die mit rund 350 bis 600 Euro zu Buche schlagen oder für die ästhetisch anspruchvollsten Keramik-Inlays mit Kosten zwischen 550 bis 990 Euro (Mersch, 2006). Mit anderen Worten: Die Konsequenz eines Totalverbots sind höhere Kosten für die Versicherten. Eine reine Kostenfrage also? Ein Schelm, wer Arges dabei denkt …

Bevor wir uns den praktischen Fragen zuwenden, wie sich die Gesamtbelastung mit Schadstoffen reduzieren lässt – vorbeugend wie nachträglich –, wollen wir uns noch den Allergien gegen natürliche Substanzen und den eigenen Körper (Autoimmunerkrankungen) zuwenden, da deren Zunahme nach Meinung von Experten auch im Zusammenhang mit der zunehmenden Schadstoffbelastung insgesamt zu sehen ist.

Hand hoch: Wer hat (noch) keine Allergie?

Er lebte vor fast 5000 Jahren in Ägypten, wird mal »Narmer«, mal auch »Hor Aha«, meist aber »Menes« genannt und bekam im Vergleich zu den Pyramiden der Pharaonen ein eher bescheidenes Grab im Wüstenboden, das mit Lehmziegeln abgestützt wurde. Ganz so bescheiden war es auch wieder nicht, immerhin wurden 36 Nebengräber angelegt, in denen Menes' Dienstpersonal, seine Frauen, Hunde und auch ein paar Löwen bestattet wurden.

In einer Überlieferung heißt es, Menes sei von einem Nilpferd getötet worden. Ein anderer Chronist behauptet, Menes habe aufgrund eines Wespenstichs ins Totenreich übergesetzt. Auch wenn die Wespen-Story nicht stimmt – weitere Legenden um seinen Tod wohl auch nicht – und auf die starke Einbildungskraft eines Ägyptologen des 20. Jahrhunderts zurückzuführen ist, hat sich die Geschichte seit ihrer Veröffentlichung im Jahr 1930 hartnäckig gehalten (Krombach, 2004). Sie ist ja auch zu schön: Ein ägyptischer Herrscher als erstes (bezeugtes) Allergieopfer!

Doch auch ohne Pharaonen sind Allergien etwas ganz Besonderes, denn was zu Zeiten der Einführung des Begriffs »Allergie« durch den österreichischen Kinderarzt Clemens Freiherr von Pirquet im Jahre 1906 noch eine ziemlich seltene Erkrankung war, hat seit den 1960ern weltweit in rasantem Tempo zugenommen. Ein Trend, der ungebrochen scheint. In Schweden beispielsweise hat sich die Zahl der Schulkinder mit allergischem Schnupfen, Asthma und Ekzemen in nur zwölf Jahren von 1979 bis 1991 etwa verdoppelt (Aberg, 1995). Untersuchungen in Finnland ergaben für die Jahre 1926 bis 1961 keine Zunahme allergischer Erkrankungen. Dann aber erhöhte sich die Zahl der asthmakranken jungen Männer von 1966 bis 2003 auf das Zwölffache, die derjenigen mit allergischem Schnupfen von 1970 bis 2000 sogar auf das 89-fache, während die junger Männer mit atopischem Ekzem (Neurodermitis) von 1966 bis etwa 1980 steil anstieg, um seither auf diesem Level zu verharren (Latvala, 2005).

Sollten Sie nicht an allergischem Schnupfen – meist ausgelöst durch körperfremde Eiweißstoffe wie Pollen (»Heuschnupfen«), Tierhaare oder den Kot von Hausstaubmilben –, allergischem Asthma, Nesselsucht (Urtikaria), allergischer Bindehaut- oder Darmentzündung leiden, so können Sie sich glücklich schätzen. Mittlerweile klagt etwa jeder dritte Deutsche über irgendeine Form von Allergie. Werfen wir aber einmal einen Blick speziell auf die jüngere Bevölkerung in Deutschland – die Kinder, unsere Zukunft, wie es immer so schön heißt –, dann sehen wir, dass bereits jedes vierte Kind an mindestens (!) einer der oben genannten Allergien leidet, dass allein 8 bis 17 Prozent der Kinder an Neurodermitis (atopische Dermatitis) erkrankt sind (Bayerl, 2007). Und wer nun denkt, eine Neurodermitis könne ja wohl nicht so schlimm sein, der möge sich daran erinnern, wie es ihm nach Mückenstichen ergeht: Auch wenn man es nicht will, kratzt man sich doch, da es den Juckreiz immerhin kurzzeitig lindert. Meist dauert es nicht lange und man hat die Stiche blutig gekratzt. Und nun stellen Sie sich vor, Sie hätten hunderte von Mückenstichen gleichzeitig. So ungefähr ist das.

Ein allergischer Schnupfen kann extrem lästig sein, besonders wenn er durch so allgegenwärtige Stoffe wie den Kot von Hausstaubmilben ausgelöst wird und nicht durch Pollen, die schließlich nur eine begrenzte Zeit im Jahr durch die Luft fliegen. Das Gefährliche daran ist jedoch etwas, das Experten treffend als »Etagenwechsel« bezeichnen: Die allergische Reaktion wandert aus der Nase in die Bronchien der Lunge und tritt dort, eine Etage tiefer, als Asthma in Erscheinung. Abgesehen davon, dass Erstickungsanfälle für Asthmatiker wahrlich eine Tortur sind, sterben auch in Deutschland jährlich mehr als 2000 Menschen an Asthma (Schelhase, 2006). Das entspricht einem Anteil von etwa 5 Prozent der Asthmatiker (Masoli, 2004), womit das Risiko hierzulande zwar eher gering ist. Dennoch zeigt es, dass nicht nur für Insektengiftallergiker Lebensgefahr besteht.

Nach diesem knappen Überblick stellt sich die Frage: Warum haben Allergien in den vergangenen vier Jahrzehnten bei uns derart explosiv zugenommen? Auffällig ist, dass die Allergiehäufigkeit in den westlichen Industrienationen deutlich höher liegt als in Entwicklungsländern, in denen wiederum in den Städten mehr Menschen betroffen sind als im ländlichen Raum. Auffällig auch, dass erstgeborene (Einzel-)Kinder in kleinen und wohlhabenden Familien häufiger unter Allergien leiden als Kinder in großen Familien und Kinder in einer Ganztagsbetreuung – Kinder also, die häufig Kontakt mit anderen Kindern haben (Yazdanbakhsh, 2002). Aus diesen Befunden leitet sich die sogenannte Hygiene-Hypothese ab, nach der das kindliche Immunsystem die Auseinandersetzung mit Krankheitserregern benötigt, um sich »normal« zu entwickeln, dass es andernfalls »unterbeschäftigt« ist und sich auf allergische Reaktionen hin entwickelt. Dazu passt auch die Beobachtung, dass das Allergierisiko höher ist bei Kindern, die bereits früh Antibiotika einnehmen mussten (Flohr, 2005). Ungeklärt aber ist noch die Frage, mit welchen Keimen Kinder schon früh in Kontakt kommen sollten, um das Allergierisiko möglichst gering zu halten (Sheikh, 2004). Und es gibt Fakten, die sich mit der Hygiene-Hypothese nur schlecht in Einklang bringen lassen. Warum sind Afroamerikaner in armen, städtischen Wohngegenden der USA häufiger betroffen als Weiße aus den besseren Wohngegenden, wo sie doch vermutlich häufiger mit Keimen in Kontakt kommen als weiße Mittelschichtkinder? Diese und andere Ungereimtheiten weisen darauf hin, dass weitere Faktoren nötig sind, um den Anstieg der Allergiehäufigkeit zu erklären. Infrage kommen etwa Virusinfektionen, die Häufigkeit des Kontakts mit allergieauslösenden Substanzen, Tabakrauch und Umweltschadstoffe, vor allem in der Atemluft (Kay, 2001).

Welchen Stellenwert Umweltgifte bei der Entstehung von Allergien gegen Hausstaubmilbenkot, Pollen, Schimmelpilzsporen und andere Naturstoffe haben, lässt sich heute noch nicht sagen. Die Wahrscheinlichkeit, dass hier ein ursächlicher Zusammenhang besteht, ist jedoch groß. Einen starken Hinweis darauf liefern Daten, die nach der Wiedervereinigung Deutschlands im Osten und Westen gewonnen wurden. Es war bekannt, dass die Allergieraten in der DDR und anderen östlichen Ländern stets niedriger waren als in westlichen, in denen die Menschen im Alltag mit wesentlich mehr synthetischen Stoffen in Berührung kamen. Nach der Vereinigung verdoppelte sich in den neuen Bundesländern die Zahl der Kinder mit Heuschnupfen in nur sechs Jahren, und die Zahl der Kinder mit einem sensibilisierten Immunsystem – also einer potenziellen Allergie – stieg um rund 50 Prozent (von Mutius, 1998).

Ganz gewiss aber besteht ein ursächlicher Zusammenhang zwischen Umweltgiften und Autoimmunkrankheiten, bei denen das Immunsystem nicht nur gegen körperfremde Substanzen überreagiert, sondern sogar den eigenen Körper angreift, als ob er ein Feind wäre, gegen den man sich verteidigen muss.

Wer ist Freund, wer Feind?

Wenn sich auf dem Dachboden Ihres Hauses ein Marder eingenistet hat, so werden Sie dies rasch bemerken – der Krach, den die Tiere nachts veranstalten, ist nicht zu überhören. Vielleicht versuchen Sie ihn durch eine Lichtorgel oder laute Musik zu vertreiben, was oft nicht funktioniert. Vielleicht rufen Sie auch einen Förster, damit er eine Lebendfalle aufstellt und wählen damit den sichersten Weg. Würden Sie auf die Idee kommen, Ihr Haus abzubrennen, um den nächtlichen Ruhestörer loszuwerden? Wohl kaum. Bei jedem zwanzigsten erwachsenen Europäer und Amerikaner geht das Immunsystem, geschaffen zur Abwehr körperfremder und potenziell gefährlicher Stoffe, einen vergleichbar radikalen Weg und greift Zellen des eigenen Körpers an. Medizinisch bezeichnet man diese Art der Selbstzerstörung als »Autoimmunkrankheit«.

Autoimmunkrankheiten können prinzipiell jedes Körpergewebe betreffen, die Nebennieren (Addison'sche Krankheit), den Darm (Crohn-Krankheit), die Schilddrüse (Basedow-Krankheit; Hashimoto-Krankheit), das Gehirn (Multiple Sklerose), die Verbindung zwischen Nerven und Muskeln (Myasthenia gravis), die Haut (Psoriasis), die Insulin bildenden Zellen der Bauchspeicheldrüse (Diabetes Typ 1), die Gelenke (Rheumatoide Arthritis) und beim sogenannten systemischen Lupus erythematosus gleich mehrere Gewebearten – Gelenke, Haut, Nieren, Herz, Lunge, Blutgefäße und Gehirn (Steinman, 1993). Und die genannten sind nur die bekannteren Autoimmunkrankheiten, es gibt noch weitere.

Seit dem Jahr 1926 standen am Rande des 29 000-Einwohner-Städtchen Hobbs im kargen Südosten des US-Bundesstaates New Mexico Förderanlagen, die das heiß begehrte »schwarze Gold« an die Erdoberfläche pumpten. 1960 war das Ölfeld leer gesaugt und unprofitabel geworden. Die Förderanlagen wurden abgebaut. Im Jahr 1976 wurde an der gleichen Stelle eine Siedlung mit gut 500 Häusern für 1500 Menschen gebaut.

Vor wenigen Jahren registrierten die Behörden in Hobbs eine um das 30- bis 99-Fache erhöhte Rate von Autoimmunerkrankungen (Pearson, 2007a), allen voran systemischer Lupus erythematosus (SLE), dessen Auftreten sich in den USA nach Schätzungen der Center for Disease Control and Prevention in Atlanta (Georgia) in den vergangenen vierzig Jahren ohnehin verdreifacht hatte. Ein Team aus Epidemiologen und Umweltmedizinern, beauftragt und teilweise finanziert von einer Anwaltskanzlei, untersucht den Fall. Die Wissenschaftler messen vor Ort gegenüber einer normal belasteten Gegend sechsfach höhere Quecksilberwerte und elffach höhere Werte einer Kohlenwasserstoffverbindung namens Pristan, die auch im Blut der Einwohner von Hobbs in deutlich erhöhter Konzentration nachgewiesen wurde (Dahlgren, 2007a; b). Sowohl von Pristan als auch von Quecksilber weiß man, dass sie Autoimmunerkrankungen auslösen können. Nun soll der Fall vor Gericht landen. Man fühlt sich unwillkürlich an den Film *Erin Brockovich* erinnert, der sehr detailgetreu eine wahre Geschichte erzählt: Die Anwaltsgehilfin Erin Brockovich, dargestellt von Julia Roberts, deckt einen Umweltskandal in dem kalifornischen Kaff Hinkley auf. Jahrezehntelang waren die Einwohner des Städtchens durch hochgiftiges Chrom-6 aus einer nahe gelegenen Niederlassung der Pacific Gas and Electric Company vergiftet worden, woraufhin viele Einwohner an Krebs und anderen schweren Leiden erkrankten und starben. Die Anwaltskanzlei, in der Erin Brockovich tätig war, erstritt vor Gericht die bislang höchste Schadenersatzsumme in Höhe von 333 Millionen Dollar.

Dass auch Blei und Arsen Autoimmunerkrankungen auslösen können, ist bekannt. Es gibt gewiss noch weitere Schadstoffe in unserer Umwelt, die mitverantwortlich sind für die Ausbreitung von Autoimmunkrankheiten und Allergien. Sie mit epidemiologischen Mitteln zu entdecken, ist problematisch. Denn wie schon erwähnt, lässt sich die tatsächliche Belastung des Organismus mit derartigen Stoffen bei einer größeren Zahl von Menschen nur mit Schwierigkeiten feststellen. Gary Gilkeson von der Medical University of South Carolina in Charleston (South Carolina) und andere Wissenschaftler gehen daher einen anderen Weg, auf dem sie Umweltfaktoren einfacher dingfest machen können: Sie versuchen die Erbanlagen zu finden, die dafür verantwortlich sind, wie der Organismus mit Schadstoffen umgeht. Sind die erst einmal bekannt, lassen sich verschiedene Substanzen gezielt testen (Pearson, 2007a).

Es geht ums Große und Ganze

Die Quintessenz dieses Abschnitts über Umwelt- und Alltagsgifte ist schon mehrfach angesprochen worden und liegt ohnedies offen zutage: Synthetische Substanzen, die vermeintlich allein in größeren Mengen giftig wirken und denen wir täglich nur in winzigen Spuren ausgesetzt sind, können sich im Körper ansammeln und schließlich zu einer breiten Palette von Befindlichkeitsstörungen, sogar zu sehr schweren Erkrankungen führen. Auch wenn Grenzwerte eingehalten werden, wie sie für die Arbeitswelt in vielen Bereichen und mit den besten Absichten festgelegt wurden, reduziert sich die Belastung nur – vermieden wird sie nicht. Spuren giftiger Stoffe können sich in Lebensmitteln, Kleidung, Möbeln, Teppichen, Farben und Gebrauchsgegenständen befinden. Auch unterhalb gesetzlicher Maximalwerte wirken sie oft auf fatale und für den Einzelnen letztlich unvorhersehbare Weise zusammen. Und selbst die besten Umweltgesetze können nicht verhindern, dass Menschen mit krimineller Energie ihren giftigen Abfall irgendwo in der Landschaft abladen und die Gesundheit ganzer Regionen gefährden. Auch wenn wir hier Beispiele aus den USA angeführt haben, in Deutschland leben wir keineswegs in einer giftfreien Zone. Im Jahr 2006 wurde eher zufällig entdeckt, dass in den Kreisen Hochsauerland und Soest in Nordrhein-Westfalen auf 1650 Hektar Ackerfläche Dünger ausgebracht worden war, der bei der Herstellung mit giftigem PFT (perfluorierte organische Tenside) verunreinigt wurde, einer Substanz, die bei der Herstellung von Gore-Tex und Teflon verwendet wird. Die Herstellerfirma verwies auf zwei Firmen in Belgien, die angeblich verantwortlich waren. Es wird sich zeigen, bei wem der Schwarze Peter hängen bleibt. Doch Tatsache ist, dass ein Wasserwerk wohl längere Zeit PFT-verseuchtes Wasser in die Haushalte lieferte (Ruhr und Möhne mit PFT verschmutzt, 2007). Auch dies war eigentlich eine zufällige Entdeckung, denn PFT gehört nicht zu den Substanzen, deren Kontrolle vom Gesetzgeber vorgeschrieben ist. Das legt die bange Frage nahe, was sich sonst noch an Hormonen, Medikamenten, Enzymen und anderen Substanzen im Trinkwasser (und anderswo) finden mag.

Es geht hier keineswegs darum, einer Umwelt-Paranoia das Wort zu reden. Genauso wenig ist es unser Ziel, eine fatalistische Haltung zu erzeugen: »Was soll's, ich kann ja ohnehin nichts tun.« Wer in dieser Welt leben will und die Rahmenbedingungen für sich und seine Lieben so gesund wie möglich gestalten möchte, muss selbst aktiv werden. Nach dem Staat zu rufen, bringt wenig, er kann nur innerhalb recht enger Grenzen und nur auf seinem Staatsgebiet handeln. Im Folgenden stellen wir einige Anleitungen für ein möglichst schadstoffarmes Leben zusammen.

Weniger ist mehr

Wie beim Lärm gilt auch bei Schadstoffen im Alltag grundsätzlich, dass Schlafräume so unbelastet sein müssen wie nur möglich. Die Begründung ist die gleiche wie beim Lärm: Der Organismus benötigt vor allem die nächtlichen Ruhestunden, um sich zu regenerieren. Und das geschieht nur dann optimal, wenn in dieser Zeit keine Belastungen hinzukommen. Wir werden uns deshalb beispielhaft ein Schlafzimmer vornehmen und prüfen, worauf hier zu achten ist.

Die allgegenwärtigen Minimonster

Wenn man sie ausreichend vergrößert, taugen sie als Bösewichte in jedem Horrorfilm. Die Rede ist von Hausstaubmilben. Diese Spinnentiere, von denen es weltweit 150 Arten gibt, sind nur 0,1 bis 0,3 Millimeter groß, wiegen 3,4 Millionstel Gramm und gehören seit eh und je zu den Begleitern des Menschen. Der Grund ist simpel: Hausstaubmilben ernähren sich von den abgefallenen Hautschuppen, von denen jeder Mensch pro Jahr etwa 500 Gramm verliert. Milben sind deshalb überall dort zu finden, wo Hautschuppen anfallen: in Betten, Teppichen, Vorhängen und Polstermöbeln. Die meisten »Minimonster« finden sich in Kopfkissen, denn zum einen wird der Tisch für die Tierchen Nacht für Nacht wieder mit frischen Hautschuppen gedeckt, und zum anderen ist es im Kopfkissen warm und feucht. Milben lieben es feucht und warm, und da der Mensch im Schlaf allein über den Atem pro Nacht 250 bis 400 Milliliter Wasser abgibt und die Körperwärme das Kissen gehörig aufwärmt, ist das Klima im Kissen nahe dem Wohlfühlpunkt für Milben bei 25 Grad Celsius und 70 Prozent

Luftfeuchte. In einem Bett tummeln sich durchschnittlich 1,5 Millionen Milben; allein ein Kissen, das mehrere Jahre nicht gewaschen wurde und bei dem stets nur der Kissenbezug gewechselt wird, enthält bis zu 400 000 der winzigen Bettgenossen. Selbst ein gereinigtes Kissen enthält noch bis zu 10 000 Milben. Doch Hausstauballergiker reagieren nicht auf die Tiere selbst, sondern auf deren Kot. Rund zwanzig Kotkügelchen produziert eine Milbe am Tag, im sechswöchigen Leben des Tieres kommt so das 200-Fache seines Eigengewichts zusammen. Ein Teelöffel Schlafzimmerstaub enthält im Durchschnitt 1000 Milben und 250 000 Kotkügelchen (Wikipedia, 2007b).

Früher war es gang und gäbe, dass Bettdecken und Kissen morgens aus dem Fenster gehängt wurden, um auszulüften. Denken Sie nur an Frau Holle, die es durch ihr Bettzeug im Fenster auf Erden »schneien« lässt. Heute ein seltener Anblick, oder? Früher schlossen auch die Fenster weniger dicht als heute, sodass in den Räumen ein wesentlich stärkerer Luftaustausch und damit Abtransport von Feuchtigkeit herrschte. Und in Zeiten, da die heute übliche Zentralheizung noch Zukunftsmusik war, kühlten die Schlafräume im Winter sehr stark aus. Kennen Sie noch Eisblumen am Fenster? All das waren Bedingungen, die den Hausstaubmilben nicht besonders geschmeckt haben dürften.

Jedem Allergiker wird geraten, den Kontakt zu den Auslösern seiner Symptome zu meiden, seien es nun Birkenpollen, Fischeiweiße, Pilzsporen oder der Kot von Hausstaubmilben. Doch wie schafft man es, dass nicht jede Staubfluse unter dem Mikroskop wie ein Gruselkabinett aussieht?

Eine Anti-Milben-Strategie baut auf vier Tatsachen auf. Erstens, Hausstaubmilben sterben, sobald die Luftfeuchtigkeit unter 50 Prozent sinkt. Zweitens sterben die Tiere bei Temperaturen oberhalb 60 Grad ab, so die Temperatur eine Stunde lang gehalten wird –, bei 95 Grad geht es wesentlich schneller. Drittens können sie Kälte nicht vertragen, und viertens fühlen sie sich auf glatten Flächen weniger wohl als im »Urwald« eines Fasergeflechts wie dem eines Teppichs. Daraus lassen sich Gegenmaßnahmen ableiten: Kissen und Bettdecke sollten täglich gelüftet werden, am besten im Freien und in der Sonne. Bettwäsche sollte einmal pro Woche gewechselt und bei 95 Grad gewaschen werden. Bettdecke, Matratzenschutz (sogenannte Encasings) und Kissen gehören alle drei Monate in die Waschmaschine. Um Kuscheltiere milbenfrei zu bekommen, reicht übrigens eine Nacht im Gefrierfach. Zudem sollte das Schlafzimmer möglichst keine Teppiche und Polstermöbel enthalten. Was den letzten Punkt angeht, wird wohl nicht jeder in der ganzen Wohnung auf Polstermöbel und Teppich verzichten wollen. In diesem Fall ist es dringend geboten, stets für ausreichende Lüftung der Wohnräume zu sorgen, die Luftfeuchtigkeit nicht zu sehr ansteigen zu lassen und die Möbel regelmäßig mit einem Staubsauger mit Mikrofilter oder einen Wasserstaubsauger – hier dient klares Wasser als Filtermedium – zu reinigen. Mit diesen einfachen Maßnahmen lassen sich die Leiden bei bestehender Hausstauballergie oft lindern. Eine generelle Empfehlung, wie Sie ihre Wohnung möglichst milbenarm halten – milbenfrei ist eine Illusion –, gibt es nicht. Ob eine milbenarme Umgebung das Auftreten von Allergien verringert, ist nicht zu entscheiden, dazu sind die Untersuchungsergebnisse bislang zu widersprüchlich. Kinder in erblich belasteten Familien, in denen ein oder beide Elternteile unter einer Allergie leiden, profitieren durchaus davon, denn die Kinder in milbenarmem Umfeld entwickeln seltener eine Allergie (Schmidt, 2003).

Mit den vorgeschlagenen Maßnahmen sollte es gelingen, zumindest den Schlafraum von übermäßig viel Milben und ihrem Kot zu befreien. Und das Schöne ist: Einige der Maßnahmen sind zudem geeignet, einem weiteren Verursacher von Allergien das Leben schwer zu machen: Schimmelpilzen.

Die bunte Welt der Schimmelpilze

Wenn wir im Gemüsefach in ein pelziges Etwas greifen, überkommt uns der Ekel: Schimmel. Ein Genuss hingegen ist für viele ein Brötchen mit leckerem Roquefortkäse, auch er gespickt mit Schimmel. Und als lebensrettend hat sich wieder und wieder das

Antibiotikum Penizillin erwiesen, gewonnen aus Schimmelpilzen wie Penicillium chrysogenum. Die Welt der Schimmelpilze ist bunt. Manche sind weißlich, andere grau, bläulichgrün, rötlich, braun oder auch schwarz. Sie sind da zu finden, wo es feucht ist und wo sie organische Stoffe als Nährboden finden.

Auf drei Wegen können Schimmelpilzsporen – überwiegend von Pilzen der Gattung Aspergillus – dem Menschen gefährlich werden. In extrem hohen Konzentrationen können sie direkt toxisch wirken, selten sofort, eher schon als chronische Vergiftung. Doch derartige Konzentrationen werden kaum je erreicht. Schimmelpilze können durch die Luft übertragen auch in der Lunge wachsen. Doch das ist nur bei Menschen der Fall, deren Immunsystem stark geschwächt ist. Weit häufiger fungieren Pilzsporen als Allergieauslöser. Doch welche Auswirkungen auch immer die Sporen haben: Sie gehören nicht in Wohnungen und schon gar nicht in Schlafzimmer. Spätestens sobald kleine schwarze Punkte auf der Tapete auftauchen – meist zuerst in Zimmerecken und hinter Schränken an Außenwänden –, in den Fugen von Wand- oder Bodenfliesen, in Silikondichtungen im Sanitärbereich oder auch an Zimmerdecken, sollte man aktiv werden.

Was Sie vorbeugend tun können, damit es in Wohnräumen keinen Schimmel gibt? Keine Wäsche auf der Heizung trocknen, täglich mehrmals lüften und dafür sorgen, dass die Wände nicht feucht werden – auch nicht hinter Schränken und in schlecht belüftbaren Ecken. Unter Umständen müssen dafür die Wände besser isoliert werden, denn an kalten Wänden schlägt sich leicht Feuchtigkeit nieder. Reicht dann die Luftzirkulation nicht, um die Feuchtigkeit abzutransportieren, ist dies ein idealer Brutplatz für Schimmelpilze. Wenn Schimmelpilze bereits Fuß gefasst haben, reicht bei geringem Befall manchmal eine Radikalkur mit einem Anti-Schimmel-Spray – wenn anschließend dafür gesorgt wird, dass die Stelle trocken bleibt. Ist der Pilz aber bereits tief eingedrungen, zum Beispiel in den Putz der Wand, muss die Wohnung bei starkem Befall vom Fachmann saniert werden. Ist dies nicht möglich, bleibt nur eines: Ausziehen.

Bitte nur Natur pur

Wer im Schlafzimmer (oder in anderen Innenräumen) raucht, braucht sich um weitere Maßnahmen zur Schadstoffreduzierung eigentlich nicht mehr zu kümmern. Denn Tabakrauch enthält 4800 Chemikalien, darunter 70 krebserregende und eine Vielzahl giftiger Substanzen – neben vielen anderen Formaldehyd, Benzol, Cadmium und Quecksilber –, andere Schadstoffquellen fallen dann kaum noch ins Gewicht (Pötschke-Langer, 2005).

Aber das Rauchen ist es nicht allein, das für eine Schadstoffbelastung sorgt. Gehen wir deshalb die wichtigsten Quellen einmal durch. Skeptisch zu beurteilen sind stets Teppichböden – gleichgültig ob aus Naturfasern oder Synthetik –, die oft jahre- oder jahrzehntelang giftige Schädlingsbekämpfungsmittel an die Raumluft abgeben. Das Gleiche gilt für Möbel, die aus Spanplatten gefertigt sind und Formaldehyd ausdünsten können. Grundsätzlich kann alles eine Gefahrenquelle darstellen, in dem Kleber oder Lösemittel enthalten sind, also Kork- oder Laminatfußböden, Wandfarben, Möbellacke, Pflege- und Reinigungsmittel, Tapeten und vieles mehr. Alle ausgedünsteten Substanzen belasten die Luft, werden aber vom Staub gebunden, sodass auch der Hausstaub nicht nur mit dem Kot von Hausstaubmilben, sondern auch mit einer Reihe von Giften kontaminiert sein kann. Wird er aufgewirbelt, kann er – und mit ihm die Gifte – eingeatmet werden. Regelmäßiges Staubwischen und -saugen (Mikrofilter, Wasserstaubsauger) ist also schon deshalb sinnvoll.

Um die Gefahren zu minimieren, sind im Prinzip die einzelnen Teile der Schlafzimmerausstattung (auch in den anderen Wohnräumen) gesondert zu betrachten. Es gibt jedoch ein paar Faustregeln:

- Möbel sollten aus Vollholz bestehen und mit schadstoffarmen Lacken, Wachs oder Öl behandelt oder im Naturzustand sein.
- Als idealer Fußboden gelten Holzdielen, Holzparkett oder Naturkork mit schadstofffreier bzw. Wachsversiegelung, die entweder schwimmend oder mit einem Latex- oder Casein-Kleber verklebt werden. Auch Fliesen sind empfehlenswert, wobei

auch hier auf einen naturbelassenen Kleber – ebenfalls Latex- oder Casein-Basis oder auch ein Zementgemisch mit möglichst wenig synthetischen Zusatzstoffen – geachtet werden sollte.

- Wo Tapeten, Farben oder Lacke verwendet werden müssen, eignen sich besonders Naturfarben oder Produkte mit dem blauen Umweltengel. Komplett schadstofffrei müssen diese Produkte nicht sein, die Normen für sie sind jedoch weitaus strenger als die für andere handelsübliche Produkte.
- Insektengifte (auch Mottenkugeln) haben im Schlafzimmer nichts zu suchen, ebensowenig elektrische Verdampfer, die auch Giftstoffe abgeben können.
- Zum Reinigen werden ausschließlich natürliche Tenside ohne »tausend« Zusatzstoffe verwendet, etwa einfacher Neutralreiniger.

Wer diese Regeln im Schlafzimmer umsetzt und nach Möglichkeit auch auf die anderen Wohnräume ausdehnt, hat schon eine ganze Menge getan. Und wer einen Garten sein Eigen nennt, sollte natürlich auch hier darauf achten, keine giftigen Produkte zu verwenden, etwa zum Streichen des Gartenzauns oder gegen unliebsame Pflanzen in Beeten und auf Terrassen. Hier hilft nur zupfen, nicht Gift spritzen!

Gezielte Spurensuche mit dem Umweltmediziner

Die Schadstoffbelastung in den eigenen vier Wänden zu reduzieren ist selbstverständlich für jeden sinnvoll. Allerdings ist dies nicht immer ausreichend. Wenn bereits eine chronische Erkrankung vorliegt, die möglicherweise durch Umweltschadstoffe bedingt ist, macht es Sinn, einen Umweltmediziner und Baubiologen zu konsultieren. Durch wissenschaftlich fundierte Tests kann ein Experte herausfinden, ob die Erkrankung tatsächlich auf Schadstoffe zurückzuführen ist, welche es sind, wo die Ursachen liegen, wie sie sich abstellen lassen und auf welche Weise sich der Organismus möglichst schonend entgiften lässt. So ist es in vielen Fällen nötig, die Zähne von Amalgam, Palladium und anderen

Metallen zu befreien und die Giftansammlungen im Körper (zum Beispiel Leber und Nieren) mit geeigneten Methoden abzubauen. Selbstverständlich muss gleichzeitig jede Zufuhr weiterer Giftstoffe in den Körper aufgehalten werden. Das bedeutet immer eine Ernährung mit möglichst naturbelassenen Lebensmitteln ohne Zusatzstoffe. Denn einige dieser sogenannten E-Stoffe gelten als gesundheitlich bedenklich, etwa der Geschmacksverstärker Glutamat (E 621–E 625), die Farbstoffe Tartrazin (E 102) und Erythrosin (E 127) sowie Konservierungsstoffe wie Benzoesäure (E 210) und andere. Unter Umständen lässt sich eine Entgiftung aber auch durch einen Wechsel der Arbeitsstelle erreichen, so sich diese als wesentliche Schadstoffquelle erwiesen hat.

Auch wenn Umweltmediziner ein festes Repertoire an Handlungsmöglichkeiten besitzen, ist jeder Fall individuell zu untersuchen. Eine Liste umweltmedizinischer Beratungsstellen und Ambulanzen in Deutschland und Österreich (Stand 2007) hilft Ihnen hier weiter (S. 227ff.).

[1] Der Arbeitsplatzgrenzwert (AGW) hat den früher gebräuchlichen Wert der »Maximalen Arbeitsplatz-Konzentration« (MAK) nach der neuen Gefahrstoffverordnung vom 1. Januar 2005 abgelöst.

[2] Nicht zu verwechseln mit PCP, Pentachlorphenol, das in Deutschland seit 1989 verboten ist. PCP wurde als pilztötendes Mittel vor allem in Holzschutzmitteln, zur Textil- und Lederimprägnierung, als Desinfektionsmittel und als Zusatz zu Seifen, Waschmitteln und Kosmetika verwendet. Die Substanz ist hochgiftig, krebserregend, wird nur sehr langsam abgebaut und ist auch heute noch in früher hergestellten Produkten sowie der Umwelt (z. B. Staub, Sand) enthalten und im menschlichen Körper nachweisbar.

[3] Der Begriff steht in Anführungszeichen, weil auch im weiblichen Organismus zu späteren Zeiten Testosteron hergestellt wird, ebenso wie im männlichen Organismus das ›Weiblichkeitshormon‹ Östrogen eine Rolle spielt.

Strahlen und Elektrosmog

»Jedes Naturgesetz, das sich dem Beobachter offenbart, lässt auf ein höheres, noch unerkanntes schließen.«

Alexander von Humboldt (1769–1859)

»Zweifel zu haben ist ein unangenehmer, sich in Sicherheit zu wiegen ein absurder Zustand.«

Voltaire (1694–1778)

Ein wunderschöner Sommertag im Nationalpark Bayerischer Wald. Kein Handymast weit und breit, keine Hochspannungsleitungen, Natur pur. Auch keine elektromagnetische Strahlung? Weit gefehlt. Wärme- und UV-Strahlung der Sonne, die Strahlung aus den Tiefen des Weltraums, die in den Höhen des Bayerischen Waldes etwa doppelt so hoch ist wie auf Meeresniveau, und die radioaktive Strahlung aus dem Boden – hier bis zu zehnmal so stark wie im norddeutschen Flachland – gehören alle zum elektromagnetischen Strahlenspektrum. Auch die Gewitterfront, die gerade aus Oberfranken heranzieht, schickt dem Wanderer im Bayerischen Wald ihre Vorboten in Form von elektromagnetischer Strahlung. Sogar die Erde selbst umspannen unsichtbare Strahlungsfelder: das Erdmagnetfeld und das elektrische Feld der Erde.

Seit Anbeginn ihrer Existenz ist die Menschheit diesen elektromagnetischen Strahlen ausgesetzt gewesen und durch sie auf vielerlei Weise geprägt worden, lange bevor Radio- und Fernsehwellen, Radar- und Handystrahlung als künstliche elektromagnetische Strahlung, als »Elektrosmog« hinzukamen. Es liegt nahe zu fragen, welche Wirkungen all diese unterschiedlichen Strahlungsarten haben. Sind natürliche Strahlungsformen grundsätzlich gesund? Macht uns künstliche Strahlung nichts aus, weil doch schon immer elektromagnetische Strahlungen auf uns eingewirkt haben? Wie wir noch sehen werden, kann uns sowohl natürliche als auch künstliche Strahlung schaden. Es kommt stets auf die Art der Strahlung an sowie auf die Intensität und Dauer der Einwirkung. Was wir bereits beim Thema Umweltgifte feststellen mussten, trifft auch hier zu: Unterschiedliche Einflüsse, von denen jeder für sich genommen kein Risiko darstellt, können sich addieren oder potenzieren und unter Umständen schwerste Schäden hervorrufen. Lassen Sie uns zunächst einen Blick auf das natürliche Strahlenspektrum werfen, dem bereits unsere Ur-Ur-Urahnen ausgesetzt waren.

Kurzer Ausflug in die Physik: Strahlung, Teilchen, Welle – Was denn nun?

Um Missverständnissen vorzubeugen ein kurzes Wort zur Begrifflichkeit: Ob uns elektromagnetische Strahlung in Form von Wellen, Teilchen oder als Feld erscheint, ist allein davon abhängig, mit welcher Art von Experiment wir die Strahlung nachzuweisen versuchen. Es ist ein wenig wie in dem alten buddhistischen Gleichnis von den Blinden, die einen Elefanten zu ertasten versuchen: Einer umfasst ein Bein und meint, Elefanten müssten wohl Säulen ähneln, während ein anderer, der den Schwanz des Tieres in der Hand hält, Elefanten mit einem Seil vergleicht. Ein Dritter, der den Rüssel betastet, hält Elefanten für schlauchförmige Lebewesen. Elektromagnetische Strahlung ist *Welle, Teilchen* und *Feld,* allein der Standpunkt entscheidet. So wie kochendes Wasser andere Eigenschaften hat als gefrorenes, werden wir auch bei elektromagnetischer Strahlung über sehr unterschiedliche Wirkungen sprechen. Eine ganz grundsätzliche Unterscheidung, auf die wir immer wieder zurückkommen werden, ist die zwischen ionisierender und nichtionisierender Strahlung. Ionisierende Strahlung ist so energiereich, dass sie elektrisch neutrale Atome in geladene Atome verwandeln kann, in sogenannte Ionen. Geschieht dies im Körpergewebe, so kann das Gewebe dadurch geschädigt werden. Mögliche Folgen sind beispielsweise Verbrennungserscheinungen wie beim Sonnenbrand oder auch Schäden am Erbgut der Zellen, die schließlich zu Krebs führen können (siehe Exkurs zum Thema Krebs Seite 214ff). Nichtionisierende Strahlung kann zwar aufgrund ihrer geringeren Energie keine Ionen erzeugen, den Körper jedoch auf andere Weise beeinflussen. Wir werden dies an späterer Stelle im Zusammenhang mit dem sogenannten Elektrosmog ausführlich erörtern. Lassen Sie uns zunächst eine kleine Reise durch die verschiedenen Dimensionen und Formen elektromagnetischer Strahlung unternehmen.

Reise durch die Dimensionen

Wir sitzen ganz entspannt im Kino. Die Werbung ist (endlich) vorüber, der Film beginnt. Etwa ein Achtel der Leinwand wird ausgefüllt vom dritten Planeten des Sonnensystems, genannt »Erde«. Rasend schnell wird die Erde größer, füllt die Leinwand ganz aus. Wenige Augenblicke später können wir bereits den Norden Deutschlands erkennen, links die Nordsee, rechts die Ostsee. Der Sturz geht weiter, ein großer Fluss zieht von rechts unten nach links oben quer über die Leinwand. Die Elbe. Im Zentrum des Bildes erscheint die Großstadt Hamburg mit ihren 1,7 Millionen Einwohnern. Schon erkennen wir am Nordufer die Landungsbrücken, am Südufer fein säuberlich in Rechtecken gestapelte Container, an den Kais Schiffe, die gerade be- oder entladen werden. Bei unserem rasenden Sturz fällt unser Blick auf einige alte Schiffe mit Segeln und solche mit großen Schornsteinen – offenbar Dampfschiffe. Ach ja, der Övelgönner Museumshafen. Ein Name am Bug eines der Schiffe ist kurz zu lesen: »Tiger« steht dort, ein Schlepper, der von 1910 an 55 Jahre lang die großen »Pötte« in den Hamburger Hafen schleppte.

Doch schon geht's weiter, wir stürzen auf das grau schimmernde Elbwasser zu, genau vor uns ein armlanges Stück Treibholz. Als es die Leinwand ausfüllt, erkennen wir auf seiner Oberfläche einen Marienkäfer bei seiner Floßfahrt zum offenen Meer. Vielleicht fliegt er bald davon? Doch jetzt zeigt uns die Kamera, dass der Käfer verwundet ist, einer seiner Flügel ist fast abgerissen. Im nächsten Augenblick erkennen wir einzelne Zellen in der

Wunde. Der Marienkäfer wird wohl nirgendwo mehr hinfliegen. Denn nun können wir kugelförmige Bakterien ausmachen – vermutlich Staphylokokken, typisch für Wundinfektionen –, die bereits in Massen das Gewebe befallen haben. Im nächsten Augenbick stürzen wir auch schon direkt in eine einzelne Zelle hinein und bemerken viele Hundert Kugeln mit Stacheln, die wie die Wasserminen in dem Zeichentrickfilm *Findet Nemo* aussehen. Noch mehr Bakterien? Nein, das sind Viren. Unwissend, ob es sich um gefährliche Viren handelt, die den Käfer ohnehin das Leben gekostet hätten, oder um solche, die einen harmlosen »Käferschnupfen« auslösen, verlieren wir auch die nunmehr zu Riesenbällen vergrößerten Viren aus den Augen und rasen auf vibrierende Gebilde zu, die aus einer großen Kugel mit zwei angelagerten kleineren Kugeln bestehen. Es dauert einen Moment, bis uns klar wird, worum es sich handelt. Das müssen Wassermoleküle sein, wie sie in jedem Lebewesen zuhauf in der Zellflüssigkeit zu finden sind! Die kleineren Kugeln sind Wasserstoffatome, die größere ein Sauerstoffatom, wie es die Formel H_2O anzeigt. Wir stürzen jetzt geradeweg in eines der Sauerstoffatome hinein. Plötzlich erkennen wir so etwas wie einen Klumpen, der uns an Bilder aus Wissenschaftssendungen im Fernsehen erinnert, wenn sich die befruchtete Eizelle ein paar Mal geteilt hat. Uns wird klar, dass diese Assoziation um mehrere Größenordnungen nicht stimmt. Was wir sehen, ist der Kern des Sauerstoffatoms mit seinen acht Protonen und acht Neutronen. Kurz bevor die Leinwand dunkel wird, erhaschen wir noch ein vages Bild von herumhuschenden Teilchen, die uns an Mücken erinnern: Quarks, Myonen, Pionen oder etwas anderes aus dem wachsenden Zoo der Elementarteilchen, jener Grundbausteine, aus denen alles besteht.

Unsere Reise aus dem Weltall auf den Planeten Erde bis hinein in die allerkleinsten Bestandteile hat uns durch alle Größenordnungen geführt, die uns auf den nächsten Seiten im Spektrum der elektromagnetischen Strahlung begegnen werden. Bestimmte Gehirnwellen – sogenannte Thetawellen, wie sie typisch sind für tiefe Schlafzustände – schwingen dreimal in der Sekunde. Stellen

Sie sich zwei Kinder mit einem langen Springseil vor, die das Seil nicht, wie es seilspringende Kinder üblicherweise tun, in kreisende Bewegung versetzen, sondern in eine Auf- und Abbewegung mit Wellenbergen und -tälern. Wenn drei Wellenberge in einer Sekunde den Punkt in der Mitte zwischen den Kindern passieren, entspricht dies einer Frequenz von drei Hertz, also drei Schwingungen in der Sekunde. Mit der Seillänge würden die Kinder in unserem Bild allerdings ein Problem bekommen. Denn die Wellenlänge, die Strecke zwischen zwei Wellenbergen, würde im elektromagnetischen Spektrum bei einer Frequenz von 3 Hertz immerhin 100 000 Kilometer ausmachen! Das entspricht etwas mehr als dem Achtfachen des Erddurchmessers von 12 000 Kilometern, dem ersten Bild des Films also. Wenn Nord- und Ostsee erkennbar sind bis zu dem Zeitpunkt, da sich in Hamburg einzelne Straßen unterscheiden lassen, sind wir in einem Bereich elektromagnetischer Strahlen, die von Blitzen ausgesandt werden: Diese Strahlung hat eine Wellenlänge von knapp 200 Kilometern bis hinunter auf fünf Kilometer. Als das Treibholz in den Blick kam bis zum Erkennen des Marienkäfers, waren wir im Bereich künstlicher elektromagnetischer Strahlung, im Bereich der Mikrowellen, die uns später sehr ausführlich beschäftigen werden. Beginnend etwa bei der Größe einer Zelle des Marienkäfers, waren wir wieder im Bereich der natürlichen Strahlung, entspricht die Zellgröße doch der Wellenlänge der nicht sichtbaren Wärmestrahlung. Und auf dem Weg von den vergleichweise riesigen Bakterien zu den winzigen Viren befanden wir uns in der Dimension des sichtbaren Lichts, der Farben also. Anschließend, als wir das Virus hinter uns ließen, folgte der Bereich des ultravioletten Strahlenspektrums. Von diesem Zeitpunkt an stießen wir in die Region der Wellenlänge ionisierender Strahlung vor, jener Strahlung also, die neutrale Atome in Ionen verwandeln und so zu Schäden im Körper führen kann. Anschließend gerieten wir mit der Wellenlänge der Röntgenstrahlen in die Größenordnung des Wassermoleküls. Nun folgten nur noch die extrem kurzwellige radioaktive Gammastrahlung sowie die Strahlung aus dem Welt-

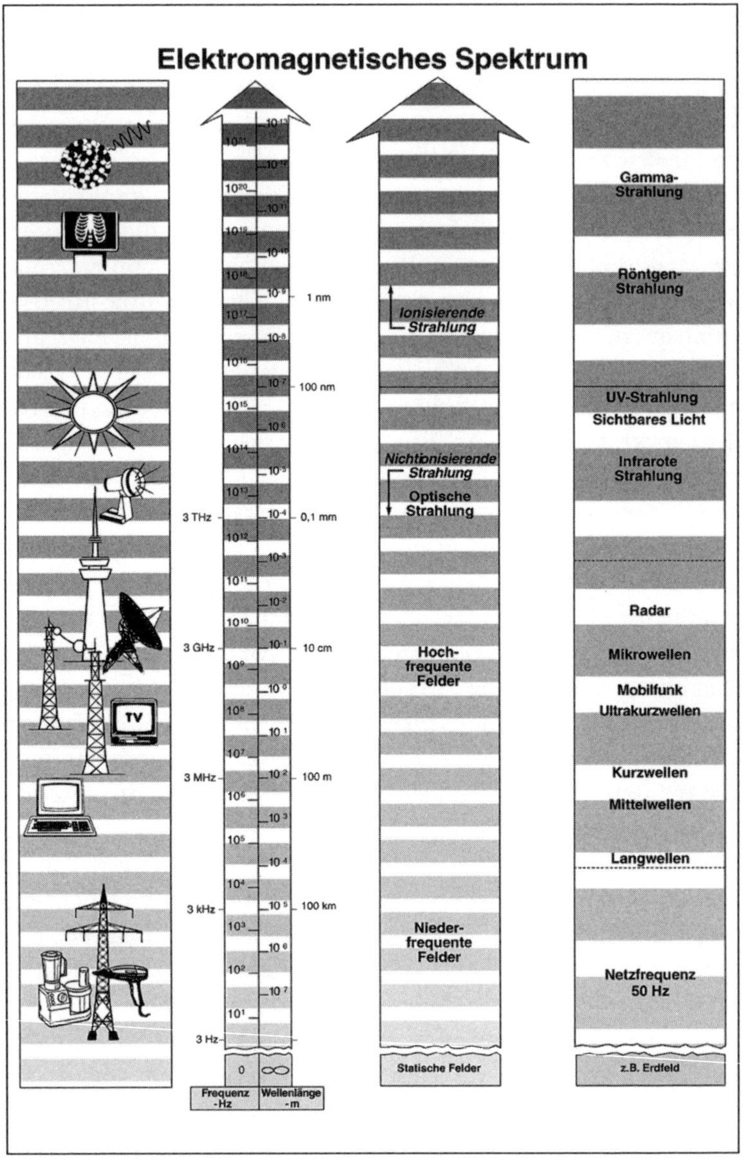

Abb. 5: Das Spektrum ionisierender und nichtionisierender Strahlung. Quelle: Bundesamt für Strahlenschutz (BfS). Jahresbericht 1999

all. Das war im Film jene Sequenz, in der wir in das einzelne Atom und die Ebene seiner Bausteine sehen konnten.

Unsere filmische Reise hat uns damit einmal durch das ganze Spektrum der elektromagnetischen Strahlung geführt, betrachtet aus der Perspektive der Wellenlänge, die von gigantischen Größenordnungen bei niedrigen Frequenzen ins submikroskopisch Kleine bei hohen Frequenzen reicht (Abb. 5). Wohl oder übel bleibt uns nichts anderes übrig, als die verschiedenen Bereiche einzeln zu betrachten, uns zu fragen, ob sie auf das biologische System Auswirkungen hatten, haben oder haben können und ob diese – so vorhanden – nützlich sind oder uns schaden. Werfen wir zunächst einen Blick auf die natürlichen Quellen elektromagnetischer Strahlung.

Das natürliche Strahlenspektrum

Die Erde als Magnet

Tauben fliegen orientierungslos herum, zertrümmern Schaufensterscheiben und verursachen Autounfälle. Träger von Herzschrittmachern fallen ohne Vorwarnung tot um. Polarlichter erhellen den Himmel weit südlich des 60. Grades nördlicher Breite, wo sie eigentlich nichts zu suchen haben. Bricht womöglich das Magnetfeld der Erde zusammen? So zumindest wird es uns in dem US-amerikanischen Science-Fiction-Thriller *The Core – Der innere Kern* aus dem Jahr 2003 vorgeführt. Eine *Reise zum Mittelpunkt der Erde*, wie sie bereits Jules Verne 1864 erdachte und wie sie uns in *The Core* in zwei Stunden tricktechnisch brillant als Rettungsaktion für das sterbende Magnetfeld auf die Kinoleinwand gezaubert wird, ist natürlich reine Fiktion. Was der Film uns aber über den Aufbau der Erde erzählt, dass das Fließen des äußeren Kerns 3000 bis 5000 Kilometer unter unseren Füßen zur Entstehung des Erdmagnetfeldes führt, entspricht durchaus den heutigen wissenschaftlichen Erkenntnissen: Während der innere Kern aus solidem Eisen besteht, rotiert der äußere Kern bei einer Temperatur von 4000 Grad Celsius zwischen innerem

Kern und der ebenfalls festen Erdkruste und erzeugt so das Erdmagnetfeld.

Aufgrund der Ausrichtung dieses Magnetfeldes können wir uns, mit einem Kompass und einer Landkarte bewaffnet, einigermaßen zuverlässig orientieren. Vielleicht haben Sie schon davon gehört, dass der geografische Nordpol – also der nördliche Punkt der Erdachse – und der magnetische Nordpol, an dem die Kompassnadel nicht in eine Himmelsrichtung, sondern nach unten zeigt, keineswegs identisch sind. Was aber die wenigsten wissen: Seit dem Jahre 1831 hat sich der magnetische Nordpol aus dem äußersten Norden Kanadas (Queen Elizabeth Island) Richtung geografischer Nordpol bewegt. Und er hat seine Reise keineswegs beendet. Nach aktuellen Berechnungen wird er in den nächsten Jahren den geografischen Pol passieren und im Jahr 2050 die nördlichste Inselgruppe Russlands (Severnaja Semlja) erreichen. Das entspricht einem Weg von rund 3300 Kilometern, also etwa der Strecke Deutschland–Teneriffa. Trotz dieser Wanderungsbewegung hat sich die Orientierung nach dem Magnetfeld auch in der Evolution durchsetzen können: Was wir Menschen nur mittels einer Kompassnadel erkennen können, gehört für viele Tiere zu den angeborenen Fähigkeiten. Zugvögel, Blindmäuse, Fledermäuse, Meeresschildkröten, Haie, einige Bakterienarten und aller Wahrscheinlichkeit nach auch Wale nutzen das Magnetfeld zur Orientierung.

Woher wissen wir, dass sich die magnetischen Pole bewegen (auch wenn hier nur vom Nordpol die Rede ist, wandert der Südpol doch genauso)? Wenn flüssige, eisenhaltige Lava aus dem Inneren der Erde an der Oberfläche erkaltet, werden Ausrichtung und Stärke des Erdmagnetfeldes gewissermaßen »eingefroren«. Anhand solcher zu Stein gewordenen Kompasse haben Wissenschaftler herausgefunden, dass das Erdmagnetfeld auf lange Sicht recht unzuverlässig ist. In den 4,5 Milliarden Jahren seit Entstehung der Erde hat es mehrere Hundert Mal komplett seine Richtung gewechselt. Derartige »Polsprünge« ereigneten sich im Durchschnitt alle 250 000 Jahre, wobei sie manchmal im Abstand von »nur« 10 000 Jahren aufeinander folgten, manchmal hingegen erst nach Zigmillionen Jahren.

Seit vor etwa 2,5 Millionen Jahren die ersten Vertreter der Gattung »Homo« das Feuer beherrschen lernten und mit einfachen Steinwerkzeugen zu hantieren begannen, tauschten die Pole immerhin ganze elf Mal die Seite. Dieser »Polsprung« dauert etwa 4000 bis 10 000 Jahre, wobei das Magnetfeld den steinernen Zeugen zufolge nach und nach immer schwächer wird, dann zusammenbricht – dabei bilden sich kurzfristig mehrere Pole auf der Erde – und sich anschließend in Gegenrichtung wieder aufbaut. Warum es zu einer solchen Polumkehr kommt, ist unbekannt. Man vermutet aber, dass es an Verwirbelungen innerhalb des flüssigen äußeren Kerns liegt, die auch immer wieder zu kleineren und größeren Unregelmäßigkeiten im Erdmagnetfeld führen.

Das Erdmagnetfeld selbst birgt weder für Mensch noch Tier oder Pflanze irgendwelche Risiken. Ganz im Gegenteil, denn das Feld schützt die Bewohner des Planeten Erde vor den Sonnenwinden aus hochenergetischen Partikeln, die vom Erdmagnetfeld wie von einem Schutzschild in Richtung auf die Pole abgelenkt werden. Treffen sie dort in etwa 80 Kilometer Höhe auf die oberen Schichten der Erdatmosphäre, regen sie die Luftmoleküle zum Leuchten an und erzeugen so die faszinierenden Polarlichter. Die sind auf der Nordhalbkugel fast ausschließlich nördlich des 60. Breitengrades zu sehen, der etwa der Breite von Bergen (Norwegen), Uppsala (Schweden), Helsinki (Finnland), Sankt Petersburg (Russland), Anchorage (Alaska) und Whitehorse (Kanada) entspricht. Alle elf Jahre, wenn die Sonnenfleckenaktivität besonders hoch ist, verstärken sich die Sonnenwinde und damit auch die Polarlichter. Würden die Sonnenwinde und andere kosmische Strahlen ohne das schützende Erdmagnetfeld auf die Erde treffen, so wären die Folgen für das Leben auf unserem Planeten katastrophal. In dem Film *The Core* verdeutlicht der junge und smarte Physikprofessor Josh Keyes dies anhand eines Pfirsichs und einer Spraydose, wobei der Pfirsich die Erde darstellen soll, die Spraydose die Sonne, und der mit einem Feuerzeug entzündete Spraynebel als Sonnenwind zu denken ist. Den Effekt kann man sich leicht vorstellen, er sorgt für Erschrecken unter den zuschauenden Militärs und Politikern: Die Pfirsich-Erde wird förmlich geröstet, bis der Hauptdarsteller sie in einer Wasserkaraffe versenkt. Diese Darstellung dessen, was geschähe, wenn die kosmische Strahlung mit voller Wucht auf der Erde aufträfe, ist zwar drastisch, aber nicht sehr weit von der Realität entfernt. Dennoch, so wird der aufmerksame Leser einwenden, kann in der Filmgeschichte etwas nicht stimmen: Hat die belebte Natur inklusive des Menschen solche Polsprünge bislang nicht immer gut überstanden?

Forscher des Instituts für Astronomie und Astrophysik der Münchner Ludwig-Maximilians-Universität und des Max-Planck-Instituts für Plasmaphysik in Garching fanden heraus, warum der Science-Fiction-Film an diesem Punkt in die Irre führt. In einer Simulation konnten Harald Lesch und seine Mitstreiter zeigen, dass sich der Sonnenwind bei einem Ausfall des Erdmagnetfeldes wie ein Mantel um die Erde legt und so selbst ein Magnetfeld bildet, dass die Erde so lange schützt, bis ihr eigenes Magnetfeld wieder funktioniert. »Selbst im Fall eines vollständigen Zusammenbruchs des irdischen Dynamos ist die Biosphäre noch immer gegen kosmische Strahlung geschützt«, folgern die Wissenschaftler (Birk, 2004). In einem weiteren Punkt hat Hollywood die Wahrheit ein wenig zurechtgebogen. Denn in *The Core* hat der eitle und ehrgeizige Wissenschaftler Conrad Zimsky die Rotation des Erdkerns durch das testweise Abfeuern einer neuen, Erdbeben auslösenden Waffe unbeabsichtigt angehalten und damit die eingangs geschilderten katastrophalen Ereignisse ausgelöst. Nach Ansicht des renommierten Geophysikers Gary A. Glatzmaier von der Universität von Kalifornien in Santa Cruz würde es etwa 100 000 Jahre dauern, bis das Erdmagnetfeld nach einem Stopp des Geodynamos im Inneren der Erde zusammenbrechen würde (Glatzmaier, 2005, S. 31). Die Dramaturgie des Film hält sich lieber an einen Buhmann von heute als an eine lange zurückliegende natürliche Ursache.

Womit müssen wir realistischerweise rechnen, wann steht uns

der nächste Polsprung bevor? Der letzte liegt mittlerweile immerhin etwa 780 000 Jahre zurück, sodass der nächste Polaritätswechsel eigentlich längst überfällig ist. Und tatsächlich haben Wissenschaftler festgestellt, dass sowohl immer mehr und größere Magnetfeldanomalien auftauchen als auch das Erdmagnetfeld nach und nach immer schwächer wird. Der nächste Polaritätswechsel kündigt sich also an. Dennoch wird es noch viele Generationen dauern, bis es so weit ist – die Schätzungen belaufen sich auf 1000 bis 4000 Jahre bis zum Tag X. Unsere Nachkommen können dem Ereignis dennoch ganz entspannt entgegenblicken. Dass Kompasse bis dahin immer weniger zur Navigation taugen werden und dass die Beschriftung heutiger Kompasse nach dem Polwechsel hinfällig sein wird, dürfte kaum ein Problem darstellen. Schon heute benutzt schließlich kaum noch jemand einen Kompass, wo er doch für kleines Geld ein weit zuverlässigeres Navigationssystem benutzen kann.

Das elektrische Feld der Erde

Da will man die Autotür anfassen, jemandem die Hand schütteln oder den Wasserhahn aufdrehen, und schon bekommt man kurz vor der Berührung »einen gewischt« – ein kleiner Funke springt über. Wer sich an den Physikunterricht erinnert, weiß, dass die Ursache nur eine elektrostatische Aufladung sein kann, die bei der Reibung schlecht leitender Materialien entsteht, beispielsweise durch Schuhe mit Gummisohlen auf Teppichboden. Geraten zwei unterschiedlich geladene Objekte nah genug aneinander, so gleichen sich die Ladungen aus, ein Strom fließt bzw. ein Funke springt über. Ist der Abstand hingegen zu groß, so können die Ladungen nicht ausgeglichen werden.

Das ist im Prinzip die Situation der Ladungsdifferenz zwischen der Erde und der sogenannten Ionosphäre, die unseren Planeten in mehreren Schichten zwischen etwa 60 bis 1000 Kilometern Höhe wie ein unsichtbarer Kokon umgibt. Wenn von der Ionosphäre die Rede ist, meint man aber meist eine Luftschicht etwa 80 Kilometer über der Erde. Wenn Ihnen diese Zahl bekannt vorkommt, ist das kein Zufall – in dieser Höhe entstehen auch die Polarlichter, die wir bereits im vorigen Abschnitt kennengelernt haben. Denn nicht nur das Erdmagnetfeld bewahrt uns vor den Sonnenwinden und anderen harten Strahlen aus dem All, das Gleiche gilt für die Ionosphäre. Beim Aufprall der Strahlung auf die Luftmoleküle – vor allem Sauerstoff und Stickstoff, in größeren Höhen vermehrt auch Helium und Wasserstoff – werden negativ geladene Elektronen aus den Atomen herausgeschlagen, sodass diese ihre elektrische Neutralität verlieren, zu positiv geladenen Ionen werden und polarlichternd zu leuchten beginnen. Die Strahlung aus dem All verliert dadurch an Energie, sodass nur ein weniger intensiver Anteil der Strahlung die Ionosphäre passiert, die sogenannte sekundäre Höhenstrahlung. Wir können den Ladungsunterschied zwischen der negativ geladenen Erde und der positiv geladenen Ionosphäre natürlich messen: Er beträgt etwa 200 000 bis 300 000 Volt. Jeder von uns lebt in diesem elektrischen Gleichfeld, das sich im Lauf der Jahreszeiten, des Tageslaufs sowie je nach Wetter ändert.

Am 12. Dezember 1901 erreichte der italienische Physiker und Elektroingenieur Guglielmo Marconi, wofür er seit seinen ersten Versuchen mit drahtloser Funkübertragung im Jahre 1894 gearbeitet hatte. Von einer experimentellen Sendestation auf einer Halbinsel an der Küste des südwestlichen Zipfels Englands sendete Marconi das Morsesignal für den Buchstaben »S« drahtlos 3400 Kilometer über den Nordatlantik bis nach Glace Bay auf Neufundland. Uns soll es hier aber nicht um die technische Pionierleistung des Italieners gehen. Das Morsesignal Marconis wurde von einer elektromagnetischen Welle transportiert und musste eine etwa 225 Kilometer hohe Wasserwand, hervorgerufen durch die Erdkrümmung, überwinden (Hinnen, 2007). Auch wenn Marconi seinerzeit noch keine Erklärung dafür kannte, das Kunststück, die elektromagnetischen Wellen über den Berg – die Erdkrümmung nämlich – zu schicken, konnte nur gelingen, weil sie von einer Schicht der Ionosphäre reflektiert wurden und so wie in einem gewölbten Spiegel zwischen Erdboden bzw. Wasseroberfläche und Ionosphäre immer weiter geschickt wurden. Das funktioniert für elektromagnetische Strahlung von Langwellensendern mit einer Wellenlänge von 2000 bis 1000 Kilometern, für Mittelwellensender (Wellenlänge 560 bis 190 Kilometer) und ganz besonders gut für Kurzwellensender (Wellenlänge 150 bis 9 Kilometer). Wenn Sie noch ein Radiogerät mit Kurzwellenempfänger besitzen, können Sie ja einmal ausprobieren, wo die entferntesten Sender liegen, die Sie noch empfangen. Mit einem guten Empfänger sollten Sie eigentlich Sendungen aus allen Teilen der Welt hören können.

Doch hier soll es nicht um Technik gehen, sondern um natürliche elektromagnetische Strahlung. Wichtig zu schildern war nur das Prinzip, nach dem Strahlung relativ niedriger Frequenzen mit großer Wellenlänge zwischen Erdboden und Ionosphäre gewissermaßen gefangen wird, anstatt auf Nimmerwiedersehen in den Weltraum zu entschwinden. Wir werden im nächsten Abschnitt noch einmal auf diese Eigenschaft der Ionosphäre als »Wellenfänger« zurückkommen.

Blitze und andere atmosphärische Störungen

Grell zuckende Blitze erhellen für Sekundenbruchteile die Silhouette eines Menschen. Wirklich eines Menschen? Oder war es eines dieser Wesen, die nicht zu den Lebenden zählen und nicht zu den Toten? Kaum ein B-Movie des Horror-Genres kommt ohne diese Szene aus. Doch bereits in der Bibel (Lukas 10, 18) heißt es über den Blitz: »Er sprach aber zu ihnen: Ich sah den Satan vom Himmel fallen wie einen Blitz.« An 38 weiteren Stellen der Luther-Bibel wird das Wort »Blitz« gebraucht, um Macht und Gewalt zu versinnbildlichen. Für die Germanen war der Blitz ein Zeichen dafür, dass Thor, der Gott des Donners, seinen Hammer Mjölnir zur Erde geschleudert hatte. Bei den Griechen und Römern waren Zeus bzw. Jupiter für Blitz und Donner zuständig, und die Etrusker sahen in Blitzen Orakel, aus denen sich die Zukunft weissagen ließ. So viel steht fest: Blitze haben etwas Faszinierendes, auch heute noch, da wir sie mit wissenschaftlichen Mitteln analysieren.

Weltweit durchzucken in jeder Sekunde bis zu 100 Blitze das Firmament. Im Jahr 2003 wurden allein in Deutschland mehr als zwei Millionen Blitze gezählt, von denen jedoch nur etwa 10 Prozent den Boden erreichten. Denn damit ein Blitz in Eiche, Buche, einen Blitzableiter oder auch schlicht in den Erdboden einschlagen kann, muss der Spannungsunterschied zwischen Gewitterwolke und Boden mehrere Zehnmillionen Volt betragen. Die meisten Entladungen finden deshalb in Ermangelung solch starker Spannungsdifferenzen innerhalb der Wolken statt, wobei üblicherweise Blitze mit einer durchschnittlichen Länge von fünf bis sieben Kilometern entstehen. Gemessen wurden allerdings auch schon Wolkenblitze mit bis zu 140 Kilometern Länge!

All diese Blitze produzieren elektromagnetische Wellen niedriger Frequenzen mit etwa 1500 bis 60 000 Schwingungen pro Sekunde und verhältnismäßig großen Wellenlängen (20 bis 5 Kilometer). Hinzu kommen noch Wellen ähnlicher Frequenzen, die durch die Reibung zwischen warmen und kalten Luftmassen und anderen Luftbewegungen entstehen. Je nach der Art ihrer Entstehung – Wolke-Boden-Blitz, Wolke-Wolke-Blitz, Luftbewegungen – reichen diese Wellen im Normalfall zwischen 100 und 1000 Kilometer weit. Diese wetterbedingten elektromagnetischen Wellen nennt man »Atmospherics« oder kurz »Sferics«.

Schon kurz nach ihrer Entdeckung in den Zwanzigerjahren des vergangenen Jahrhunderts vermutete man, dass die elektromagnetischen Wellen für das Phänomen der sogenannten Wetterfühligkeit verantwortlich sein könnten, wobei der Begriff »Wetterfühligkeit« eine große Bandbreite an unspezifischen Symptomen von Konzentrationsstörungen bis zu Kopfschmerzen umfasst. Die wissenschaftlichen Befunde zu diesem Thema sind eher spärlich. Eine Suche in der umfangreichen medizinischen Datenbank Medline liefert lediglich zwölf Arbeiten, bei denen der Begriff »Sferics« im Titel auftaucht. In einer der Arbeiten untersuchte eine deutsche Forschergruppe des Psychologischen Instituts der Justus-Liebig-Universität in Gießen über einen Zeitraum von sechs Monaten, inwieweit Sferics für Kopfschmerzen verantwortlich gemacht werden können. Die Wissenschaftler kamen zu dem Schluss, dass kein Zusammenhang zwischen Sferics und dem Auftreten von Spannungskopfschmerzen besteht, dass aber offenbar ein kleiner Teil von Migräneanfällen durch Sferics erklärt werden kann. Die Untersuchung zeigte aber, dass andere Wetterereignisse wie Luftfeuchte- und Luftdruckänderungen durchaus häufig als Auslöser von Kopfschmerz und Migräne infrage kommen (Vaitl, 2001).

Andere Arbeiten desselben Instituts der Gießener Universität konnten immerhin belegen, dass Sferics zu Änderungen der Gehirnwellenaktivität in bestimmten Hirnarealen führen (Schienle, 1996; Schienle, 2001). Diese Veränderungen, die sich im Elektroenzephalogramm (Hirnstrommessung; EEG) abzeichnen, wurden von den Versuchspersonen jedoch nicht bewusst wahrgenommen und führten auch nicht zu irgendwelchen Verhaltens- und Befindlichkeitsänderungen oder anderen Symptomen. Letztlich muss die Frage, ob diese natürlichen elektromagnetischen Wellen unser Befinden beeinflussen, aufgrund der geringen Anzahl von Untersuchungen noch offen bleiben.

Doch es gibt eine weitere Gruppe elektromagnetischer Wellen, die nach ihrem Entdecker, dem deutschen Physiker Winfried Otto Schumann als »Schumann-Wellen« oder »Schumann-Resonanzen« bezeichnet werden. Stellen wir uns vor, wir befinden uns im Inneren eines geschlossenen Ringes aus Metall. Wenn wir einen Hammer zur Hand nehmen und mit ihm kräftig an den Metallring schlagen, dann wird das Metall zu schwingen beginnen. Wir hören einen Ton, dessen Schallwellen sich im Kreis fortbewegen. Übertragen wir dieses Bild nun auf einen etwas größeren Maßstab: Der Ring ist der Hohlraum zwischen Erdboden und Ionosphäre, und den schwingungerzeugenden Hammer ersetzen Blitze und andere Erzeuger von elektromagnetischen Wellen innerhalb der Atmosphäre. Durch die physikalischen Gegebenheiten des Hohlraums bilden sich elektromagnetische Wellen, bei denen die Wellenlänge ein ganzzahliger Teil des Erdumfangs ist, eben die Schumann-Welle. Rein rechnerisch schwingen sie 7,5-mal in der Sekunde, also mit 7,5 Hertz. Zu dieser Haupt-Schumann-Welle gesellen sich weitere Wellen mit Wellenlängen, deren ganzzahliges Vielfaches der Erdumfang ist: 14, 20, 26, 33, 39 und 45 Hertz.

Bildlich gesprochen summt und brummt es also ständig um uns herum. Was aber bedeutet das für uns? Zum einen lassen sich anhand genauer Messungen der Schumann-Wellen Blitze sehr genau zeitlich und örtlich erfassen. Ebenfalls interessant für die Wissenschaft ist die Tatsache, dass Messungen der Schumann-Wellen über besonders starke Bombardements aus dem Weltall, etwa Sonnenwinde, Aufschluss geben. Und zunehmend an Bedeutung gewinnen die Schumann-Wellen im Zusammenhang mit der globalen Erwärmung. Denn anhand der aus ihnen gewonnenen Daten lässt sich beispielsweise die Menge Wasserdampf in einem bestimmten Teil der Atmosphäre (Tropopause) errechnen, die sonst messtechnisch kaum fassbar ist. Die Bedeutung wird einem rasch klar, wenn man sich vergegenwärtigt, dass Wasserdampf für den größten Teil des natürlichen Treibhauseffekts zuständig ist.

Aber wirken sich die Schumann-Wellen auch auf uns aus? Auffällig ist, dass unsere Hirnwellen im selben Frequenzbereich »funken« wie die Schumann-Wellen. Die Betawellen treten bei Tätigkeiten auf, die eine gewisse Aufmerksamkeit erfordern und liegen im Bereich zwischen 14 und 30 Hertz. Alphawellen deuten auf einen leichten Entspannungszustand (zum Beispiel Tagträumen) hin und haben 8 bis 12 Hertz. Es gibt eine Reihe von Versuchen, die deutliche Hinweise auf biologische Wirkungen der Schumann-Wellen liefern. Durch künstlich erzeugte Schwingungen verschiedener Frequenzen in ihrem Frequenzbereich beschleunigt sich beispielsweise der biologische Rhythmus oder es verlängert sich die Reaktionszeit von Testpersonen (Schlegel, 2002). Eine Studie aus dem Jahre 2005 belegt eine Abhängigkeit des Blutdrucks von der Intensität der Schumann-Wellen (Mitsutake, 2005).

Verbindliches oder gar Endgültiges lässt sich jedoch nicht sagen, da die vorliegenden Studien mit zu geringen Probandenzahlen durchgeführt wurden. Es gibt allerdings zu denken, dass die amerikanische Weltraumbehörde NASA Schumann-Wellen-Generatoren in alle Space-Shuttles einbauen ließ, da das Fehlen der Schumann-Wellen im Weltraum zu gesundheitlichen Problemen führen soll (Cook, 1995). Die Vermutung scheint also nicht unberechtigt, dass natürliche elektromagnetische Wellen niedriger Frequenz Auswirkungen auf das Biosystem Mensch haben. Wenn wir später über künstliche Strahlung ähnlicher Frequenzen reden, werden wir darauf noch einmal zurückkommen.

Sonnenstrahlung: Wärme, Farben, Sonnenbrand

Während wir uns am Strand von der Sonne wärmen lassen und auf einen etwas dunkleren Hautton als Andenken an den Urlaub hoffen, genießen wir das Spektrum des Lichts in vollen Zügen: die Wärmestrahlung der Sonne, ohne die der Planet Erde ein Eisbrocken wie der mehr als minus 200 Grad Celsius kalte Pluto wäre. Einen anderen Teil der Sonnenstrahlung bildet das für uns sichtbare Licht. Nur weil bestimmte Frequenzen dieser Strahlung von den Dingen um uns herum verschluckt und andere reflektiert werden, können wir Farben wahrnehmen, erscheint uns das Meer so wunderbar blau und können manche Farbkombinationen so furchtbar wehtun. Doch nicht nur für das Sehen ist der sichtbare Teil des Sonnenlichts wichtig. Er steuert auch unsere »innere Uhr«, er sorgt dafür, dass wir im 24-Stunden-Rhythmus bleiben und nicht depressiv werden. Ein Teil der Bevölkerung leidet unter der sogenannten Winterdepression oder saisonal abhängigen Depression (SAD). Die Betroffenen klagen in der dunklen Jahreszeit über die typischen Depressionssymptome, die wieder verschwinden, sobald die Tage im Frühjahr wieder länger werden. Es überrascht nicht, dass in Alaska mit seinen langen Winternächten 20 Prozent der Bevölkerung unter SAD leiden, im südlicheren New York lediglich rund 12 Prozent und im sonnenverwöhnten Florida gar weniger als 3 Prozent. Auch das tragische

Nord-Süd-Gefälle der Selbsttötungen in Europa hat damit zu tun: In den sonnigen Ländern Griechenland und Italien sind europaweit die geringsten Suizidraten zu verzeichnen, in den nördlichen Ländern mit ihren kurzen Sommern und langen Wintern durchweg höhere (Eberhard-Metzger, 2001). Von dieser Warte aus betrachtet, hat das sichtbare Licht negative Auswirkungen – wenn es zu wenig davon gibt.

Einen weiteren Anteil der Sonnenstrahlung macht die ultraviolette Strahlung aus. Wir können sie zwar nicht sehen, ihre Auswirkungen aber fühlen. Denn UV-Strahlung gehört zu den sogenannten ionisierenden Strahlen. Sie heißen so, weil sie elektrisch neutrale Atome in Ionen verwandeln können und so lebendiges Gewebe, in diesem Fall die Haut, schädigen. Die Folge kennen wir alle: Sonnenbrand mit all seinen unangenehmen Nebenwirkungen. Der Sonnenbrand signalisiert zunächst nur, dass Zellen der Haut geschädigt wurden. Die oberste Hautschicht wird rot, schmerzt und wird nach ein paar Tagen abgestoßen und durch neue Zellen ersetzt. Es kann jedoch geschehen, dass Hautzellen durch die UV-Strahlung zwar in ihrem Erbgut geschädigt, aber nicht ersetzt werden, sondern sich abgekoppelt von den natürlichen Regelungsmechanismen des Organismus zu Krebszellen entwickeln. Das Risiko, dass dies geschieht, ist abhängig vom Hauttyp sowie der Häufigkeit und Schwere der erlebten Sonnenbrände. Und weil sich die Schäden im Laufe des Lebens summieren und weil Krebszellen verglichen mit anderen Körperzellen meist langsam wachsen, zeigen sich die Sonnensünden früherer Jahre erst in einem späteren Lebensalter (mehr zum Thema Krebsentstehung auf Seite 214ff).

Kosmische Strahlungen

Aus den Tiefen des Weltalls prasselt ein steter Schauer extrem energiereicher Teilchen – vor allem Protonen, Alphateilchen und schwere Atomkerne – auf die Erdatmosphäre ein. Diese sogenannte primäre kosmische Strahlung trifft auf die Moleküle der Luft, erzeugt so die Ionosphäre und löst dabei einen weiteren

Schauer anderer Teilchen aus, die dann auf die Erde niederregnen, die sekundäre kosmische Strahlung.

Diese enthält einen wahren Teilchenzoo aus Pionen, Myonen, Elektron-Positron-Pärchen und anderen Exoten – Namen, die wir uns nicht unbedingt merken müssen. Wichtig für uns ist aber Folgendes: Diese Strahlung ist trotz der Barrierewirkung der Atmosphäre immer noch so energiereich, dass auch sie Atome ionisieren, lebende Zellen schädigen und zu Krebs führen kann. Für Menschen in Gebirgsregionen und Vielflieger ist dies bedeutsam, da die Belastung durch sekundäre kosmische Strahlen auf der Zugspitze (2962 Meter über dem Meeresspiegel) etwa viermal so hoch ist wie im Flachland, das Risiko also mit der Höhe zunimmt. Wer auf Meeresniveau lebt, nimmt pro Jahr eine effektive Dosis von 0,3 bis 0,5 Millisievert (mSv) durch die kosmische Strahlung auf. In 2000 Meter Höhe ist es bereits 1 mSv im Jahr und brächte man ein Jahr auf dem Mount Everest zu, so wären es 15 mSv (Wissenswertes zum Strahlenschutz mit ionisierender Strahlung). Piloten, die ja meist in Flughöhen zwischen 8000 und 12 000 Metern unterwegs sind, setzen sich trotz der abschirmenden Wirkung der Kabine einer zusätzlichen Strahlenbelastung von etwa 0,009 mSv pro Stunde aus. Im Jahre 2004 wurden ca. 30 000 Angehörige des Flugpersonals mit Messgeräten überwacht. Dabei ergab sich eine mittlere Strahlenbelastung pro Person und Jahr von 1,94 mSv, bei Einzelnen wurden Spitzenwerte bis zu 5,7 mSv gemessen. Das ist zwar deutlich weniger als der gesetzlich verankerte Maximalwert für die berufliche Belastung von 20 mSv im Jahr (Umweltradioaktivität und Strahlenbelastung im Jahr 2004, 2004), dabei gilt es jedoch zu bedenken, dass man heute nicht von einem Schwellenwert ausgeht, von dem ab Strahlung Schäden nach sich ziehen kann. Mit anderen Worten: Auch die kleinste Dosis kann schädlich sein. Dennoch wäre es sicher übertrieben, deshalb den geplanten Flug in den Urlaub abzusagen.

Radioaktive Strahlung aus dem Boden

Als die Erde vor 4,6 Milliarden Jahren aus einer kosmischen Staub- und Gaswolke geboren wurde, entstanden im Gestein der erkaltenden Erdkruste zahlreiche sogenannte Radionuklide, Atome, die sich auf einem hohen Energieniveau befinden und unter Freisetzung radioaktiver Strahlung zerfallen. Viele dieser Stoffe sind heute nicht mehr vorhanden, da sie im Lauf der Zeit ihre Energie abgaben und sich dadurch in stabile Elemente verwandelten. Einige strahlende Substanzen aber befinden sich nach wie vor in Böden und Gesteinen, allen voran Kalium, Thorium sowie Uran mit seinen Zerfallsprodukten Radium und Radon. Wir sind deshalb nicht nur der ionisierenden Strahlung der Sonne und des Weltalls ausgesetzt, sondern auch jener aus dem Untergrund, der sogenannten terrestrischen Strahlung. Die Dosis dieser Strahlung ist sehr stark vom Wohnort abhängig und beträgt in der Gegend von Regensburg sowie im Thüringer Wald etwa das Zehnfache derjenigen in Hannover. Besonders hoch ist die Strahlendosis in Gebirgsregionen mit einem hohen Anteil an uran- und radiumhaltigem Granit (Abb. 6).

Von gesundheitlicher Bedeutung sind hier jene Radionuklide, die in landwirtschaftlich genutzten Böden vorkommen. Pflanzen nehmen die Stoffe aus dem Boden auf und werden direkt vom Menschen verzehrt oder von Nutztieren gefressen, die wiederum auf unserem Teller landen. Wir essen also täglich auch radioaktives Material, nicht erst seit den Atombombenversuchen der 1950er-Jahre und seit Tschernobyl.

Der zweite gesundheitlich relevante Faktor ist Radongas, das felsigen Untergründen entströmt. In der Außenluft wird es sehr stark verdünnt, sodass es beim Einatmen kaum noch ein Risiko darstellt. In alten Gebäuden aber kann sich die Konzentration gefährlich auf das Fünffache der Außenbelastung erhöhen, da das Gas durch Ritzen im Fundament und Mauerwerk eindringen kann. Dass die radioaktive Strahlung des Radongases Lungenkrebs hervorrufen kann, ist unstrittig. Ebenso unbestritten ist, dass die radioaktive Belastung durch Radon und seine Zerfallspro-

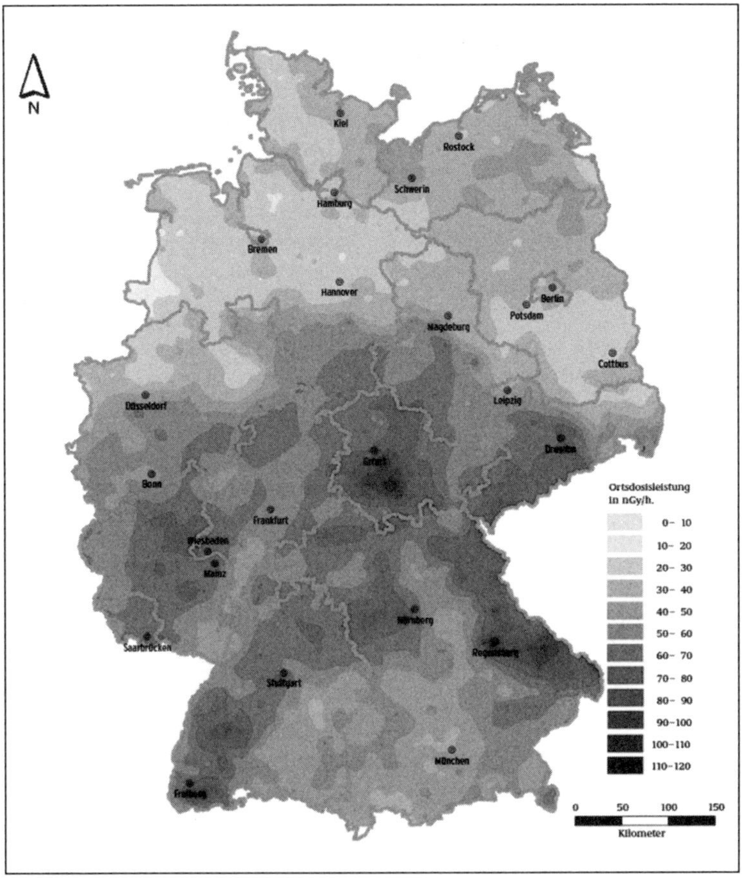

Abb. 6: Dosierung der terrestrischen Strahlung in Deutschland. Grafik: Strahlung - Strahlenschutz (Broschüre). Bundesamt für Strahlenschutz (BfS), 2004.

dukte im Bundesdurchschnitt etwas mehr als die Hälfte der natürlichen radioaktiven Strahlung ausmacht.

Dass Radongas offenbar das Lungenkrebsrisiko erhöht, weiß man bereits aus Berichten über Bergarbeiter in Deutschland und Böhmen, die bis ins 16. Jahrhundert zurückreichen (Zielinski, 2006). Bei den unter Tage schuftenden Bergleuten in Schneeberg im Erzgebirge fiel im 19. Jahrhundert eine starke Häufung einer

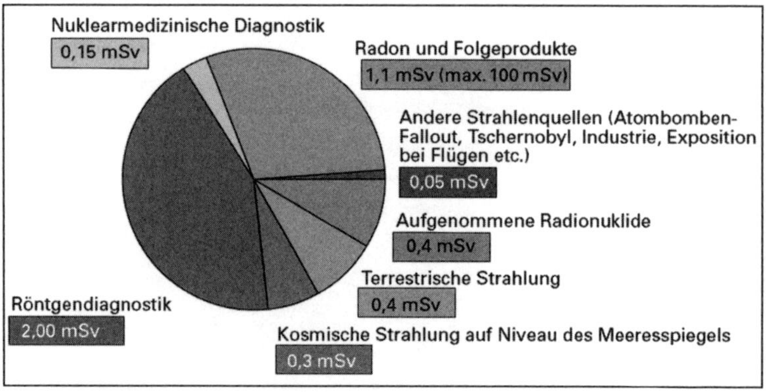

Abb. 7: Mittlere effektive Strahlenbelastung der Bevölkerung in Deutschland, gemessen in Millisievert. Auf die medizinische Diagnostik entfällt der größte Einzelbetrag. Quelle: Hoeschen, C. Spagat zwischen heilen und schaden: Strahlenanwendungen in der Medizin. GSF-Forschungszentrum für Umwelt und Gesundheit, 2006. Grafik: Dieter Regulla.

tödlichen Lungenkrankheit mit ungewöhnlichem Verlauf auf, die man damals – den Begriff »Lungenkrebs« gab es noch nicht – »Schneeberger Krankheit« benannte. Die Frage ist jedoch, wie groß das Risiko tatsächlich ist, zumal das Rauchen als wichtigste Ursache von Lungenkrebs außer Frage steht (siehe auch Exkurs zur Epidemiologie auf Seite 221 ff) und die Konzentration von radioaktivem Radongas in Wohnräumen im Vergleich zu den Konzentrationen, denen die Bergleute ausgesetzt waren, recht gering ist.

Die ersten Berechnungen des radonbedingten Lungenkrebsrisikos aus den 1990er-Jahren basierten noch ausschließlich auf epidemiologischen Untersuchungen an Bergarbeitern, die auf die Belastung in Wohnräumen heruntergerechnet wurden. Sie waren jedoch so ungenau, dass sie für die USA eine zusätzliche Lungenkrebstodesrate von 3000 bis 41 000 Fällen pro Jahr ergaben (Field, 2006). Keine wirklich aussagekräftige Angabe. Heute können wir das Risiko genauer bestimmen, weil eine Vielzahl epidemiologischer Studien aus mehreren Ländern –

auch Deutschland – vorliegt, denen tatsächlich gemessene Radonwerte zugrunde liegen.

Wir gehen heute von der gut gesicherten Erkenntnis aus, dass weltweit etwa 10 Prozent aller Lungenkrebsfälle auf das Konto der Radonbelastung in Innenräumen gehen (Zielinski, 2006). Auf Deutschland mit seinen 40 000 Lungenkrebstoten pro Jahr gerechnet müssen wir also mit etwa 4000 Toten allein aufgrund der Radonbelastung rechnen. Eine Analyse von 13 epidemiologischen Studien aus neun europäischen Ländern an 7148 Fällen von Lungenkrebs und 14 208 nicht erkrankten Kontrollfällen (mehr zu solchen sogenannten Fall-Kontroll-Studien im Exkurs auf Seite 208 ff) gibt uns im Vergleich mit US-amerikanischen Daten sogar die Möglichkeit, das Risiko für unterschiedliche Strahlungsintensitäten nach Rauchern und Nichtrauchern getrennt zu betrachten. Danach beträgt das errechnete Risiko, im Laufe von 75 Jahren an Lungenkrebs zu sterben, für Raucher sowie Ex-Raucher mit zunehmender Radonbelastung 10,1, 11,6 Prozent, 16,0 und 21,6 Prozent, für lebenslange Nichtraucher dagegen 0,41, 0,47, 0,67 und 0,93 Prozent (Darby, 2005). Das bedeutet, dass rein rechnerisch 10,1 von 100 Zigarettenrauchern im Verlaufe von 75 Lebensjahren an Lungenkrebs sterben, wenn sie keiner zusätzlichen Belastung durch Radon ausgesetzt sind, dass es hingegen 21,6 von 100 Rauchern das Leben kostet, wenn sie hohen Radonwerten ausgesetzt sind. Unter den Nichrauchern muss man hingegen ohne Radon mit einem Lungenkrebstoten auf knapp 244, bei der höchsten Radonbelastung mit einem Todesfall auf 108 Personen rechnen. Wie sich aus der folgenden Abbildung 8 erkennen lässt, steigt sowohl das Risiko für Raucher als auch für Nichraucher linear mit der Radonbelastung an. Interessant aber, dass der Anstieg bei den beiden Gruppen nicht parallel verläuft. Offenbar verstärkt Radon das ohnehin schon deutlich höhere Risiko durch Zigarettenrauch noch zusätzlich.

Künstliche Strahlung

Es ist gewiss nicht übertrieben, die letzten Jahre des 19. Jahrhunderts als die Geburtsstunde der künstlichen ionisierenden Strahlung zu bezeichnen. Im Jahr 1895 entdeckte der deutsche Physiker Wilhelm Conrad Röntgen die nach ihm benannten Röntgenstrahlen. Im Jahr darauf fand der französische Physiker Antoine-Henry Becquerel heraus, dass Uran fotografische Platten ebenso schwärzt wie Röntgenstrahlen, dass es sich aber offenbar um eine andere Form von Strahlung handelt – Becquerel glaubte, es sei eine Art von Fluoreszenz. Nur drei Jahre später entdeckten die französischen Physiker Pierre und Marie Curie die stark radioaktiv strahlenden Elemente Polonium und Radium, und im Jahr 1899 brillierte der britische Physiker Ernest Rutherford mit dem Nachweis, dass radioaktive Elemente verschiedene Arten von Strahlung abgeben.

In der Folge dieser Erkenntnisse setzten sich nicht nur Röntgenuntersuchungen immer mehr durch. Auch die Therapie von Hauterkrankungen mittels radioaktiver Strahlen wurde ohne Bedenken an zahllosen Patienten durchgeführt. Worüber man heute nur noch den Kopf schütteln kann: Bis in die 1960er-Jahre hinein wurden Röntgengeräte in österreichischen Schuhgeschäften eingesetzt (Regal, 2005). So ließ sich mit diesen sogenannten Pedoskopen selbst bei den Jüngsten einfach und schnell prüfen, ob die Schuhe passten, eine Praxis, die auch in Deutschland zur selben Zeit gängig war.

Dass in den Anfangsjahren noch niemand die wahren Gefahren der Radioaktivität kannte, zeigte sich Jahre später nicht zuletzt an Marie Curie selbst. Im Jahr 1920 wurde bei ihr auf beiden Augen ein grauer Star (Katarakt) diagnostiziert, eine Augenerkrankung, bei der die Augenlinsen trübe werden und die auch durch radioaktive Strahlung hervorgerufen werden kann. Ihr Augenlicht wurde so schwach, dass sie die Notizen für ihre Vorlesungen in riesigen Buchstaben aufschreiben und sich von ihren beiden Töchtern führen lassen musste. Erst nach vier Operationen konnte sie ihre Arbeit wieder aufnehmen. Der graue Star war je-

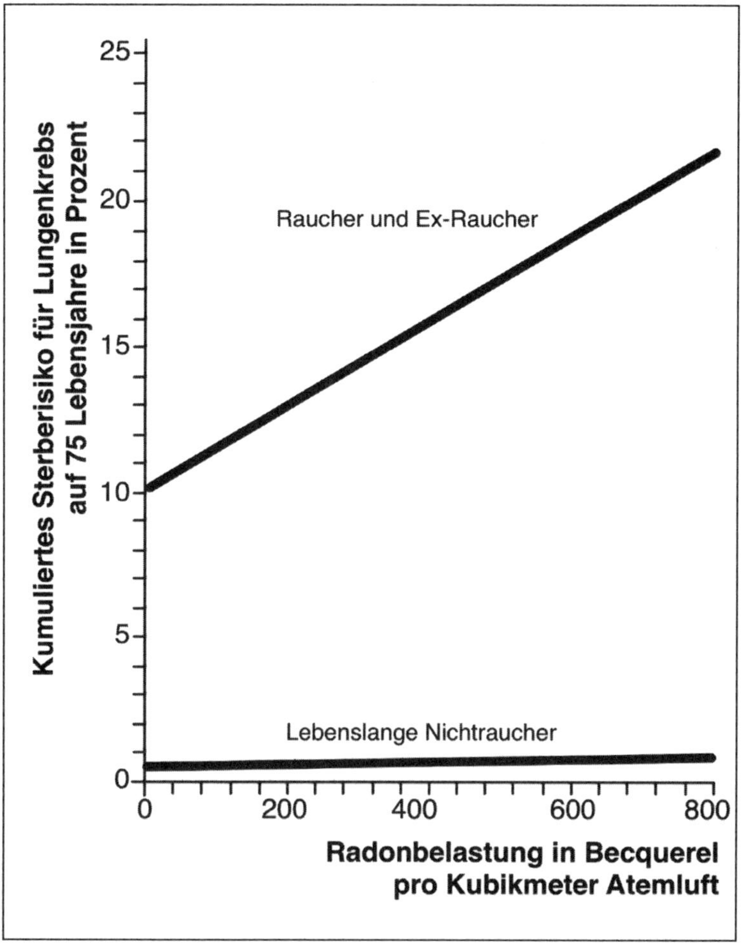

Abb. 8: Das Risiko, an Lungenkrebs zu sterben, für Raucher und Nichtraucher bei steigender Radonbelastung, berechnet auf 75 Lebensjahre. Quelle: Nach Darby, S., u. a. Radon in homes and risk of lung cancer: collaborative analysis of individual data from 13 European case-control studies. BMJ Clinical research ed Bd. 330, Nr. 7485, 2005. Grafik: Bernd Neumann

doch nicht die einzige Erkrankung, die sie sich durch ihren jahrelangen ungeschützten Umgang mit radioaktiven Substanzen zuzog: Am 4. Juli des Jahres 1934 starb sie an Leukämie.

Heute wissen wir Bescheid über die Schädlichkeit ionisierender Strahlen, insbesondere der Röntgen- und radioaktiven Strahlen. Wenn sie in der Medizin eingesetzt werden, so ist dies stets eine Abwägung zwischen Nutzen und Risiko.

Röntgendiagnostik

Wer mit Verdacht auf einen Knochenbruch ins Krankenhaus kommt, wird meist zunächst einmal geröntgt. Das Gleiche gilt bei Verdacht auf Lungenentzündung, Tumorerkrankungen, Veränderungen an den Gelenken oder eine Vergrößerung des Herzens. Auch in Zahnarztpraxen ist das Röntgenverfahren an der Tagesordnung, um beispielsweise Weisheitszähne genau zu lokalisieren, defekte Zahnwurzeln zu erkennen und Eingriffe zu planen. Ebenfalls eine Form der Röntgendiagnostik ist die Mammografie, die Frauen empfohlen wird, um Brustkrebs möglichst frühzeitig zu erkennen und ihn dadurch effektiver behandeln zu können.

Immer häufiger wird auch eine im Jahre 1971 erstmals an Patienten getestete Weiterentwicklung des Röntgenverfahrens angewandt, die Computertomografie (CT) – etwa wenn Patienten mit einem Schlaganfall eingeliefert werden oder der Arzt Blutungen oder Tumoren im Gehirn vermutet. Auch Verkalkungen der Blutgefäße des Herzens, Bandscheibenvorfälle sowie andere Veränderungen innerer Organe werden oft mit einem CT diagnostiziert. Außerdem gewinnt das CT sowohl bei der Operationsplanung und -durchführung immens stärkere Bedeutung.

Angesichts der Tatsache, dass jede Röntgenuntersuchung das Krebsrisiko erhöht, stellt sich die Frage, ob denn wirklich jede Untersuchung nötig ist. Im Durchschnitt wird jeder Bundesbürger pro Jahr 1,8-mal geröntgt (Hoeschen, 2006). Nur die Japaner übertreffen den deutschen Eifer noch mit 2,3 Röntgenuntersuchungen pro Einwohner und Jahr. Die USA, die Niederlande und Frankreich liegen hingegen mit 1,4, 0,9 und 0,7 Anwendungen im Jahr deutlich darunter (Bethge, 2003).

Bevor wir uns weiter mit künstlicher ionisierender Strahlung beschäftigen, müssen wir die Frage der Maßeinheiten klären. Es gibt verschiedene Maßeinheiten, die beim Laien zunächst Verwirrung stiften können: Becquerel (Bq), Gray (Gy), Coulomb pro Kilogramm (C/kg) und Sievert (Sv). Um die tatsächliche Belastung des Körpergewebes anzugeben, wollen wir hier die Einheit Sievert bzw. Millisievert (mSv entspricht 1000stel Sievert) benutzen. Denn gleichgültig, um welche Art von ionisierender Strahlung es sich handelt, gibt sie an, wie hoch die Strahlendosis ist, die vom Gewebe aufgenommen wird.

Laut Angaben des Forschungszentrums für Umwelt und Gesundheit (GSF) aus dem Jahr 2006 beträgt die durchschnittliche Strahlenbelastung durch Röntgenanwendungen pro Bürger und Jahr 2 Millisievert (mSv). Rechnet man noch die Belastung durch diagnostische und therapeutische Verfahren mit radioaktiven Stoffen (0,15 mSv) und andere künstliche Strahlenquellen wie dem Fall-out aus Atombombenversuchen und der Tschernobyl-Katastrophe (0,05 mSv) hinzu, so kommt man auf 2,2 mSv, was exakt der mittleren jährlichen Pro-Kopf-Belastung durch natürliche Strahlenquellen entspricht (siehe Abbildung 7 auf S. 116).

In den über hundert Jahren seit der Entdeckung der Röntgenstrahlen hat sich die Belastung mit ionisierender Strahlung damit verdoppelt. Ohne Tschernobyl und Atomwaffentests verharmlosen zu wollen, stellt sich erneut die Frage, ob eine so hohe Belastung durch Röntgenstrahlung wirklich sein muss. Bernd Hamm, Präsident der Deutschen Röntgengesellschaft, fand im *Spiegel* klare Worte: »Es wird zu viel geröntgt[...] Bei uns darf im Prinzip fast jeder Arzt röntgen[...] Etwa 70 Prozent des normalen Röntgens finden nicht in der Radiologie statt.« (Hoeschen, 2006) Dass hier nicht immer nur das Wohl des Patienten im Vordergrund steht, ist keine böswillige Annahme: Röntgengeräte sind teuer und müssen sich bezahlt machen.

Auch wenn ganz gewöhnliche Röntgenuntersuchungen des Skeletts, des Zahnbereichs und des Brustkorbs bei der Häufigkeit mit zusammen 83 Prozent den Löwenanteil stellen, geht die größte Belastung doch von einer Technik aus, die nur in radiologischen Praxen und Kliniken zu finden ist, der Computertomografie (CT). Was die effektive Jahresdosis der Belastung angeht, so macht die Computertomografie bei der deutschen Bevölkerung fast 50 Prozent der gesamten Belastung mit Röntgenstrahlen aus.

Ab in die Röhre

Ein Computertomograf erinnert ein wenig an eine überdimensionale Waschmaschinentrommel, in der eine Liege montiert ist. Der Patient legt sich auf die Liege und wird mit dieser in die »Trommel« gefahren, bis der zu untersuchende Körperbereich voll erfasst werden kann. Nun dreht sich ein fächerförmiger Röntgenstrahl kreisförmig um den Patienten und wird auf der jeweils gegenüberliegenden Seite von Detektoren erfasst. Je nachdem, wie stark die Röntgenstrahlen vom Gewebe aufgenommen werden – Haut, Fett, Knochen und innere Organe nehmen unterschiedlich viel Strahlung auf –, gelangt ein stärkeres oder schwächeres Signal an die Detektoren und wird von dort an den Computer geschickt. Dieser errechnet daraus Schichtbilder in verschiedenen Graustufen, die sich im Computer zu einem dreidimensionalen Bild des Körperinneren zusammenfügen lassen. Anders als bei einem Röntgenbild, das aus nur einer Richtung aufgenommen wird und deshalb »flach« bleibt, lassen sich die Organe im CT also aus jeder Richtung betrachten und bieten dem Arzt somit ein diagnostisch weitaus wertvolleres Bild. Zudem ist die Kontrastabstufung besser, sodass auch kleinste Veränderungen deutlich erkennbar sind.

Während die ersten Computertomografen noch fünf Minuten für eine einzige Schichtaufnahme benötigten, sind es bei den neuesten Geräten nur noch Bruchteile von Sekunden. Die enorme Geschwindigkeit erlaubt heute sogar detailgetreue Aufnahmen des schlagenden Herzens. Diese Apparate der fünften Generation sind technologische Highlights einiger weniger Kliniken, etwa der Charité in Berlin. Die allermeisten Kliniken müssen sich jedoch mit älteren Geräten bescheiden – die neuen sind schlicht zu teuer.

Lange Zeit galt die Devise, durch möglichst viele eng aneinandergrenzende Schichtaufnahmen so viele Details wie möglich sichtbar zu machen. Doch je mehr Schichten durchstrahlt werden, desto mehr Strahlung wird auch vom Körper aufgenommen. Selbst mit den ausgeklügeltsten technischen Verfahren ließ sich die Strahlenbelastung bislang nur um maximal 30 Prozent pro CT reduzieren. Weitere Reduktionen führten stets zu einer deutlich schlechteren Bildqualität und damit einer geringeren diagnostischen Aussagekraft. Wissenschaftler des deutschen Forschungszentrums für Umwelt und Gesundheit (GSF) haben in Zusammenarbeit mit Forschern der Universität von Oregon (USA) deshalb ein Computerprogramm geschrieben, das aus einer geringeren Anzahl von CT-Daten ein ebenso detailreiches Bild konstruiert, wie es ein normales CT erzeugt. Mit dieser Software lässt sich die Strahlendosis ohne Qualitätseinbußen auf die Hälfte reduzieren. Das 2006 vorgestellte Verfahren muss jetzt allerdings noch die Hürde der Markteinführung nehmen. Gelingt der Sprung in den freien Markt, so ließe sich damit die Gesamtstrahlenbelastung deutlich senken.

Dennoch muss die Devise gelten, auf alle Röntgen- und erst recht CT-Aufnahmen zu verzichten, die medizinisch nicht zwingend notwendig sind. Dies wird verständlich, sobald man die jeweiligen Strahlenbelastungen vergleicht. Während beispielsweise eine normale Röntgenaufnahme der Wirbelsäule einem 75 Kilo schweren »Normalbürger« eine Strahlenbelastung von 0,1 bis 1,8 mSv zumutet, sind es bei einem CT der Wirbelsäule stattliche 2 bis 11 mSv, im Extrem also das 110-Fache einer Röntgenaufnahme.

Seit einigen Jahren werden in den USA zunehmend CT-Untersuchungen angeboten, die der um seine Gesundheit besorgte Bürger aus eigener Tasche zahlen muss. Eine solche Untersuchung kostet laut einer Studie der amerikanischen Stanford-Universität zwischen 795 und 995 US-Dollar, nach dem Kurs von 2007 umgerechnet etwa 600 bis 770 Euro. Im Schnitt muss man für einen Ganzkörper-Scan 850 US-Dollar (650 Euro) auf den Institutstresen legen (Illes, 2003). Doch viele Wissenschaftler warnen vor dem Trend, die Gesundheitsvorsorge auf diese Weise in die eigene Hand zu nehmen. Denn zum einen erhalten Interessierte kaum Aufklärung, welche Erkenntnisse ein solcher Scan bringen kann und welche Risiken er birgt (Illes, 2004). Zum anderen findet sich bei fast jedem Untersuchten das eine oder andere von der Norm abweichende Ergebnis. Das muss aber noch lange nicht bedeuten, dass diese Abweichung schon krankhaft ist oder zu einer Krankheit führen wird. Selbst in den Fällen, in denen anscheinend etwas wirklich Besorgniserregendes gefunden wird, handelt es sich in den meisten Fällen um sogenannte falsch-positive Ergebnisse. Die Folge sind deshalb oftmals weitere belastende Untersuchungen, ganz zu schweigen von den psychischen Qualen, die ein vermeintlich Krebskranker durchzustehen hat (Smith, 2003). Auch wenn man davon ausgeht, dass einigen wenigen durch den Scan das Leben gerettet wird: Die zusätzliche Strahlung erhöht das Risiko, in späteren Jahren an Krebs zu erkranken, selbst wenn das aktuelle Untersuchungsergebnis Entwarnung gibt.

Nuklearmedizin

In der Nuklearmedizin bündeln sich verschiedene diagnostische Verfahren. Das Prinzip ist dabei stets das gleiche: Zunächst wird ein radioaktiver Stoff in die Blutbahn gespritzt. Da sich manche radioaktive Substanzen bevorzugt in bestimmten Organen anreichern – Technetium-99 beispielsweise in der Schilddrüse – und weil die Substanzen Strahlen aussenden, die auch noch außerhalb des Körpers mit geeigneten Detektorgeräten registriert werden können, lässt sich anhand der Aufnahmen etwas über den Zustand des jeweiligen Organs herausfinden.

Eine der häufigsten nuklearmedizinischen Untersuchungsmethoden ist die Schilddrüsenszintigrafie. In den meisten Fällen bekommt der Patient dabei eine fest definierte Menge des radioaktiven Technetium-99 injiziert. Etwa 15 bis 25 Minuten später lässt sich auf den Aufnahmen von normal arbeitendem Schilddrüsengewebe eine gleichmäßige, dunkle Grautönung erkennen. In kranken Bereichen, die keine Schilddrüsenhormone mehr herstellen, findet sich auch keine Strahlung – die Bereiche erscheinen auf dem Bild hellgrau bis weiß. Gewebe hingegen, das krankhaft überaktiv ist, reichert mehr Technetium an, strahlt entsprechend stärker und ist stärker geschwärzt. Andere Organe – Lunge, Knochen, Nieren, Herz – lassen sich auf ähnliche Weise untersuchen.

Den zweiten großen Bereich der Nuklearmedizin nimmt die Therapie ein. Hier gilt das Grundprinzip: Radioaktive Strahlen sollen kranke Zellen zerstören, beispielsweise Krebszellen. Das Problem bei der Strahlenbehandlung ist, dass auch gesunde Zellen durch Radiaktivität zerstört oder zumindest geschädigt werden können. Die Strahlung soll also möglichst nur die Zielzellen treffen, nicht das umliegende gesunde Gewebe. Die Radiotherapie arbeitet mit zwei unterschiedlichen Verfahren: Die radioaktive Substanz wird in den Körper eingebracht – zum Beispiel gespritzt oder geschluckt –, sodass sie ihre Strahlung direkt an die Zielzellen abgeben kann, oder die Strahlung wird von außen mit einer Strahlenkanone an die Zielzellen gelenkt. Für die erste Methode eignen sich am besten radioaktive Stoffe, die Alpha- oder Betastrahlung abgeben. Beiden Strahlungsarten ist gemein, dass sie keine große Reichweite im Körpergewebe haben, Alphateilchen im Millimeterbereich, Betateilchen wenige Millimeter bis Zentimeter. Gelingt es also, geeignete Alpha- oder Betastrahler exakt zu platzieren, so kann man sehr genau die Zielzellen treffen ohne das umgebende Gewebe zu schädigen.

In manchen Fällen einer vergrößerten Schilddrüse (Kropf) beispielsweise ist eine Operation nicht möglich oder wird vom Patienten nicht gewünscht. Dann kommt unter Umständen eine Behandlung mit radioaktivem Jod in Betracht. Dazu schluckt der Patient eine Kapsel mit der radioaktiven Substanz, einem Betastrahler. Dieser wird über Magen und Darm vom Körper aufgenommen und wie gewöhnliches Jod in der Schilddrüse angereichert. Wenn alles gut läuft, verkleinert sich der Kropf durch die zerstörerische Wirkung der Strahlen im Verlauf der folgenden Monate. Auf ähnliche Weise lassen sich auch viele andere Erkrankungen behandeln.

Bei Krebserkrankungen kommt meist die zweite Form der Therapie mit der Strahlenkanone zum Einsatz. In der Regel im Anschluss an eine Operation, bei der das Krebsgewebe entfernt wurde, manchmal aber auch anstelle einer Operation oder Chemotherapie, wird gezielt das Tumorgewebe oder der Bereich, in dem der Tumor lokalisiert war, von außen mit einem Gammastrahler behandelt. Dadurch sollen der Tumor selbst oder bei der Operation nicht entfernte Tumorzellen zerstört werden. In einigen Sonderfällen wird eine Ganzkörperbestrahlung als Vorbereitung einer Knochenmarkstransplantation oder zur Linderung der Schmerzen von Krebspatienten eingesetzt, sofern eine ursächliche Behandlung nicht (mehr) möglich ist.

Alles in allem ist die Strahlenbelastung bei diesen Therapieformen natürlich deutlich höher als diejenige bei Röntgenuntersuchungen oder der Diagnostik mit radioaktiven Substanzen. Während die zielgenauen Behandlungsformen wie die Behandlung der vergrößerten Schilddrüse kaum Nebenwirkungen haben, können die Folgen einer externen radioaktiven Bestrahlung ganz erheblich sein und von akuten Wirkungen wie Verbrennungen, Schwellungen, Schleimhautreizungen, Übelkeit, Müdigkeit und Unfruchtbarkeit bis zu längerfristigen wie Haarausfall oder Austrocknung der Schleimhäute reichen. Glücklicherweise in nur wenigen Fällen kann die Behandlung auch eine Krebserkrankung auslösen, die nicht in direktem Zusammenhang mit dem behandelten Krebs steht. All diese Folgen aber sind abhängig vom Allgemeinbefinden des Patienten sowie der Höhe der Strahlendosis und der Häufigkeit der Bestrahlung.

Selbstverständlich stellt sich auch hier stets die Frage nach den Heilungsaussichten und deren Abwägung gegen die Risiken. Immer dann, wenn ein schonenderes Verfahren eine gleich hohe oder höhere Chance bietet, wird die Wahl nicht schwer fallen. Auf absehbare Zeit aber bleibt die radioaktive Bestrahlung in vielen Fällen ohne Alternative.

Atombombentests

Der erste Atombombentest fand am 16. Juli 1945 in der Alamogordo-Wüste in New Mexico (USA) statt. Seither haben die USA weitere 1038 Tests durchgeführt, 815 unterirdische, 210 über dem Boden und fünf Unterwassertests. Weltweit explodierten bis zum heutigen Tag 2050 Atombomben testweise, wobei sich nach den USA die ehemalige Sowjetunion (718), Frankreich (198) sowie China und Großbritannien mit jeweils 45 Versuchen als Spitzenreiter hervorgetan haben. Insgesamt wurde bei diesen Versuchen eine Sprengkraft von etwa 34000 Hiroshima-Bomben freigesetzt (Wikipedia, 2007c).

Bereits Mitte der Fünfzigerjahre des vergangenen Jahrhunderts stellte man fest, dass die Bodenstrahlung durch oberirdische Atombombenversuche rasant anstieg. Im Jahr 1963 unterzeichneten deshalb als Erste die USA, Großbritannien und die Sowjetunion den »Vertrag zum Verbot von Nuklearwaffentests in der Atmosphäre, im All und unter Wasser«. Innerhalb weniger Monate wurde der Vertrag von mehr als 100 weiteren Nationen unterzeichnet. Anzumerken ist allerdings, dass Frankreich und China den Vertrag nicht unterschrieben (Nuclear Test-Ban Treaty, 2007). Durch diese Maßnahme ging die weltweite Belastung durch die Radioaktivität aus Atomwaffentests stetig zurück und beträgt heute in Deutschland weniger als 0,01 mSv im Jahr.

Tschernobyl

Am 26. April 1986 um 1 Uhr 24 in der Nacht explodierte der Block 4 des Lenin-Kraftwerks in Tschernobyl nahe der 45000-Einwohner-Stadt Pripjat in der Ukraine und schleuderte Tonnen radioaktiven Materials in die Atmosphäre. In der Nähe des Kraftwerks lagerten sich die schwereren radioaktiven Stoffe wie Strontium 90 und Plutonium 239 ab. Wie viele Menschen bislang tatsächlich an den Folgen der Katastrophe starben und noch sterben werden, wird wohl auf immer ein Geheimnis bleiben. Sicher ist aber, dass es Tausende, wenn nicht Zehntausende sind. Sicher ist auch, dass in den besonders stark verstrahlten Gegenden Weiß-

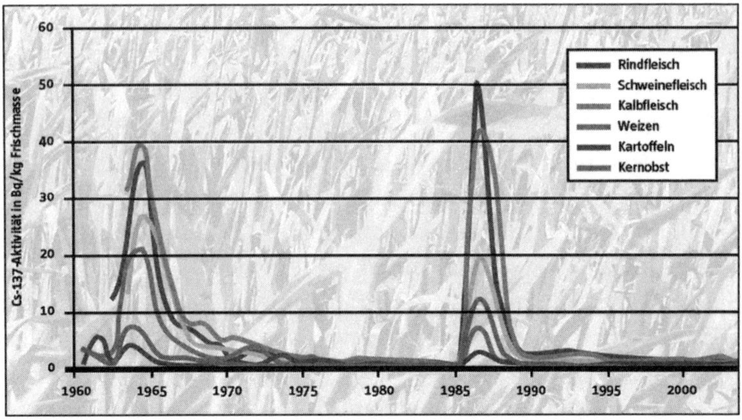

Abb. 9: Arithmetisches Jahresmittel der Belastung ausgewählter Lebensmittel mit Cs-137. Quelle: Ein Unfall mit Folgen – 20 Jahre Tschernobyl (Broschüre) BMU 2004. Grafik: Öko-Institut e.V., 2006.

russlands und der Ukraine die Zahl der Fehlbildungen bei Neugeborenen nach dem Unfall sprunghaft anstieg und sich auf hohem Niveau hält. Ebenso sicher ist, dass noch heute zahlreiche Menschen als Folge des Unfalls an Krebs erkranken (Chernobyl's Legacy, 2006; Health Effects of the Chernobyl Accident, 2006; Mayr, 2006).

Leichtere Elemente wie Cäsium wurden über Polen bis nach Skandinavien, in einer weiteren Wetterfront über Tschechien und Österreich bis nach Deutschland geweht, wo die Belastung allerdings regional sehr unterschiedlich ausfiel: stark im Südosten, schwach im Nordwesten und Norden. Noch heute lässt sich radioaktives Cäsium-137 vor allem in wild wachsenden Pilzen, Beeren und Wildbret nachweisen. Wer heute beispielsweise 200 Gramm Maronenröhrlinge aus Südbayern verzehrt, fügt seiner Jahresbelastung durch Radioaktivität etwa 0,01 mSv hinzu. (Die Kontamination von Lebensmitteln, 2006). Dieser Wert entspricht der durchschnittlichen Jahresstrahlenbelastung in Deutschland durch den immer noch im Boden lagernden radioaktiven Fallout Tschernobyls, die sogenannte Bodenstrahlung. Im Jahr 1986 betrug die mittlere Belastung noch 0,07 mSv, im Münchner Raum hingegen etwa das Vierfache (0,28 mSv) und im Raum Berchtesgaden sogar das Zehnfache (0,7 mSv) (Umweltradioaktivität und Strahlenbelastung – Jahresbericht 2005, 2006). An Abbildung 9 wird deutlich, wie groß die Belastung von Lebensmitteln mit radioaktivem Cäsium-137 in den Jahren der oberirdischen Atomwaffentests (erste Spitze) und nach dem Reaktorunfall in Tschernobyl tatsächlich war.

In seiner Broschüre *Ein Unfall mit Folgen – 20 Jahre Tschernobyl* schreibt das Freiburger Öko-Institut, in Deutschland seien keine gesundheitlichen Auswirkungen bekannt, die mit der Katastrophe in Tschernobyl direkt in Verbindung gebracht werden können. »Trotzdem«, so heißt es dort weiter, »sind rein rechnerisch durch den Unfall in Tschernobyl einige Tausend Todesfälle in Deutschland möglich.« Eine Studie des Forschungszentrums für Umwelt und Gesundheit (GSF) aus dem Jahr 2000 kommt immerhin zu der Schlussfolgerung, dass es im Jahre 1987 in Deutschland zu einem Anstieg der Säuglingssterblichkeit und Totgeburtenrate gekommen ist, insbesondere in den stärker belasteten südlichen Regionen (Scherb, 2000). Ähnliches dürfte auch für die Kernwaffentests gelten. Für die USA zumindest, wo die meisten der 1039 Tests im Bundesstaat Nevada unweit von Las Vegas durchgeführt wurden, haben Wissenschaftler des Nationalen Krebsinstituts (NCI) für alle, die in der Zeit zwischen 1951 und 2000 in den USA lebten, eine Rate von 11 300 bis 212 000 – im Mittel 49 000 – zusätzlichen Fällen von Schilddrüsenkrebs für die gesamte Lebenszeit errechnet, wobei die normale Anzahl, also ohne den Fallout, bei 400 000 Fällen liegt (Report on the Feasibility, 2005; Simon, 2006).

Lässt sich das Risiko durch ionisierende Strahlung berechnen?

Es ist kein Schwellenwert bekannt, ab dem ionisierende Strahlung Krebs auslösen kann. Andersherum formuliert kann bereits möglicherweise eine einzige Röntgenbestrahlung eine unter Umständen tödliche Krebserkrankung auslösen. Es kann aber auch genauso gut sein, dass jemand viele Computertomografien über sich ergehen lassen kann und dennoch nicht an Krebs erkrankt. Seit den tragischen Atombombenabwürfen am 6. August 1945 auf Hiroshima und am 9. August desselben Jahres auf Nagasaki – in beiden Städten starben innerhalb weniger Stunden und Tage mehr als 100 000 Menschen – wissen wir aber, dass eine einmalige Dosis von 100 Sievert (Sv) zum sofortigen Tod führt, dass mehr als 10 Sv zu einem späteren Zeitpunkt den sicheren Tod bedeuten und dass 50 Prozent aller Menschen sterben, die einmalig einer Dosis von 4,5 Sv ausgesetzt sind. Auch die meisten der folgenden Risikoberechnungen sind aus den Folgen abgeleitet, die sich für die Bevölkerung von Hiroshima und Nagasaki ergaben.

Um etwas über das Risiko verhältnismäßig geringer Strahlungsintensitäten – wie bei der Belastung durch Röntgenstrahlung – aussagen zu können, müssen wir den Weg über die Statistik einschlagen und das errechnete Risiko in Beziehung zu anderen Risiken setzen. Andernfalls blieben es lediglich Zahlen ohne Beziehung zur Wirklichkeit.

Ohne Bestrahlung erkranken 250 von 1000 Bundesbürgern irgendwann in ihrem Leben an Krebs oder Leukämie. Man nennt dies das »Lebenszeitrisiko«. Nehmen wir nun an, jemand müsse sich in einem Jahr zweimal einer Computertomografie seines Brustkorbs unterziehen, was einer Belastung von ca. 16 mSv entspricht. Nehmen wir weiter an, die übrige Jahresbelastung entspräche dem Bundesdurchschnitt von etwa 4 mSv, so würde sich die Gesamtjahresbelastung auf 20 mSv addieren. Laut der neuesten Berechnungen des US-amerikanischen Komitees für biologische Effekte ionisierender Strahlung (BEIR) liegt das Lebenszeitrisiko für Krebs und Leukämie je 10 mSv bei 1 zu 1000 (BEIR VII, 2005). Bei unserer angenommenen Belastung mit 20 mSv würde sich das Lebenszeitrisiko des Betroffenen entsprechend auf 2 zu 1000 erhöhen. Anschaulich formuliert: Bei zwei von 1000 Personen, die dieser Strahlendosis ausgesetzt sind, muss rein statistisch im Lauf ihres gesamten Lebens mit einer Krebserkrankung aus diesem Grund gerechnet werden (Strahlenthemen – Risikoabschätzung und Bewertung, 2006). Wie wir gesehen haben, erkranken durchschnittlich 250 von 1000 Menschen auf die gesamte Lebensspanne gerechnet an Krebs. Die zusätzliche Bestrahlung mit 20 mSv würde diese Zahl deshalb auf 252 von 1000 steigern.

Das Risiko lässt sich auch noch von einer anderen Warte aus betrachten, der geschätzten verlorenen Lebenszeit. Auch wenn diese Zahlen mit Vorsicht zu genießen sind, weil sie aus einer ganzen Reihe unterschiedlich zuverlässiger Statistiken errechnet und damit zahlreichen möglichen Fehlerquellen unterworfen sind, vermitteln sie doch ein etwas anschaulicheres Bild der Risiken. Wer 20 Zigaretten am Tag raucht, muss damit rechnen, dass sein Leben im statistischen Schnitt sechs Jahre kürzer währt als ohne das Rauchen. Der geschätzte Lebenszeitverlust, gemessen an der statistischen Durchschnittslebenserwartung – in deren Berechnung die Raucher freilich inbegriffen sind – beträgt also sechs Jahre. Für alle tödlichen Unfälle zusammen, im Haushalt, Straßenverkehr, Beruf und beim Sport, liegt der Lebenszeitverlust statistisch bei gut 200 Tagen. Die angenommene zusätzliche Strahlenbelastung von 20 mSv dagegen führt zu einem Lebenszeitverlust von etwa 100 Tagen (Radiation and Risk, 2007).

Für all diese Prognosen gilt natürlich, dass sie keineswegs eintreten müssen. Ein Raucher kann 100 Jahre alt werden. Auch ein Autofahrer, der täglich Hunderte von Kilometern fährt und obendrein einem gefährlichen Hobby wie Sturmsurfen frönt, kann lebenslang von Unfällen verschont bleiben. Und der häufig geröntgte Bürger muss keineswegs zwangsläufig an einem tödlichen Krebs erkranken. Alle angeführten Werte sind eben nur Durchschnittswerte, die auf der Basis des bekannten statistischen Materials errechnet wurden. Sie sagen deshalb nichts über den Einzelfall aus.

Zu bedenken gilt es aber, dass sich Risiken summieren und dadurch auch geringe Wahrscheinlichkeiten an Tragweite gewinnen können. Um beim Thema Krebs zu bleiben: Rauchen, überhöhter Alkoholkonsum, ungesunde Ernährung, Bewegungsmangel plus erhöhte Strahlungswerte sind ein Mix, der die statistische Wahrscheinlichkeit, an Krebs zu erkranken, stärker erhöht als jeder Risikofaktor für sich. Dabei kann die Strahlung durchaus der sprichwörtliche Tropfen sein, der das Fass zum Überlaufen bringt, der zusätzliche Schäden verursacht, welche der Körper nicht mehr zu kompensieren vermag. Ganz so, wie der Körper den einen oder den anderen Giftstoff ohne Folgen erträgt, während ihre Kombination unter Umständen zu Krankheit oder Tod führt.

Elektrosmog: Künstliche nichtionisierende Strahlung

Wer schon einmal eine Edgar Wallace-Verfilmung mit Joachim Fuchsberger, Eddi Arent und Klaus Kinski gesehen hat, wird sich an die düstere, nebelverhangene Stimmung erinnern, die typisch war für Szenen, die in London spielten. Tatsächlich führte das Verfeuern von Kohle im London des 19. Jahrhunderts und noch bis zur Verbreitung von Entschwefelungsanlagen für Kohle in den 1960er-Jahren zu einem im wahrsten Sinn des Wortes atemberaubenden Gemisch aus Rauch (»smoke«) und Nebel (»fog«). Aus diesen beiden Begriffen wurde im London des frühen 20. Jahrhunderts das Kunstwort »Smog« geschaffen als Bezeichnung für ein gefährliches Phänomen, das vor allem bei Alten, Kranken und Kindern Atemprobleme auslöste und sogar für Todesfälle verantwortlich war. Als vom Dezember 1952 bis März 1953 giftiger Smog London bedeckte – der sogenannte Great Smog – starben wahrscheinlich 12 000 Einwohner der Metropole. In den 1970er- und 1980er-Jahren bekam das Kunstwort wieder Aktualität, als auch in Deutschland die Einwohner großer Städte bei bestimmten Wetterlagen aufgefordert wurden, die Fenster möglichst geschlossen zu halten, sich im Freien nicht körperlich zu betätigen und auf die Nutzung von Kraftfahrzeugen zu verzichten. Selbst Fahrverbote wurden angeordnet.

Der Begriff »Elektrosmog« bedient sich dieses Kunstworts und weckt damit gewollt negative Assoziationen. Mit dem Aufkommen der Diskussion um die mögliche Gefährlichkeit elektromagnetischer Strahlung wurde dieser Begriff bewusst geschaffen, um die Verharmlosung schon im Keim zu ersticken. Wissenschaftler verwenden stattdessen lieber den neutralen Begriff »Elektromagnetische Verträglichkeit mit der Umwelt« (EMVU), der die Wechselwirkungen zwischen technisch erzeugten elektromagnetischen Strahlen und der Umwelt meint, also die Wirkungen auf Menschen, Tiere und Pflanzen. Diese neutrale Bezeichnung ist für den auf Objektivität bedachten Wissenschaftsbetrieb unumgänglich. Die Belege, dass elektromagnetische Strahlung unter bestimmten Bedingungen durchaus schädliche Auswirkungen auf biologische Systeme haben kann, sind aber mittlerweile so zahlreich und stichhaltig, dass wir den Begriff »Elektrosmog« trotz seiner negativen Assoziationen als Sammelbegriff verwenden wollen.

Vor allem in der Boulevardpresse sind immer wieder Sensationsmeldungen über Elektrosmog zu lesen. Sie schüren Ängste und dienen lediglich der Verkaufsförderung. Von einer ernsthaften Auseinandersetzung mit dem Thema kann in solchen Publikationen meist nicht die Rede sein. Wir werden Beispiele solcher »Horrorstorys« betrachten und sie mit wissenschaftlichen Fakten kontrastieren – nicht, um den Elektrosmog zu verharmlosen, sondern um umfassend zu informieren, statt zu schockieren.

Nichts gefunden = Alles gut?

Stellen Sie sich einen Heuhaufen in der 35-fachen Größe der Erde vor. Hierin die sprichwörtliche Nadel zu finden, gleicht dem Unterfangen, irgendwo in den »unermesslichen Weiten« des Alls intelligentes Leben zu finden. Mit diesem Bild beschreibt der Physiker Guillermo A. Lemarchand die Chancen dieser Suche, an der er maßgeblich beteiligt ist (Lemarchand, 1998).

Seit Beginn der wissenschaftlichen Suche nach außerirdischen Intelligenzen in den 1960er-Jahren – benannt mit dem Akronym SETI (Search for Extraterrestrial Intelligence; dt.: Suche nach außerirdischer Intelligenz) – haben Forscher mit den verschiedensten Mitteln den Himmel nach Signalen fremden intelligenten Lebens abgesucht. Bislang ohne Erfolg. Doch selbst wenn die Suche tausend Jahre dauert und nichts gefunden wird, heißt das nicht, dass es kein außerirdisches intelligentes Leben gibt. Vielleicht kommen Signale aus einem Sternensystem, das noch nicht im Fokus der Beobachtung stand? Oder aber die Signale wurden in einer Frequenz ausgesandt, auf die SETI-Forscher nicht achten? Vielleicht haben wir die Signale auch einfach nicht verstanden? Andererseits hätte bereits ein einziger »Funkspruch« vom Sirius ausgereicht, um die Existenz extraterrestrischer Nachbarn zu belegen, etwa ein »Hallo Leute, kommt doch mal vorbei, wenn ihr Zeit und Lust habt«.

In der öffentlichen Diskussion über Elektrosmog ist immer wieder zu hören, dass bisher weder die Gefährlichkeit noch die Ungefährlichkeit elektromagnetischer Strahlung bewiesen sei. Diese Aussage ist in zweierlei Hinsicht falsch. Denn wie bei der Suche nach E.T. & Co. ist es prinzipiell nicht möglich, die Ungefährlichkeit zu beweisen. Wäre es tatsächlich so, dass keine Studie Auswirkungen elektromagnetischer Strahlung auf lebende Organismen gefunden hätte, so könnte man daraus allenfalls schließen, dass unter den Bedingungen der bislang durchgeführten Untersuchungen keine Effekte nachweisbar sind. Das bedeutet jedoch keineswegs, dass bei einer anderen Fragestellung oder unter geänderten Versuchsbedingungen nicht doch Wirkungen festzustellen sind. Schon aus diesem Grund irrte *Spiegel*-Autor Manfred Dworschak, als er in seinem sehr polemischen Beitrag »Mobilfunk: Der Hamster ist Zeuge« Folgendes schrieb: »Es nützt wenig, dass die Harmlosigkeit der Funktechnik nach Tausenden Studien so gut wie gesichert ist« (Dworschak, 2007). Die Ungefährlichkeit von irgendetwas lässt sich genauso wenig grundsätzlich beweisen wie die Nichtexistenz von etwas, beispielsweise von Außerirdischen.

Weil dieser Punkt für das Thema »Elektrosmog« von entscheidender Bedeutung ist, wollen wir noch ein medizinisches Beispiel betrachten: Mitte der 1950er-Jahre wurde in Deutschland die Substanz Thalidomid entwickelt, die sich als sehr effektives und nebenwirkungsarmes Mittel gegen Einschlafstörungen und Übelkeit erwies. Im Jahr 1958 wurde es in mehr als vierzig Ländern auf den Markt gebracht, in Deutschland unter dem Handelsnamen »Contergan«. Das Mittel fand regen Absatz, vor allem bei

Schwangeren, da Contergan hervorragend auch gegen die morgendliche Übelkeit wirkt, die oftmals zu Beginn einer Schwangerschaft auftritt. Die tragischen Folgen, Missbildungen an den Gliedmaßen 5000 bis 10000 Neugeborener, sind hinreichend bekannt. In den Jahren 1961 und 1962 wurde Thalidomid weltweit vom Markt genommen. Wie kann es sein, dass ein solch gefährliches Medikament in die Apotheken gelangte? Wurde das Mittel nicht getestet? Und warum waren »nur« 5000 bis 10000 Kinder betroffen, obwohl Thalidomid in Europa von Hunderttausenden Frauen eingenommen wurde? Die Antwort ist erschreckend und erschreckend einfach: Weil die tragische Wirkung nur dann eintritt, wenn Schwangere das Mittel in einem engen Zeitfenster einnehmen, nämlich 27 bis 40 Tage nach der Empfängnis. Weder vor noch nach diesem Zeitpunkt besteht Gefahr.

An diesem Beispiel wird deutlich, wie stark die Untersuchungsergebnisse von den Versuchsbedingungen abhängen. Alle noch so ausgeklügelten Experimente mit Thalidomid hätten die vermeintliche Ungefährlichkeit »bewiesen« – Versuche an Männern natürlich ohnehin, an nicht schwangeren Frauen und sogar an Schwangeren, außer in dem genannten Zeitfenster.[1]

Das Gleiche gilt auch für Studien zum Thema »Elektrosmog«: Dass bei vielen Untersuchungen nichts gefunden wurde, besagt keineswegs, dass keine Gefahr besteht. Es wurde lediglich unter den jeweiligen Bedingungen nichts gefunden.

Die Aussage, es sei bislang weder die Unschädlichkeit noch die Schädlichkeit bewiesen, ist jedoch noch in anderer Hinsicht falsch. Denn unter den gut 300 relevanten Studien hat etwa ein Drittel sehr wohl Belege dafür erbracht, dass Elektrosmog Wirkungen auf lebende Organismen hat, auf Pflanzen, auf Tiere, auf Zellkulturen und auf Menschen. Entscheidend dabei ist etwas, das bislang von vielen Wissenschaftlern stets als unmöglich angesehen wurde. Gängige Lehrmeinung war, dass elektromagnetische Strahlungen nur dann auf lebende Organismen negative Effekte haben können, wenn sie zu einer Erwärmung des Gewebes führen. Niemand bestritt jemals diese thermische Wirkung und die daraus resultierende Gefährdung bei starker Mikrowellenstrahlung, etwa in unmittelbarer Nähe von Radaranlagen des Militärs. Dass es hier zu Gesundheitsschäden kommen kann, lässt sich unter anderem daran ablesen, dass seit dem Jahr 2000 in Deutschland rund 3500 Anträge von Bundeswehrangehörigen und Soldaten der ehemaligen Nationalen Voksarmee (NVA) der DDR auf Anerkennung einer strahlenbedingten Wehrdienstschädigung gestellt wurden. Die allermeisten dieser Anträge auf Schadenersatz oder Schmerzensgeld wurden bereits beschieden (Sachstand der Radarthematik, 2007).

Als gesichert darf also gelten, dass Radarstrahlung hoher Intensität aufgrund der Erwärmung von Körpergewebe zu Schäden führen kann. Keine Erwärmung – keine negativen Effekte, so die Lehrmeinung im Umkehrschluss. Dies ist der Dreh- und Angelpunkt der gesamten Elektrosmogdiskussion. Und es ist durchaus lehrreich, sich zu vergegenwärtigen, warum um diesen Punkt so erbittert gekämpft wird.

Da nicht sein kann, was nicht sein darf

Die allermeisten Debatten zum Problem Elektrosmog kommen irgendwann an den Punkt, an dem die Auseinandersetzung jeglichen Charakter von Wissenschaftlichkeit verliert und an ein Streitgespräch zwischen religiösen Fanatikern erinnert: Immer dann, wenn es um die Existenz oder Nichtexistenz von nichtthermischen Wirkungen elektromagnetischer Strahlung geht, prallen zwei einander ausschließende Meinungen aufeinander. Dass ionisierende Strahlung wie beispielsweise Röntgenstrahlung Schäden im menschlichen Körper anrichten kann, bestreitet niemand. Auch dass nichtionisierende Strahlung entsprechend hoher Intensität zu einer Erwärmung des Gewebes führt (zum Beispiel Mikrowellenofen) und dadurch ebenfalls gefährlich werden kann, ist Allgemeinwissen und unstrittig. Nicht akzeptiert wird hingegen bis heute von vielen, dass nichtionisierende Strahlung auch schädliche *nichtthermische* Wirkungen haben kann. Und man kann den meisten dieser Skeptiker nicht einmal einen Vorwurf machen. Denn dieser »wissenschaftliche Tunnelblick« hat eine lange Tradition. Unglücklicherweise leiden aber auch jene Institutionen an dieser »Sehbehinderung«, die maßgeblichen Einfluss auf die Grenzwerte in den allermeisten Staaten der Welt hatten und haben. Und bedauerlicherweise hat der Tunnelblick bei diesen offenbar nicht nur Tradition, sondern Methode.

Wie äußere Umstände, massive Interessenkonflikte und Unwissenheit zu einer grundlegend falschen Weichenstellung führten, ist in einem 1980 erschienenen Artikel in dem angesehenen Fachblatt *Science* nachzulesen, unter dem Titel: »Die Ursprünge der US-amerikanischen Sicherheitsstandards für Mikrowellenstrahlung« (Steneck, 1980). Das Lehrstück beginnt in den frühen 1940er-Jahren, als sich die amerikanische Öffentlichkeit beunruhigt zeigt wegen möglicher gesundheitlicher Gefahren durch die allgegenwärtigen militärischen Radaranlagen. Die erst wenige Jahre zuvor zur Praxistauglichkeit gereifte Radartechnik hatte sich zwar bereits als unverzichtbares Instrument aufseiten aller Kriegsparteien im Zweiten Weltkrieg erwiesen. Doch was wusste man schon von diesen Strahlen, außer dass sie halfen, feindliche Kriegsschiffe und Flugzeuge frühzeitig zu entdecken? Als Reaktion auf die Bedenken der Zivilbevölkerung lässt das US-amerikanische Marineministerium deshalb nach möglichen schädlichen Effekten dieser kurzwelligen nichtionisierenden Strahlung forschen – mit negativem Ergebnis. Angesichts dessen und der militärischen Erfolge, die nicht zuletzt auf die Radartechnik zurückzuführen sind, gewinnt die Mikrowellenstrahlung ein überaus positives Image. Nach dem Krieg steigen Mikrowellen noch zusätzlich im Ansehen der Wissenschaftler wie der Bürger, weil sie in der Medizin wichtige Anwendungen finden und sich vor allem hervorragend zum Erhitzen von Lebensmitteln eignen. Der erste kommerzielle Mikrowellenofen wird bereits 1947 in den USA hergestellt.

Obgleich Wissenschaftler fast ausschließlich nach weiteren Segnungen der Mikrowellen suchen, finden Forscher der seriösen Mayo-Klinik im Jahr 1948 doch Besorgniserregendes: Mikrowellen können bei Hunden zum grauen Star führen, einer Augenerkrankung, bei der sich die Augenlinse eintrübt. Auch wenn dieses Ergebnis von anderen Forschergruppen bestätigt wird, bringt erst ein Schreiben an das Militär den Stein 1953 erneut ins Rollen. Darin berichtet ein medizinischer Berater der Flugzeugsparte des öffentlichkeitsscheuen amerikanischen Multimilliardärs Howard Hughes über Gesundheitsschäden bei Arbeitern, die mit Radaranlagen zu tun hatten. Als möglicherweise durch die Strahlung hervorgerufen, listet er Einblutungen in die Haut (Purpura hemorrhagica), Leukämie, grauen Star, Kopfschmerzen, Hirntumore, Herzbeschwerden und Gelbsucht auf. Kurz darauf wird im Hauruckverfahren ohne ausreichende Wissensgrundlage und unter teils völlig falschen Annahmen ein vermeintlich sicherer Grenzwert für Mikrowellenstrahlung festgelegt. Die Verantwortlichen glauben wohl tatsächlich, dass es erst oberhalb dieses Wertes zu einer gefährlichen Erwärmung kommen kann. Schon bald allerdings wird deutlich, dass der Wert viel zu hoch angesetzt wurde und nach unten korrigiert werden muss. Industrie und Militär einigen sich jedoch auf diesen neuen Grenzwert im Wissen, dass selbst dieser aufgrund der schmalen Datenbasis nur vorläufig sein kann. Auch der neue Grenzwert berücksichtigt ausschließlich mögliche thermische Wirkungen.

1956 legt die U.S. Air Force ein vierjähriges Forschungsprogramm auf, das Daten für einen landesweiten Standard liefern soll. In einem zähen und langwierigen Prozess einigt man sich schließlich im sogenannten C95.1-Standard im Jahr 1966 auf einen Grenzwert, der dem entspricht, was bereits 13 Jahre zuvor beschlossen worden war und selbstverständlich nur thermische Wirkungen ausschließen soll.

In dieser langen Zeit war man also keinen Schritt weitergekommen, lediglich eine zuvor vorläufige Übereinkunft war in einen nationalen Sicherheitsstandard umgewandelt worden. Sogar Herman P. Schwan, Professor an der Universität von Pennsylvania (USA) und Verantwortlicher für die vorläufige Festsetzung des Grenzwerts zu Beginn des Forschungsprogramms, mahnte dem Komitee gegenüber weitere Forschungen an. Seiner Ansicht nach musste noch geklärt werden, wie sich Mikrowellenstrahlung unterhalb des Grenzwertes auf Dauer auswirkt, ob eine für Erwachsene sichere Strahlendosis auch für Kinder sicher ist und ob derartige Strahlung möglicherweise auf molekularer Ebene, auf der Ebene der Erbsubstanz oder des Nervensystems, zu Schäden führen kann (Brodeur, 1977, S. 44).

Doch zum Zeitpunkt der Festlegung des Standards war von Schwans Forderungen nichts umgesetzt worden. Zu den während des Zweiten Weltkriegs an Menschen gewonnenen völlig unzureichenden Erkenntnissen waren im Westen fast ausschließlich Ergebnisse aus Tierversuchen hinzugekommen, die allesamt von der Annahme ausgingen, Mikrowellen könnten ausschließlich thermische Wirkungen haben. Und wenn sich einmal auffällige Ergebnisse an Menschen zeigten, die nicht mit einer thermischen Wirkung zu erklären waren, etwa Blutanomalien bei Arbeitern des Flugzeugbauers Lockheed, so wurden sie mit fadenscheinigen Argumenten abgetan und wie bei Lockheed als »Auslegungsschwankung eines Labortechnikers« im Abschlussbericht glatt gebügelt.

Die Kommissionen, die für den Standard C95.1 verantwortlich zeichneten, ließen jedenfalls von vornherein keine der herkömmlichen Sichtweise widersprechende Ergebnisse zu – Studienergebnisse aus den 1920er- und 1930er-Jahren beispielsweise, die auf nichtthermische Wirkungen von Mikrowellen hindeuteten – und blendeten Hinweise auf nicht erklärbare Anomalien aus späteren Untersuchungen einfach aus. Wissenschaftlich ist das nicht, sodass diese Vorgänge auch die Forschung in einem trüben Licht erscheinen lassen.

Es gab allerdings auch Wissenschaftler, die dem Problem auf den Grund gehen wollten. Warum sie es nicht taten? Forschung kostet Geld, und da den Sponsoren ihrer Arbeit – vor allem Militär und Industrie – nicht an abweichenden Ergebnissen gelegen war, entzogen sie ihnen die finanzielle Grundlage.

Einer der an vorderster Front kämpfenden Kritiker des C95.1-

Standards, der mehrfach preisgekrönte amerikanische Umweltjournalist Paul Brodeur, machte vor allem das Militär dafür verantwortlich, einen nicht ausreichend fundierten Grenzwert gegen alle berechtigten Zweifel durchgesetzt zu haben (Brodeur, 1977, S. 34f.). Die Furcht, durch tiefer gehende Forschung möglicherweise zu weit geringeren Grenzwerten zu gelangen und damit das Radar vielleicht nicht mehr flächendeckend zur Verteidigung nutzen zu können, spielte gewiss eine Rolle beim Umgang des Militärs mit dem Thema. Aber auch andere Interessengruppen, wie die Rüstungsindustrie als Lieferant der Radartechnologie und die Elektroindustrie als Hersteller von Mikrowellenöfen und medizinischen Mikrowellengeräten, hatten verständlicherweise kein Interesse daran, dem begründeten Verdacht nichtthermischer schädlicher Wirkungen nachzugehen. Für die Rüstungsindustrie gelten selbstverständlich die gleichen Begründungen wie für das Militär. Und für die Elektroindustrie? Wer kauft schon einen Mikrowellenofen, wenn dessen Strahlung nicht nur den Morgenkakao der Kinder aufwärmt, sondern den Nachwuchs womöglich auch noch krank macht?

Was die Wissenschaft angeht, so mag man sich fragen, warum sich die Forschergemeinde mit Ausnahme einiger weniger so widerstandslos an vorgefasste Meinungen anpasste. Abgesehen davon, dass die wissenschaftlichen Methoden noch weniger differenziert waren als heute und die Gesundheit der Bevölkerung noch nicht den gleichen hohen Stellenwert besaß, liegt das Grundproblem nach Einschätzung des *Science*-Autors Steneck in der Vermischung von Forschung und Bürokratie. Danach war die Forschung zu stark auf die Entwicklung eines allgemeingültigen Standards ausgerichtet und zu wenig auf die eigentliche Aufgabe der Wissenschaft, das Verstehen und Erklären von biophysikalischen Phänomenen. Alles in allem ist das Entstehen des C95.1-Standards ein Lehrstück dafür, wie man es *nicht* machen soll.

Vom Inkrafttreten des Standards im Jahr 1966 bis zum Erscheinen des *Science*-Artikels im Jahr 1980 hatte sich in der wissenschaftlichen Welt viel getan, auch bei der Erforschung der Mikrowellen. Die Methoden waren verfeinert worden, und viele Arbeiten zum Thema waren erschienen. Dennoch waren auch 1980 noch zahlreiche Fragen offen. Am Schluss des Artikels schreibt Steneck: »[…] ist es von essenzieller Bedeutung, dass man ›unproduktiven‹ Forschungsarbeiten Raum lässt, sie vor allem fördert und ernst nimmt. Geschieht dies nicht, so könnte eine organisierte Anstrengung der 1980er-Jahre in einen ›Komplott‹ der 1990er münden, nicht nur auf dem Gebiet der Mikrowellenforschung, sondern auch auf anderen Gebieten« (Steneck, 1980).

Wie wir noch sehen werden, hat der Autor mit seiner Befürchtung recht behalten: In den Jahren von 1940 bis 1960 konnte nicht sein, was nicht sein durfte, ebenso wenig wie von 1970 bis 1990.

Wie ein Münchner Verein unser aller Geschick bestimmt

Wer das Wort »Verein« hört, denkt vermutlich zunächst an Kegel-, Turn- oder Gesangsvereine, vielleicht an Umweltschutzorganisationen oder Automobilklubs. Es gibt eine ganze Reihe weiterer Vereine, denen gemeinsam ist, dass sie einen satzungsmäßig festgelegten Zweck verfolgen und im Vereinsregister eines Amtsgerichts eingetragen sind. Die wenigsten von uns vermuten wahrscheinlich, dass die Grenzwerte, die den Schutz der Bevölkerung vor Elektrosmog garantieren sollen, auf Empfehlungen eines beim Amtsgericht München eingetragenen Vereins zurückgehen.

Der Verein nennt sich ICNIRP (International Commission on Non-Ionizing Radiation Protection; Internationale Kommission zum Schutz vor nichtionisierender Strahlung) und ist 1977 aus einer Arbeitsgruppe der IRPA hervorgegangen, der Internationalen Strahlenschutz-Vereinigung (International Radiation Protection Association), mit Hauptsitz in Frankreich. Die Hauptkommission der ICNIRP besteht aus 14 Wissenschaftlern aus zehn Nationen, denen ungefähr 80 weitere Wissenschaftler verschiedener Fachgebiete zuarbeiten. Die Mitglieder der Kommission werden von der Kommission selbst gewählt und von der ICNIRP oder

der IRPA vorgeschlagen. Dass sich die ICNIRP ihre Mitglieder selbst aussucht und sie nicht etwa von Staaten delegiert werden, soll laut Statuten die Unabhängigkeit des Vereins gewährleisten. Ein solches Verfahren birgt jedoch stets auch das Risiko, dass unbequeme und kritische Geister ausgeschlossen bleiben und sich eine einmal verabschiedete Meinung ohne ernsthafte Widerstände halten kann. Dieser negative Effekt lässt sich geradezu musterhaft an der ICNIRP demonstrieren, die trotz einer Vielzahl anderslautender Studienergebnisse und gravierender Einwände renommierter Wissenschaftler über Jahrzehnte an der Meinung festhielt, dass nichtionisierende Strahlung allenfalls durch Erwärmung Schäden hervorrufen könne.

Einer der schärfsten Widersacher der ICNIRP, der im Jahre 2003 im Alter von 57 Jahren verstorbene Umweltphysiker Neil Cherry, bezeichnete diese Haltung der ICNIRP als »konstruktives Nicht-zur-Kenntnis-Nehmen« (Cherry, 2000). Handelte es sich bei der ICNIRP lediglich um einen Kegel- oder Skatverein, so wären die Auswirkungen dieses Verhaltens unproblematisch. Doch die Empfehlungen (und die gesamte Sichtweise) der ICNIRP aus dem Jahre 1998 (ICNIRP, 1998) bilden nicht nur die Basis für die Empfehlungen der Weltgesundheitsorganisation WHO, sondern auch der maßgeblichen europäischen Institutionen (Europäische Kommission, Europäisches Parlament, Europäischer Rat), die wiederum entsprechende Grenzwertempfehlungen an die EU-Staaten herausgeben. Über diesen Weg haben sich die Empfehlungen der ICNIRP auch in nationalem Recht festgesetzt. In Deutschland beispielsweise finden wir ICNIRP-Werte in der Verordnung über elektromagnetische Felder, der 26. BImSchV (Sechsundzwanzigste Verordnung zur Durchführung des Bundes-Immissionsschutzgesetzes) vom 16. Dezember 1996. Hierin wird geregelt, welche Intensität die Strahlung von Sendeanlagen, Umspannwerken, Freileitungen, Erdkabeln und Bahnstromleitungen maximal erreichen darf.

Das in Hannover ansässige ECOLOG-Institut für Sozialökologische Forschung und Bildung GmbH schreibt in einer Broschüre mit dem Titel *Internationale Grenzwerte im Vergleich*: »Die in Deutschland derzeit gültigen Grenzwerte *sind allein auf die Vermeidung akuter Schädigungen* durch starke elektrische, magnetische und elektromagnetische Felder ausgerichtet. Bei der Einhaltung der Grenzwerte für die Allgemeinbevölkerung können akute Schädigungen des Gehirns oder des Herzens durch induzierte Körperströme im Niederfrequenzbereich sowie Schäden durch übermäßige Erwärmung von Gewebe durch Absorption hochfrequenter Strahlung nach dem derzeitigen Erkenntnisstand weitestgehend ausgeschlossen werden. *Sie bieten keinen Schutz vor möglichen Erkrankungen infolge lang andauernder Expositionen bei Feldstärken und Intensitäten unterhalb der bekannten Schwellen für Reizauslösung oder thermische Effekte.*

Aus epidemiologischen und experimentellen Untersuchungen gibt *es sehr ernst zu nehmende Hinweise auf erhöhte Risiken ür verschiedene Krebserkrankungen, für neurodegenerative Erkrankungen, Herz-Kreislauf-Erkrankungen, Störungen der Reproduktion, für Schwächungen des Immunsystems und Beeinflussungen des Hormon- und Nervensystems* durch elektrische, magnetische und elektromagnetische Felder. Diese wurden im Niederfrequenzbereich bereits bei elektrischen Feldstärken von 100 V/m und magnetischen Flussdichten von 0,2 µ T und im Hochfrequenzbereich für niederfrequent gepulste Felder bei Leistungsflussdichten unter 0,02 W/m2 nachgewiesen. *Diese Werte liegen weit unterhalb der derzeit gültigen Grenzwerte*. Einige Länder haben auf diese Erkenntnisse bereits reagiert und niedrigere Grenzwerte festgesetzt als von der ICNIRP und der EU empfohlen, oder sie haben ihre Grenzwerte durch Vorschriften ergänzt, die dem Vorsorgegedanken zum Beispiel durch Planungsrichtlinien Geltung verschaffen.« (Hervorhebungen Cross und Neumann)

Seit der Mitte des 20. Jahrhunderts wurden Grenzwerte zum Schutz vor Elektrosmog in westlichen Ländern aufgrund der falschen ICNIRP-Annahme festgesetzt, nichtionisierende Strahlung könne lediglich thermische Effekte auslösen. In der ehemaligen

Sowjetunion sah man das ganz anders, was sich auch heute noch, lange nach dem Zerfall der UdSSR, an den sehr niedrigen russischen Grenzwerten für elektromagnetische Strahlung ablesen lässt. Während man in der Sowjetunion für die eigene Bevölkerung strenge Schutzregeln erließ, nutzte man die Erkenntnisse über Mikrowellen in den 1960er- und 1970er-Jahren jedoch zu einem perfiden Anschlag auf die amerikanische Botschaft in Moskau.

Die Mikrowellenattacke von Moskau

Die amerikanische Botschaft in Moskau, in der Woche vom 16. bis 20. Februar 1976. Die ganze Mannschaft des seit 1973 in Moskau amtierenden Botschafters Walter J. Stoessel Jr. ist schockiert von der Nachricht, dass das gesamte neunstöckige Botschaftsgebäude an der Tschaikowsky-Straße und mit ihm alle Botschaftsangestellten samt Angehörigen seit mehr als 15 Jahren unter gezieltem Mikrowellenbeschuss von der gegenüberliegenden Straßenseite standen (The Microwave Furor, 1976). Den amerikanischen Sicherheitsbehörden war diese Tatsache freilich bereits seit 1962 bekannt, als der Mikrowellenbeschuss eher zufällig bei der Suche nach sowjetischen Abhörwanzen entdeckt wurde. Das US-Verteidigungsministerium bewahrte jedoch striktes Stillschweigen und veranlasste im Herbst 1965 eine streng geheime Untersuchung namens »Projekt Pandora« (Brodeur, 1977, S. 39–41). Es war die Zeit des Kalten Krieges, in der die Supermächte USA und Sowjetunion nichts Gutes voneinander erwarteten. Man denke nur an die Kuba-Krise 1962, die fast zum Ausbruch eines Atomkriegs geführt hätte. Das Projekt Pandora sollte untersuchen, um welche Art von Mikrowellenstrahlung es sich handelte – welche Frequenzen benutzt wurden und in welchen Intensitäten –, zu welchem Zweck dies geschah und ob bei den Botschaftsangehörigen gesundheitliche Probleme befürchtet werden mussten.

Letzteres mutet merkwürdig an, stellte doch der von der CIA (Central Intelligence Agency) angeheuerte Wissenschaftler Milton Zaret bereits zu Beginn der Untersuchungen im Jahr 1966 fest, dass die Intensität der Mikrowellenstrahlung nicht einmal halb so hoch war wie die in der Norm C95.1 erlaubte Dosis, bei deren Überschreitung man ja angeblich erst thermische Schadwirkungen erwarten konnte. Es drängt sich mithin die Frage auf, ob die Zuständigen nicht doch schädigende Wirkungen durch andere als thermische Ursachen erwarteten. Auch wenn gegen Ende des Projekts im Jahr 1970 sowie sechs Jahre später, als die Botschaftsangehörigen informiert wurden, behauptet wurde, die Intensitäten seien deutlich höher gewesen als der C95.1-Standard – und als ursprünglich von Milton Zaret festgestellt –, liegt doch der Verdacht nahe, dass es sich dabei um eine reine Schutzbehauptung zugunsten des C95.1-Standards handelte. Denn die an Schimpansen im Zuge des Pandora-Projekts durchgeführten Experimente erfolgten mit genau jener niedrigen Intensität, von der zu Beginn des Projekts die Rede gewesen war. Und schon aus einem Zwischenbericht aus dem Jahre 1967 geht hervor, dass die Forscher Verhaltensänderungen und Gewebeschäden im Gehirn der Affen feststellen konnten.

Darf man daraus schließen, dass die Sowjets den Amerikanern auf subtile Weise schaden wollten? Man darf, denn auf sowjetischer Seite hatte man bereits in den 1930er- und 1940er-Jahren begonnen, auch und vor allem die Wirkungen niedriger Strahlungsintensitäten zu untersuchen. Die Sowjets wussten aus ihren Experimenten ganz genau, dass sie mittels eines niedrig dosierten, lang andauernden Mikrowellenbeschusses nicht nur Schläfrigkeit und Kopfschmerzen auslösen konnten, sondern möglicherweise auch Krebs und Unfruchtbarkeit bei Männern.

Auch wenn die Amerikaner die wissenschaftlichen Arbeiten der Sowjets zu diesem Thema niemals wirklich ernst nahmen, waren sie offenbar doch beunruhigt genug, um nicht nur das Projekt Pandora anzuschieben, sondern um auch Tausende von Botschaftsangehörigen, die seit dem Beginn des sowjetischen Mikrowellenattentats in der Botschaft tätig gewesen waren, im Jahre 1976 einer ärztlichen Generaluntersuchung zu unterziehen. Ob die Erinnerungen vieler Botschaftsangehöriger oder deren Familienmitglieder, sie hätten in ihrer Moskauer Zeit vermehrt unter gesundheitlichen Problemen wie Kopfschmerzen, nervösen Ticks und übermäßig starken Regelblutungen gelitten, korrekt sind, ist ungeklärt. Ebensowenig sicher ist, ob der Krebstod der Botschafter Charles Bohlen (in Moskau von 1953 bis 1957) und Llewellyn Thompson (in Moskau von 1957 bis 1962 und 1966 bis 1969) und die bei dem Botschafter Walter J. Stoessel (in Moskau 1973 bis 1976) vermutete Blutarmut auf die Mikrowellenstrahlung zurückzuführen sind. Sicher aber ist, dass in der ehemaligen Sowjetunion wie auch im heutigen Russland – und anderen ehemaligen Ostblockländern sowie in China – um das Hundert- bis Tausendfache geringere Grenzwerte für elektromagnetische Strahlung galten und gelten als in zahlreichen westlichen Ländern (Internationale Grenzwerte im Vergleich, 2000; Oberfeld, 2001; Hecht, 2005). Verantwortlich für die höheren Werte im Westen ist, wie bereits erwähnt, die Weigerung der ICNIRP, Studienergebnisse zu nichtthermischen Schädigungen ernst zu nehmen. Dabei hätte ein Blick in die wissenschaftliche Literatur des ehemaligen Ostblocks und der Nachfolgestaaten der UdSSR ausgereicht, um deutlich niedrigere Grenzwerte zu empfehlen.

Im Osten jede Menge Neues

Als Prof. Karl Knecht den Auftrag des damaligen Bundesministeriums für Telekommunikation (der heutigen Bundesnetzagentur) erhielt, war er noch Direktor des Instituts für Pathophysiologie der Berliner Charité. Abgeschlossen wurde die Arbeit hingegen erst vom ebenfalls in Berlin ansässigen und 1995 von Hecht gegründeten und geleiteten Institut für Stressforschung. Der Auftrag, die russische wissenschaftliche Literatur über die biologischen Wirkungen elektromagnetischer Felder zu durchforsten, war allerdings keine Kleinigkeit: Insgesamt 1500 Originalarbeiten, verfasst zwischen 1960 und 1996 zu sowjetischen und nachsowjetischen Zeiten in Russland, mussten analysiert und bewertet werden. Was sich dem aufmerksamen Leser allein in der Zusammenfassung auf 115 Seiten (Hecht, 1997) bietet, entspricht so gar nicht dem, was die westliche Literatur zum Thema weiß. In Hechts Arbeit werden ca. 60 Studien am Menschen besprochen, vor allem betriebsärztliche Untersuchungen größeren Ausmaßes, bei denen über viele Jahre Daten zusammengetragen wurden. Obgleich die Belastungen der untersuchten Personen durch elektromagnetische Felder größtenteils unter den sowjetischen Grenzwerten lagen – und damit extrem weit unter den ICNIRP-Empfehlungen –, nennen die Untersuchungen doch eine ganze Reihe von eher unspezifischen Symptomen wie Erschöpfung, Muskel- und Kopfschmerzen, Schlaf- und Verdauungsstörungen, erhöhten Blutdruck, Haarausfall, Potenzstörungen, Schwindel, Schweißausbrüche und Ähnliches. Interessant an den sowjetischen Untersuchungsergebnissen ist vor allem, dass solch geringe Strahlungsintensitäten offenbar erst nach Jahren bei nahezu täglicher Bestrahlung über mehrere Stunden zu Symptomen führen und dass die Wirkungen umso auffälliger werden, je länger die Belastung andauert (Hecht, 2001, S. 223). Die sowjetisch-russischen Arbeiten zeigen auch, dass unterschiedliche Frequenzen bzw. Wellenlängen verschiedene Einwirkungszeiten benötigen, um biologisch wirksam zu werden, dass zum Beispiel Radio- und Fernsehfrequenzen bei gleicher Dosierung schneller Symptome hervorrufen als Radarstrahlung. Sowohl die Untersuchungen an Menschen als auch die Tierexperimente weisen ganz ähnliche Wirkungen nach und lassen Hecht folgenden Schluss ziehen: »Abschließend kann eingeschätzt werden, dass das EMF [Anmerkung der Autoren: elektromagnetisches Feld bzw. Strahlung] als ein stiller Disstressor bewertet werden kann, dessen bioaktiver Effekt von verschiedenen Faktoren abhängig ist und dessen pathogene Wirkung erst nach Jahren sichtbar wird. Bezüglich der Symptomatik bestehen Ähnlichkeiten mit dem Chronischen Müdigkeitssyndrom (Chronic Fatigue Syndrom CFS).« (Hecht, 2001, S. 229)

Gemeint ist damit, dass Elektrosmog unterhalb der thermischen Schwelle bei geringen Intensitäten im Körper zu einer Stressreaktion führt, die ebenso wie der beispielsweise durch eine permanente Entzündung ausgelöste Stress je nach Dauer der Einwirkung zu zahlreichen unspezifischen Symptomen führen kann, wie sie unter dem Sammelbegriff »Chronisches Müdigkeitssyndrom« zusammengefasst werden. Wie wir schon im Kapitel über Schadstoffe feststellten, haben wir es bei CFS mit einer »Erkrankung« zu tun, die eine Verbindung verschiedener Symptome darstellt, deren Ursachen man nicht kennt. Es gibt eine ganze Reihe solcher medizinischer Sammelbegriffe für unspezifische Symptome ungeklärter Ursache. Zusätzlich zu den bereits im Kapitel über Umweltgifte erwähnten etwa die Neurovegetative Dystonie, das heißt funktionelle Störungen des Nervensystems, die sich auf unterschiedliche Weise äußern und unterschiedliche Auslöser haben können. Wir werden derartigen Symptomen auch im Zusammenhang mit elektrosensiblen Menschen begegnen. Was spricht gegen die Annahme, dass zumindest ein Teil der Patienten mit Chronischem Müdigkeitssyndrom, Neurovegetativer Dystonie oder anderen derartigen Störungen eigentlich strahlenkrank ist? Die sowjetisch-russischen Studien, sowohl die an Tieren durchgeführten als auch die betrieblichen Langzeituntersuchungen an Menschen, legen einen solchen Schluss nahe.

Wer derartige gesundheitliche Probleme hat und obendrein in einen langwierigen Nachbarschaftsstreit verwickelt ist, sollte sich eventuell einige Gedanken machen. Anfang 2002 berichtete die *Welt am Sonntag* über einen Fall »neuartiger Hightech-Verbrechen«, bei denen handelsübliche Mikrowellenöfen angeblich zu Waffen in Nachbarschaftskriegen umfunktioniert worden waren. Mit ein wenig technischem Geschick und einer guten Portion krimineller Energie kein Problem, wie Fachleute bestätigen. Eine Mikrowelle leistet rund 800 Watt; wird der Apparat entsprechend umgebaut und eingesetzt, kommt in der Nachbarwohnung Strahlung in vielfacher Höhe der deutschen Grenzwerte an. Auch wenn die Geschichte nicht stimmen sollte – was wir eigentlich hoffen –, zeigt sie doch, wie weit die Meinung verbreitet ist, dass Strahlung sogar eines Küchengerätes schädlich sein kann.

Elektrosensible: Spinner oder Frühwarnsystem?

Wenn er irgendwo in Deutschland aus seinem Transporter mit dem angehängten Wohnwagen steigt, halten viele den Dreißigjährigen in seinem weißen Overall zunächst für einen Maler. Doch der Overall soll den jungen Mann nicht etwa vor Farbflecken schützen, sondern vor der für ihn unerträglichen Mobilfunkstrahlung. Denn Ulrich Weiner ist hochgradig elektrosensibel. Es gibt kaum noch eine Gegend in Deutschland, die so weit frei ist von elektromagnetischer Strahlung, dass sich der Elektrosensible dort aufhalten kann. In Städten oder im Einflussbereich von Sendemasten kommt es nach Ulrich Weiners eigener Aussage zu Konzentrations-, Gedächtnis-, Sprach- und Sehstörungen, Kopfschmerzen und im Extremfall zu einem kompletten Ausfall des Nervensystems mit lebensbedrohlichen Herzrhythmusstörungen. Unweit der spätmittelalterlichen Burg Kriebstein, etwa 30 Kilometer nordöstlich von Chemnitz, hatte Ulrich Weiner einen Ort gefunden, an dem er ohne Schutzanzug leben und sich wohlfühlen konnte. Eine alte Wassermühle, im Tal des Erlebachs und in einem »Funkloch« gelegen, stand seit 2002 leer und sollte seiner Vorstellung nach sowohl Domizil für den Elektrosensiblen selbst als auch Kurhotel für andere Betroffene werden. Doch die Mobilfunkbetreiber wollten nicht nur keine Zusicherung geben, das Funkloch zu erhalten und nicht durch neue Sendeanlagen zu schließen. Sie bedachten die idyllische Mühle und deren Umgebung stattdessen »mit den Segnungen der mobilen Kommunikation«, wie Weiner selbst es bitter-ironisch formuliert. Der Elektrosensible zog sich nach diesem frustrierenden Misserfolg mit seinem Wohnwagen nach Süddeutschland zurück, stets auf der Flucht vor erhöhten Strahlungswerten.

Wenngleich sein Fall im Jahr 2004 aufgrund zahlreicher Medienberichte besonderes Aufsehen erregte, steht Ulrich Weiner keinesfalls allein da. In einer Befragung von 2072 US-Bürgern des Bundesstaats Kalifornien gaben 3,2 Prozent von ihnen an, empfindlich auf elektrische Geräte bzw. elektromagnetische Strahlung zu reagieren (Levallois, 2002). Laut einer jüngeren Untersuchung mit 2048 Teilnehmern, die vom Institut für Sozial- und Präventivmedizin der Universität Bern im Auftrag des Schweizer Bundesamtes für Umwelt, Wald und Landschaft (BUWAL) durchgeführt wurde, halten sich rund 5 Prozent der Schweizer Bürger für elektrosensibel (Röösli, 2005). Und eine im Jahr 2004 an 2508 Bundesdeutschen durchgeführte repräsentative Infas-Umfrage im Auftrag des Bundesamtes für Strahlenschutz ergab, dass sich immerhin 9 Prozent der Deutschen durch Elektrosmog (insbesondere Mobilfunk) gesundheitlich beeinträchtigt fühlten (Ermittlung der Befürchtungen und Ängste, 2004) während es drei Jahre zuvor lediglich 6 Prozent gewesen waren (Schroeder, 2002). Eine Hochrechnung auf der Basis von 17 Datensammlungen aus Österreich, Deutschland, Großbritannien, Schweden, der Schweiz und den USA zwischen 1985 und 2004 – die bereits genannten Befragungen inklusive – prognostiziert für das Jahr 2017, wenn der Trend anhält, dass 50 Prozent der Bevölkerung angeben werden, unter Elektrosensibilität zu leiden (Hallberg, 2006; vgl. Abb. 10).

In der Schweizer Befragung, bei der 5 Prozent der Befragten erklärten, elektrosensibel zu sein, waren unter diesen die am häufigsten genannten Symptome: Schlafstörungen (43 Prozent), Kopfschmerzen (34 Prozent), Konzentrationsprobleme und Müdigkeit (11 Prozent) sowie Nervosität (8 Prozent) (Schreier, 2006; vgl. Abb. 10).

Die entscheidende Frage in diesem Zusammenhang ist: Wenn die meisten von uns angesichts des allgegenwärtigen Elektrosmogs überhaupt nichts spüren, sind die Symptome der Elektrosensiblen dann »echt« oder »eingebildet«?

Vermutlich haben Sie auch schon einmal einen Spielfilm gesehen, in dem ein Voodoo-Zauberer Nadeln in eine Puppe sticht und so einem Menschen höllische Schmerzen oder sogar den Tod bereitet. Das ist keineswegs reine Fiktion, sondern in »primitiven« Kulturen beängstigende Realität. Anders als in den meisten Filmen muss das Opfer allerdings wissen, dass ihm jemand schaden will und gleichzeitig davon überzeugt sein, dass dieser Jemand dazu auch in der Lage ist. In einem bahnbrechenden Artikel aus dem Jahre 1942 zeigte der amerikanische Physiologe Walter Bradford Cannon, dass Todesfälle in »primitiven« Kulturen, die in den jeweiligen Gesellschaften auf den »bösen Blick«, Flüche oder ähnliche nichtkörperliche Ursachen zurückgeführt werden, keineswegs Folge zum Beispiel einer Vergiftung sein müssen, in vielen Fällen gar nicht sein können. Cannon liefert eine andere Erklärung, wonach »der ›Voodoo-Tod‹ real sein könnte und dass man ihn als furchtbaren emotionalen Stress bis hin zu augenscheinlicher oder unterdrückter Todesangst erklären könnte« (Cannon, 2002). Das Phänomen ist heute unter dem Namen »Nocebo« – »Ich werde schaden« – gut bekannt, wenngleich noch längst nicht in allen Facetten verstanden.

Vermutlich ist der Begriff »Placebo« – »Ich werde gefallen« – bekannter. Unter einem Placebo versteht man ein Scheinmedikament, das keinerlei Wirkstoff enthält. Es sollte deshalb eigentlich auch keine Wirkung haben, oder? Placebos funktionieren aber ganz prächtig. In etwa 30 bis 40 Prozent der Fälle kann eine Tablette aus harmlosem Milchzucker oder eine Spritze mit physiologischer Kochsalzlösung alle möglichen Beschwerden lindern oder sogar ganz beseitigen – Schmerzen, Bluthochdruck, Asthma, Husten und vieles mehr.

Allein schon die Autorität des Arztes wirkt als Placebo. Geht er auf die Beschwerden des Patienten ein, strahlt er Zuversicht aus und bekräftigt er, dass die Beschwerden in wenigen Tagen nachlassen werden, so stehen die Chancen auf Heilung erheblich besser als bei einem desinteressiert wirkenden, zweifelnden und seine Skepsis äußernden Mediziner (Brown, 1998).

In einer einfachen Formel ausgedrückt: Beim Placebo bewirken der Glaube und die Erwartung eine Verbesserung, beim Nocebo führen sie zu unerwünschten Resultaten. Betrachtet man beide gemeinsam, so wird das Dilemma sofort deutlich: Bildet sich der durch eine Milchzuckerpille gesund gewordene Patient nur ein, gesund zu sein? Bildet sich der durch einen Fluch gestorbene Haitianer vielleicht sogar seinen Tod nur ein?

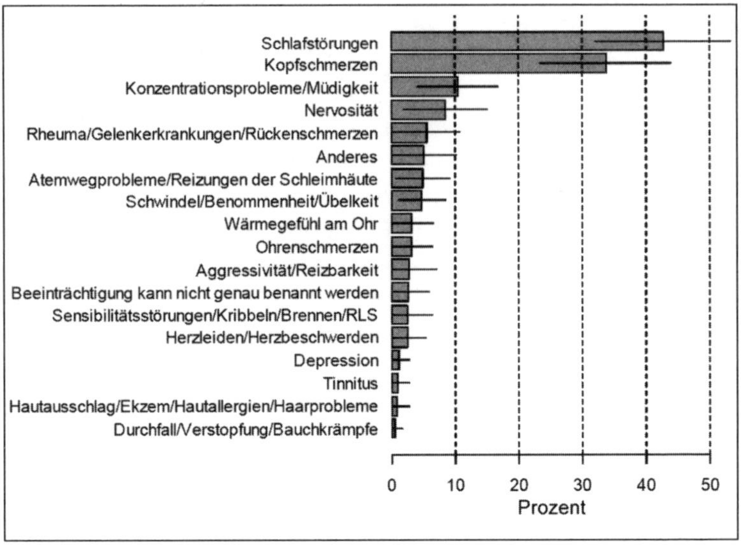

Abb. 10: Symptome Elektrosensibler, in Prozent gemessen. Quelle: Röösli, M., u. a. Symptoms of ill health ascribed to electromagnetic field exposure – a questionnaire survey. International journal of hygiene and environmental health Bd. 207, Nr. 2, 2004.

Es macht folglich weder Sinn, noch wird es den Betroffenen gerecht, Krankheitssymptome als Einbildung abzutun. Denn unabhängig davon, ob sich eine konkrete Ursache finden oder ein Symptom körperlich nachweisen lässt, entscheidend ist das subjektive Empfinden des Betroffenen. Gesundheit und Krankheit müssen stets auch im Lichte der Erwartungen, Hoffnungen und Befürchtungen des Einzelnen wie der Gesellschaft betrachtet werden.

Was aber bedeutet das für unsere Kernfrage, ob die Symptome Elektrosensibler nun eine äußere Ursache haben oder nicht? Ganz grundsätzlich sind die Symptome zunächst einmal ernst zu nehmen. Denn unabhängig von der Ursache nimmt sie der Betroffene ja tatsächlich wahr – sie sind eben *nicht* eingebildet, er oder sie leidet wirklich darunter. »Spinner« sind Elektrosensible also schon einmal nicht. Dennoch bedeutet die Tatsache, dass Symptome vorhanden sind, allerdings noch nicht, dass die Ursache objektiv im Sinn von nachweisbar sein muss. Die Aussage von Elektrosensiblen, verantwortlich für die Symptome seien Handystrahlung, Hochspannungsmasten oder welche Quelle auch immer, reicht nicht aus, um die Ursachenfrage zu klären. Werfen wir deshalb einen Blick auf die Möglichkeiten, den Ursachen wissenschaftlich auf den Grund zu gehen. Wenn sich dabei herausstellt, dass Elektrosensible einen schädlichen Einfluss einfach nur früher oder deutlicher wahrnehmen, dann müssen wir sie als »Frühwarnsystem« begreifen und schleunigst etwas unternehmen, damit nicht immer mehr Menschen erkranken. Wie sagte noch der große irische Schriftsteller George Bernard Shaw: »Alle großen Wahrheiten waren anfangs Blasphemien.«

Reine Nervensache

Sie sitzen in einem hell erleuchteten schmuck- und fensterlosen Raum, vor sich einen Schreibtisch und zwei Schalter, einen grünen und einen roten. Vor dem Versuch wurde Ihnen gesagt, Sie sollten immer dann den einen Schalter betätigen, wenn Sie ein elektromagnetisches Feld wahrnehmen können und den anderen, wenn Sie meinen, das Feld sei ausgeschaltet worden. So ähnlich müssen wir uns Experimente vorstellen, in denen die Fähigkeit getestet werden soll, elektromagnetische Felder zu spüren. Ganz einfach? Vielleicht nicht ganz so einfach, denn wie eine Übersicht des ECOLOG-Instituts über 15 solcher Provokationsstudien an Elektrosensiblen aus den Jahren 1993 bis 2005 zeigt, konnten zumindest unter den untersuchten Bedingungen nur die wenigsten Versuchspersonen erkennen, ob das Feld an- oder ausgeschaltet war. In zehn der 15 Experimente entsprach die Trefferquote dem Zufallsergebnis, während in den übrigen Untersuchungen immerhin einige wenige zur rechten Zeit den Knopf drückten (Neitzke, 2005, S. 11–13).

Man mag an dieser Stelle einwenden, dass jemand, der üblicherweise Symptome entwickelt, wenn er sich nur lange genug in einem elektromagnetischen Feld aufhält, nicht unbedingt das

Feld selbst spüren können muss. Das ist richtig. Weitere 17 vom ECOLOG-Institut unter die Lupe genommene Studien mit zusammengerechnet 488 Elektrosensiblen galten der Frage, ob elektromagnetische Strahlung unter kontrollierten Bedingungen Symptome hervorruft. Auch hier gibt es nur wenige Untersuchungen, in denen ein klarer Zusammenhang zwischen dem Vorhandensein elektromagnetischer Felder und subjektiven Symptomen nachzuweisen ist. In einem Versuch aus dem Jahre 1991 zeigten 16 von 100 getesteten Elektrosensiblen durchgängig Symptome, wenn das Feld angeschaltet war, und keine Symptome, wenn es inaktiv war (Rea, 1991). Interessant an dieser Untersuchung ist auch, dass die positiv Getesteten vor allem auf bestimmte Frequenzen reagierten – und auf diese dann mit hundertprozentiger Sicherheit.

Auch eine schweizerische Studie der Eidgenössischen Technischen Hochschule Zürich (ETH) kam zu interessanten Ergebnissen. Begonnen im Jahr 1995 und abgeschlossen in Form einer Doktorarbeit fünf Jahre später (Müller, 2000) hatte das »Projekt Nemesis« zum Ziel »niederfrequente elektrische und magnetische Felder und Elektrosensibilität in der Schweiz« zu untersuchen. Der Projektname »Nemesis« ist ein Akronym, das sich aus den Anfangsbuchstaben der Wörter im Titel der Arbeit zusammensetzt. Darüber hinaus aber hat »Nemesis« noch eine weitere Bedeutung: Im alten Griechenland war Nemesis nämlich verantwortlich für das richtige Maß von Glück und Recht, sie war aber auch »Rächerin der Überheblichkeit«. In der Tat hilft die Nemesis-Studie, beim Problem der Elektrosensibilität das rechte Maß zu finden. Die wichtigsten Erkenntnisse der Untersuchung: Es gibt tatsächlich Menschen, die elektromagnetische Felder spüren können, in der Untersuchung »Elektrosensitive« genannt. Elektrosensitive müssen aber nicht unbedingt mit Symptomen reagieren. Und vielleicht noch wichtiger, Elektrosensible müssen keineswegs zu den Elektrosensitiven gehören (Schierz, 2000, S. 96).

Was bedeutet das? Wir können aus den Ergebnissen immerhin

einen wichtigen Schluss ziehen: Da manche Menschen zweifelsfrei Elektrosmog wahrnehmen können, sind die Symptome einiger nach eigener Einschätzung Elektrosensibler wohl tatsächlich – wenngleich nicht zwingend – auf die Strahlung zurückzuführen. Zieht man weitere Studien hinzu, nach denen die Symptome stärker waren, wenn die Testpersonen wussten oder auch nur glaubten, das Feld sei angeschaltet (Andersson, 1996; Lonne-Rahm, 2000; Hietanen, 2002), bietet sich zunächst eine einfache Erklärung an: Alles ein psychisches Phänomen. Die Testpersonen spüren die Symptome zwar wirklich, doch die Ursache ist allein in ihrem Kopf zu suchen und hat ganz gewiss nichts mit Elektrosmog zu tun. Diese Schlussfolgerung ist zwar verständlich – wir würden uns wohl alle freuen, wenn Elektrosmog tatsächlich so unproblematisch wäre – und scheint sogar logisch. Doch in Wahrheit ist sie es nicht. Viel wahrscheinlicher ist die Erklärung, dass die Testpersonen unbewusst einen Lernprozess durchgemacht hatten. Fachleute nennen so etwas »klassische Konditionierung«. Der Nobelpreisträger Iwan Petrowitsch Pawlow hat sie im Jahr 1927 entdeckt: Hunden läuft unwillkürlich das Wasser im Maul zusammen, wenn sie Futter in der Schüssel sehen und riechen. Lässt man nun jedes Mal, wenn man den Hunden Futter gibt, eine Glocke ertönen, so bildet sich der Speichelfluss nach einer Weile auch dann, wenn nur die Glocke erklingt.

Stellen wir uns nun jemanden vor, der jedes Mal, wenn er sich längere Zeit in der Nähe eines Mobilfunkmastes, Trafohäuschens oder anderer Elektrosmogverursacher aufhält, Kopfschmerzen, Schwindel, Herzrhythmusstörungen oder was auch immer spürt. Anfangs brachte er seine Symptome vermutlich nicht mit diesen Strahlungsquellen in Zusammenhang. Aber irgendwann war ihm klar: Ich bin elektrosensibel. Diesem Menschen sagen Sie während des Provokationsexperiments, dass der kleine Kasten auf dem Tisch gerade jetzt das Gleiche macht wie der Funkmast oder das Trafohäuschen. Selbst wenn der Kasten pinkfarben ist und aussieht wie der Traum aller Erstklässlerinnen, stehen die Chancen gut, dass er die bekannten Symptome auslösen wird. Wie der

Speichelfluss des Pawlow'schen Hundes können nämlich auch die Symptome des Elektrosensiblen unabhängig von der ursprünglichen Ursache auftreten. Die Symptome sind deshalb nicht weniger echt und für die Betroffenen nicht weniger besorgniserregend, sie sind aber eben nicht mehr an messbaren Elektrosmog gekoppelt. Mit anderen Worten: Dass Elektrosensible im Versuch auch oder sogar erst recht dann reagieren, wenn sie glauben, die Elektrosmogquelle sei angeschaltet, bedeutet keineswegs, dass es sich bei der Elektrosensibilität um ein rein psychisches Problem handelt.

Eine weitere Gruppe von Studien zum Thema Elektrosensibilität geht das Problem deshalb mit einer anderen Frage an: Gibt es messbare Unterschiede in der Reaktion auf Umweltfaktoren zwischen Elektrosensiblen und »normalen« Kontrollpersonen, unabhängig vom Vorhandensein elektromagnetischer Felder? Wenngleich nicht viele Studien zu diesem Thema vorliegen, ergibt sich doch bereits jetzt ein recht klares Bild. Nach eigener Einschätzung reagieren elektrosensible Menschen mit stärkeren Hirnstromaktivitäten auf flackernde Lichter (Sandström, 1997), weisen einen insgesamt erhöhten Erregungszustand des Nervensystems (Lyskov, 2001) und eine geringere Anpassungsfähigkeit des Herzens auf Belastungen auf (Sandström, 2003). All diese Ergebnisse deuten darauf hin, dass bei Elektrosensiblen die Balance der automatischen Regulationsmechanismen des Nervensystems gestört ist (Neitzke, 2005, S. 14). Ob dies aber Folge oder Ursache der Elektrosensibilität ist, lässt sich zurzeit nicht entscheiden. Als gesichert gelten kann also, dass es Menschen gibt, die sensibler auf elektromagnetische Strahlung reagieren als andere, dass diese etwa 2 Prozent der Bevölkerung ausmachen – auf die gesamte deutsche Bevölkerung gerechnet immerhin rund 1,6 Millionen Menschen – und dass etwa doppelt so viele Frauen wie Männer elektrosensibel sind (Leitgeb, 1995; 1998; Leitgeb, 2003).

Der elektrische Mensch

Vielleicht erinnern Sie sich noch an die Physikstunde, als Ihr Lehrer Ihnen von dem italienischen Mediziner Luigi Galvani und den zuckenden Schenkeln eines toten Frosches erzählte? Es war am 6. November 1780, als der damals 43-jährige Anatom unweit einer Maschine, mit der sich durch Reibung hohe statische Elektrizität erzeugen lässt, einen Frosch sezierte. Als einer von Galvanis Helfern mit einem Skalpell die offen liegenden Nerven des Frosches berührte, zuckte der Schenkel, scheinbar zu neuem Leben erwacht. Ein anderer Assistent Galvanis, der mit der Elektrisiermaschine experimentierte, meinte im selben Augenblick einen Blitz gesehen zu haben, der sich von der Maschine löste. In der Tat war das die richtige Erklärung: Die Stromspitze war ausgehend vom Generator über Körper und Skalpell des Helfers in die Nerven des Froschschenkels gesprungen. Diese hatten den Reiz weitergeleitet an die Muskeln, die sich daraufhin zusammenzogen. Wahrscheinlich wird Ihr Lehrer Ihnen auch erzählt haben, dass Galvani zu völlig falschen Folgerungen gelangte und erst Alessandro Graf von Volta, auch er Italiener, die richtige Schlüsse aus Galvanis Studien zog und zwei Jahre nach dessen Tod im Jahre 1800 der Weltöffentlichkeit die erste funktionierende Batterie vorstellte, die sogenannte Volta'sche Säule.

Elektrizität spielt im Leben des Menschen aber nicht erst seit Galvani, Volta oder Thomas Alva Edison und der Erfindung des Glühlampenprinzips Ende des 19. Jahrhunderts eine Rolle. Wir selbst sind ebenso wie der Frosch »elektrische Wesen«. Das lässt sich beispielsweise schon an Aufzeichnungen der Herzströme durch einen Elektrokardiografen (EKG) ablesen. Doch nicht nur das Herz würde ohne elektrischen Strom nicht funktionieren, ohne die Prinzipien der Elektrizität wäre unser Leben gänzlich undenkbar.

Der menschliche Körper enthält etwa 30 Milliarden (30 000 000 000) Nervenzellen mit einer Gesamtlänge von rund 770 000 Kilometern. Das entspricht etwa der doppelten Entfernung Erde–Mond oder dem knapp 20-Fachen des Erdumfangs.

Rund 20 Milliarden Nervenzellen finden sich im Gehirn, der Rest ist für die Steuerung von Bewegungen und alle anderen »Befehle« des Gehirns an den Körper sowie für die Weiterleitung von Sinnesreizen zuständig, zum Beispiel von Tastempfindungen. Allein diese sogenannten peripheren, außerhalb des Gehirns befindlichen Nervenzellen haben eine Gesamtlänge von ca. 400 000 Kilometern. All diese Nervenzellen können wir uns vereinfacht als Stromleitungen vorstellen, in denen sich eine elektrische Ladung von A nach B bewegt und dort etwas auslöst, beispielsweise dass sich der Bizeps anspannt. Die Geschwindigkeit, mit der sich die Ströme bewegen, beträgt bei den schnellsten Nervenfasern stolze 430 km/h. In unserem Zusammenhang wichtig ist aber vor allem, dass diese Ströme mit sehr geringen Spannungen arbeiten, die nur etwa 100 Millivolt (mV; Tausendstel Volt) betragen (Kunsch, 2000). Das entspricht etwa dem 2200sten Teil der Spannung an Steckdosen. Nur wenn diese Ströme ohne Störung fließen, können sie das bewirken, was sie sollen, nämlich einen Stoff freisetzen, der den Reiz entweder an eine andere Nervenzelle weitergibt oder dazu führt, dass sich ein Muskel zusammenzieht. Wenn das Zusammenspiel dieser sogenannten Nervenbotenstoffe oder Neurotransmitter aus dem Gleichgewicht gerät, kann dies tief greifende Folgen für Körper und Geist haben. Ein gutes Beispiel liefert der fälschlich oft als »Glückshormon« bezeichnete Nervenbotenstoff Serotonin. Ein Ungleichgewicht dieses Neurotransmitters steht zwar tatsächlich in Zusammenhang mit dem Auftreten von Depressionen, doch nicht nur. Störungen des Serotoninstoffwechsels führen auch zu Angstanfällen, Migräne und dem sogenannten Reizdarmsyndrom mit Bauchschmerzen, Stuhlveränderungen und Unwohlsein. Wenn aber die Nervenbotenstoffe auf elektrischem Wege freigesetzt werden, wäre es dann nicht denkbar, dass ein Ungleichgewicht dieser Substanzen durch elektrische Ströme verursacht werden kann, dass es sich vielleicht aber auch auf diese Weise therapieren lässt?

Eine Methode, wie sich mit elektrischem Strom Depressionen bekämpfen lassen, ist bereits seit 1938 bekannt, als die italienischen Psychiater Ugo Cerletti und Lucio Bini mit der Elektrokrampftherapie (EKT; »Elektroschocks«) zu experimentieren begannen. Dabei werden dem Patienten zwei Elektroden an den Kopf gesetzt, durch die dann elektrischer Strom mitten durch das Gehirn geleitet wird. Kurze Zeit später erlebte diese Therapieform, bei der sich die Muskeln unter Krämpfen schmerzhaft zusammenziehen, einen wahren Boom, denn noch gab es keine der heutigen hochwirksamen Psychopharmaka, sodass die Krampftherapie oftmals wie eine Wunderheilung anmutete.

Man weiß nicht ganz genau, warum die EKT so gut wirkt, geht aber nach heutigem Kenntnisstand davon aus, dass der durch das Gehirn fließende Strom so etwas wie einen »Neustart« der Neurotransmittersysteme bewirkt (Stellungnahme zur Elektrokrampftherapie, 2003, S. 2; Baghai, 2005, S. 1185).

Eine neue Methode, den »Neustart des Gehirns« berührungsfrei und ganz ohne Elektroden wie bei der Elektrokrampftherapie anzuregen, ist die sogenannte Transkranielle Magnetstimulation (TMS). Mit Geräten, die aussehen wie eine gewöhnliche Handbrause oder eine perfekte Acht wird ein starkes, rasch pulsierendes Magnetfeld über dem Schädel erzeugt. Dieses Magnetfeld produziert in den Nervenzellen des Gehirns – die jetzt als Antennen fungieren – elektrische Ströme. Einige Studien haben belegt, dass die TMS Depressionen lindern kann, nicht ganz so effektiv wie die Elektrokrampftherapie, aber dafür immerhin ohne Erinnerungslücken, wie sie bei Elektroschocks häufiger auftreten (Greden, 2001). Die Hoffnungen der Medizinerzunft sind groß, soll die TMS doch auch bei weiteren Erkrankungen wie Tinnitus (Pridmore, 2006), Schizophrenie (Aleman, 2007) oder Nikotinsucht (Johann, 2003) helfen.

Dass sich das Militär eine solche Methode, mit der sich von außen Einfluss auf Vorgänge im Inneren des Gehirns nehmen lässt, nicht entgehen lassen will, versteht sich leider von selbst. Die US-amerikanische Regierungsbehörde DARPA (Defense Advanced Research Projects Agency) prüfte die Transkranielle Magnetstimulation auf ihre Tauglichkeit im Truppeneinsatz, etwa um aufkeimende Müdigkeit bei Kampfpiloten auf Knopfdruck und drogenfrei auszuschalten (George, 2003). Eine Schweizer Arbeitsgruppe konnte 2006 sogar nachweisen, dass sich mittels TMS das Verhalten beeinflussen lässt. In einer Versuchsanordnung, in der Testpersonen die Wahl haben, sich entweder lediglich auf den eigenen Vorteil bedacht zu verhalten oder einer anderen Testperson gegenüber fair zu handeln, verhielten sich jene deutlich uneigennütziger, bei denen mit einem Magnetfeld Ströme in der rechten Gehirnseite erzeugt wurden (Knoch, 2006).

Doch nicht nur Nervenzellen funktionieren auf elektrischem Wege. Alle Zellen unseres Körpers sind darauf angewiesen, dass Stoffe in die Zellen hinein und aus ihnen heraus gelangen können. Jede Zelle ist umgeben von einer Haut aus Fettstoffen, der sogenannten Lipidmembran. Wasser, gelöste Gase wie Sauerstoff und Kohlendioxid sowie Alkohol oder Harnstoff können diese Membran problemlos durchdringen, nicht aber die lebenswichtigen anorganischen Ionen wie Kalzium, Natrium, Magnesium oder Kalium. Für diese Substanzen befinden sich in der Lipidmembran winzige Schleusen, wassergefüllte Tunnel mit einem Durchmesser von weniger als einem Milliardstel Millimeter (Nanometer). Nur aufgrund ihrer elektrischen Ladung und des Ladungsunterschiedes zwischen dem Innerern und Äußeren der Zelle und unter erheblichem Energieaufwand können viele dieser Stoffe durch den Tunnel reisen. Diesen Mechanismus nennt man auch »Ionenpumpe«. Ein zutreffender Begriff, denn wie bei einer Schleusenpumpe muss für den Transport eine gehörige Menge Energie aufgebracht werden, die bei manchen besonders aktiven Zellen bis zu 70 Prozent ihres Gesamtenergieverbrauchs ausmacht (Dudel, 2000).

Auf die gleiche Weise, durch die Tätigkeit von Ionenkanälen in den Zellen der oberen Hautschicht, entstehen an der Hautoberfläche elektrische Spannungsunterschiede zwischen zehn Tausendstel und 60 Tausendstel Volt, die in typischer Weise auf der Hautoberfläche verteilt sind, und zwar unabhängig von Alter und Geschlecht weitgehend gleich (Foulds, 1983). Dass dies keineswegs bedeutungslos ist, belegten schon die Experimente des Deutschen Emil Heinrich du Bois-Reymond aus den 1840er-Jahren. Der Berliner Physiologe konnte zeigen, dass ein Schnitt durch die Haut oder eine andere Verletzung zum Fließen von elektrischen Strömen im Gewebe führt, die erst langsam abebben, wenn die Wunde geschlossen ist. In jüngerer Zeit wurden die Versuche wiederholt, stets mit dem gleichen Ergebnis: Beim Verheilen von Wunden fließen elektrische Ströme und ebben ab, wenn die Wundheilung abgeschlossen ist. Haben diese Ströme möglicherweise etwas mit der Wundheilung zu tun? Genau so ist es. Dabei ist die Fließrichtung der Ströme so etwas wie ein Schienennetz, auf dem neue Zellen an die richtigen Stellen befördert werden, um die Wunde zu schließen. Darüber hinaus sind die Ströme offenbar wichtig, um das Bakterienwachstum in der Wunde zu hemmen und das Entzündungsgeschehen durch Abwehrstoffe zu kontrollieren. Mittlerweile belegen zahlreiche Studien, wie wichtig die elektrischen Ströme in Wunden für die Heilung sind (Song, 2002; Song, 2004; Kloth, 2005; Reid, 2005).

Eine besonders aufregende Studie führten Wissenschaftler der altehrwürdigen, bereits 1495 gegründeten Universität von Aberdeen durch. Ihre Arbeit veröffentlichten sie 2006 in dem angesehenen Wissenschaftsblatt *Nature* (Zhao, 2006). Indem die Forscher Wunden künstlichen elektrischen Feldern aussetzten, konnten sie den Heilungsvorgang je nach Ausrichtung des Feldes entweder beschleunigen oder ganz verhindern. Darüber hinaus fand das Team auch heraus, welches Gen die körpereigenen Wundheilungsströme »anschaltet« und welches sie wieder »ausschaltet«. Das funktioniert offenbar auch im Inneren des Körpers. Denn pulsierende Magnetfelder werden schon seit Längerem als Beschleuniger für das Zusammenwachsen gebrochener Knochen eingesetzt.

Auf den Punkt gebracht: Der menschliche Körper enthält eine Vielzahl von unterschiedlich großen elektrischen Leitern, die als Antennen fungieren können. Nervenzellen, die Befehle aus dem Gehirn zum Beispiel an die Arm- und Beinmuskeln leiten, sind beispielsweise mehr als einen Meter lang. Ebenfalls Antennenfunktion haben jene 20 Milliarden Nervenzellen in unserem Gehirn, die nur wenige Millimeter bis Zentimeter messen. Andere Körperzellen, auch sie potenzielle Antennen, messen nur wenige Tausendstel Millimeter, im Durchschnitt etwa 40 Tausendstel eines Millimeters, so wie Leberzellen. Hat die Größe der Antenne womöglich etwas mit dem Empfang zu tun?

Haben Sie guten Empfang?

Ob Sie mit der Antenne auf Ihrem Dach oder an Ihrem Radio Empfang haben, hängt natürlich auch von der Sendeleistung des Fernseh- oder Radiosenders ab. Wichtig sind aber ebenfalls die Wellenlänge der Strahlung sowie die Größe der Antenne. Sie erinnern sich gewiss noch an den Flug aus dem Weltall Richtung Elbe bis hinein in den Marienkäfer und schließlich in das Atom. Was wir uns in dem kleinen Film klarmachen wollten, waren die unterschiedlichen Wellenlängen elektromagnetischer Strahlung. Aus der Physik kennen wir verschiedene Mechanismen, wie elektromagnetische Wellen zu elektrischen Veränderungen im Empfänger führen können. Der wichtigste Mechanismus in diesem Zusammenhang ist die Resonanz. Ein Beispiel: Wenn Sie mit einem Messer ein Weinglas anschlagen oder mit einem angefeuchteten Finger auf seinem Rand entlanggleiten, erklingt ein Ton. Dieser Ton entspricht der Eigenfrequenz des Glases. Aufgezeichnet und ausreichend verstärkt auf das Glas zurückgeworfen, versetzt diese Eigenfrequenz das Glas in Schwingungen, bis es schließlich zerspringt. Nach demselben Prinzip haben die hohen Töne bei einem Konzert der Wiener Sängerknaben in Australien 1988 die Decke des Konzertsaals in Schwingung versetzt, sodass sich Teile aus dem Deckenputz lösten und in den Zuschauerraum fielen. Verletzt wurde glücklicherweise niemand.

Derartige Resonanzschwingungen treten bei exakt gleichen sowie sehr ähnlichen Wellenlängen bzw. Frequenzen auf. Elektromagnetische Wellen können in einem Leiter aber auch dann eine intensive Resonanz erzeugen, wenn die Antenne nur etwa der halben Wellenlänge entspricht. Das ist etwa dann der Fall, wenn die Strahlung eines Fernsehsenders mit einer Frequenz von 68 Megahertz und einer Wellenlänge von 4,4 Metern auf einen erwachsenen Menschen trifft. Der Mensch hätte dann annähernd die ideale Größe einer sogenannten Halbdipol-Antenne, sodass die elektromagnetischen Wellen des Senders im Körper elektrische Ströme induzieren könnten. Im Bereich der Handystrahlung bei 960 Megahertz und einer Wellenlänge von 31 Zentimetern wäre die Größe eines menschlichen Kopfes die optimale Antennenlänge, für die Frequenz schnurloser Telefone von 1,9 Gigahertz mit einer Wellenlänge von 16 Zentimetern wäre es die Größe eines kindlichen Kopfes. Je höher die Frequenz und je kleiner damit die Wellenlänge, desto größer die Wahrscheinlichkeit, dass kleinste Strukturen im menschlichen Körper die elektromagnetische Strahlung in Form von Resonanzen aufnehmen.

Die Physik von Antennen und ihrer möglichen Wirkungen auf biologische Systeme ist zwar noch weit komplizierter, für unsere Zwecke reicht es jedoch aus, zu wissen, dass elektromagnetische Wellen im »Elektrowesen Mensch« Resonanzen erzeugen und damit biologische Wirkungen auslösen können. Dass dies der Fall sein kann, wird im Übrigen auch von niemandem bestritten. Bestritten wird indes unter anderem von der Weltgesundheitsorganisation WHO nach wie vor, dass höhere Frequenzen und damit deutlich geringere Wellenlängen und niedrige Intensitäten Auswirkungen haben können (WHO Fact sheet No. 304, 2006). Schauen wir uns doch einmal an, welche Belege wir dafür finden, dass künstliche nichtionisierende elektromagnetische Strahlung in biologischen Systemen Wirkungen entfaltet, die nicht auf Erwärmung zurückgeführt werden können.

Nachgewiesene Wirkungen von Elektrosmog

Bevor wir uns im nächsten Abschnitt den einzelnen Quellen für Elektrosmog und den wichtigsten der zahlreichen Hinweise auf biologische Wirkungen und mögliche schädliche Auswirkungen im Detail zuwenden, wollen wir uns zunächst einen groben Überblick verschaffen. Welche biologischen Wirkungen und

Schäden sind zweifelsfrei nachgewiesen, welche sind sehr wahrscheinlich, welche nur wahrscheinlich und welche eher unsicher?

Über jeden wissenschaftlichen Zweifel erhaben sind die allgemein anerkannten Wirkungen starker Magnetfelder wie Sehstörungen, Reizungen des Gehirns und bei noch höheren Werten lebensgefährliches Herzkammerflimmern. Im Bereich hochfrequenter Strahlung (Radio, Fernsehen, Mobilfunk, Radar) werden allein die thermischen Wirkungen oberhalb einer bestimmten Strahlungsintensität von niemandem bestritten. Spannend wird es aber bei geringeren Intensitäten, denn es gibt einen ganzen Berg unterschiedlichster Studien zu den Wirkungen von Strahlung unterhalb dieser allgemein akzeptierten Grenzen. Welche dieser Untersuchungen aber sind sauber durchgeführt worden, und welche weisen Mängel auf? Haben ähnliche Studien auch ähnliche Ergebnisse erbracht? Wie sind einzelne Untersuchungen im Zusammenhang mit anderen zu beurteilen?

Welchen bestreitbaren Weg die ICNIRP bei der Beantwortung dieser und ähnlicher Fragen eingeschlagen hat, haben wir bereits angesprochen (Seite 141 ff). Doch wo der Münchner Verein in seinen Empfehlungen alles getan hat, um das Dogma der rein thermischen Wirkungen durchzusetzen, wollen wir einen anderen Weg gehen. Die ICNIRP kehrte kurzerhand Studien unter den Teppich, wenn das Ergebnis nicht in ihr Konzept passte. Wir werden deshalb nachsehen, was sich unter dem Teppich verbirgt.

Im April 2000 veröffentlichte das Hannoveraner ECOLOG-Institut eine Studie unter dem Titel: *Mobilfunk und Gesundheit – Bewertung des wissenschaftlichen Erkenntnisstandes unter dem Gesichtspunkt des vorsorgenden Gesundheitsschutzes* (Hennies, 2000). Wie der Titel verrät, geht es darin um den Schutz der Bevölkerung. Auftraggeber der umfassenden Literaturstudie war ausgerechnet der Marktführer im deutschen Mobilfunkmarkt, T-Mobile. Und was in dieser Studie sowie im *EMF-Handbuch* des ECOLOG-Instituts aus dem Jahre 2006 (Neitzke, 2006) zu lesen steht, gibt durchaus zu denken. Danach haben Untersuchungen im hochfrequenten Bereich bereits deutlich unterhalb der Intensität, ab der thermische Wirkungen zu erwarten sind, und sogar unterhalb der bundesdeutschen Grenzwerte für die maximale Belastung der Bevölkerung konsistente Hinweise auf krebserregende Wirkungen, messbare Stressreaktionen auf Zellebene und Störungen des Zentralen Nervensystems geliefert. Und unterhalb der thermischen Schwelle, aber immerhin noch oberhalb der Grenzwerte liegen Hinweise auf Schäden an der Erbsubstanz vor. »Konsistente Hinweise« bedeutet in der Terminologie des ECOLOG-Instituts: Es gibt gut begründete Hinweise auf die jeweilige Wirkung aus Studien mit unterschiedlichen Untersuchungsansätzen, aber gleichem Ergebnis.

In der Grafik auf Seite 166 finden Sie oben einen nach rechts zeigenden Pfeil. Dieser Pfeil ist mit einer logarithmischen Skala versehen, auf der die Abstände zwischen den Teilstrichen nicht gleich lang sind (linear), sondern kleiner werden. Warum? Weil's einfach Platz spart und so auf eine Seite passt. Die Einheit »Watt pro Quadratmeter« gibt die Intensität der Strahlung an. Von links nach rechts nimmt diese Intensität zu, um jeweils eine Zehnerpotenz (Abb. 11).

Wie schon mehrfach erwähnt, sind die thermischen Wirkungen unbestritten und deshalb hier in der oberen Zeile als »Nachweise« gekennzeichnet. Bei etwa 100,0 W/m² müssen wir damit rechnen, dass sich das Gewebe messbar erwärmt. Laut Skala beginnend bei einer Leistungsdichte ab 20,0 W/m² finden sich »Konsistente Hinweise« auf Schäden an der Erbsubstanz DNS, Schäden also, die beispielsweise zu Krebs führen können. Dieser Wert scheint gar nicht so weit unterhalb der Grenze für thermische Effekte zu liegen, hier täuscht die logarithmische Skaleneinteilung. In Wahrheit liegt der Wert 80 W/m² unter dieser Grenze. Mit anderen Worten: Lange bevor thermische Wirkungen zu erwarten sind, kann es bereits zu Schäden an der DNS kommen.

Zwischen den Skalenwerten 2,0 und 10,0 W/m² finden Sie einen dicken senkrechten Balken. Dieser Bereich entspricht den deutschen Grenzwerten, die je nach Frequenz unterschiedliche Leistungsdichten als Grenzwerte vorsehen. Der dicke senkrechte

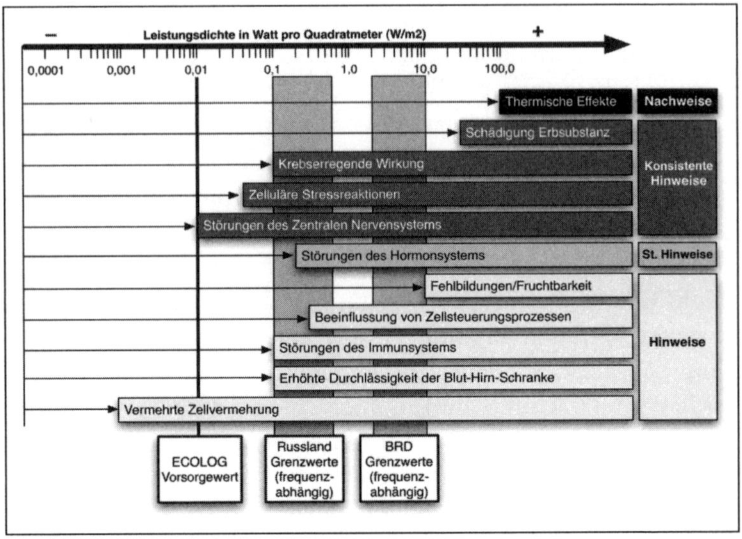

Abb. 11: Gewichtete Belege für gesundheitliche Auswirkungen oder biologische Effekte hochfrequenter Strahlung. Quellen: Nach Neitzke, H.-P., u. a. EMF-Handbuch – Elektromagnetische Felder: Quellen, Risiken, Schutz, 2006; WHO, EMF World Wide Standards, 2007

Balken links daneben zwischen 0,1 und 0,6 W/m² stellt die niedrigeren russischen Grenzwerte dar, der senkrechte Strich bei 0,01 W/m² den vom ECOLOG-Institut vorgeschlagenen Vorsorgewert.

Wenn Sie nun die übrigen waagerechten Balken betrachten, zum Beispiel »Krebserregende Wirkung«, »Zelluläre Stressreaktionen« und »Störungen des Zentralen Nervensystems«, und ihren Beginn (Pfeil von links) mit den deutschen Grenzwerten vergleichen, wird offensichtlich, dass die deutschen Grenzwerte deutlich zu hoch sind, um diese möglichen Folgen zu verhindern. Neben den bereits genannten Folgen, auf die konsistente Hinweise vorliegen, gibt es starke Hinweise auf Störungen des Hormonsystems ab 0,2 W/m² sowie Hinweise auf Fehlbildungen bei Feten, Störungen der Fruchtbarkeit, Eingriffe in die Steuerungs-

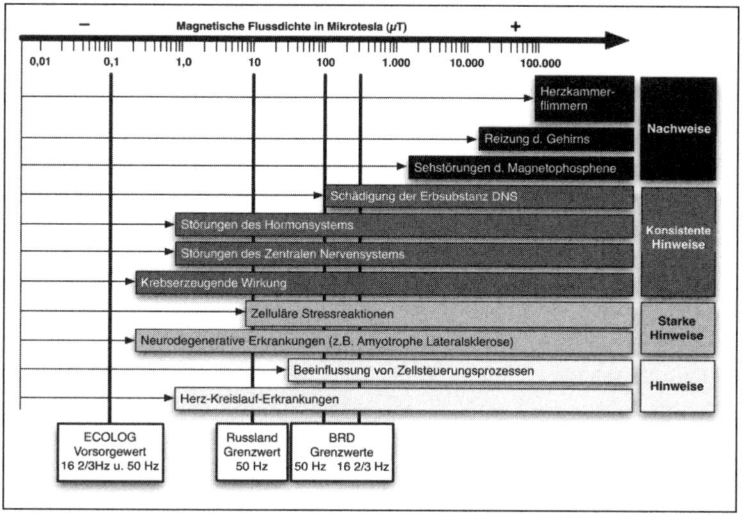

Abb. 12: Gewichtete Belege für gesundheitliche Auswirkungen oder biologische Effekte niederfrequenter Magnetfelder. Quellen: Nach Neitzke, H.-P., u. a. EMF-Handbuch – Elektromagnetische Felder: Quellen, Risiken, Schutz, 2006; WHO, EMF World Wide Standards, 2007

mechanismen der Zellen, Immunstörungen, eine erhöhte Durchlässigkeit der Blut-Hirn-Schranke sowie eine Zunahme der Zellteilungsrate. »Starke Hinweise« heißt, dass es übereinstimmende Ergebnisse vergleichbarer Studien gibt, und »Hinweise« liegen vor, wenn vergleichbare Studien nur ähnliche Ergebnisse erbrachten.

Doch hochfrequente Strahlung beispielsweise aus dem Mobilfunksektor ist eine Sache. Wie steht es aber mit dem niederfrequenten Bereich, den Stromleitungen im Haus und den Hochspannungsleitungen mit ihren 50 Hertz oder dem Bahnstrom mit 16 $^2/_3$ Hertz? Überall fließt hier Strom durch Leitungen, und wo Strom durch Leitungen fließt, entstehen Magnetfelder, die im Körpergewebe elektrische Ströme hervorrufen können. Werfen wir einen Blick auf die Grafik oben (Abb. 12), die Ihnen bekannt vorkommen dürfte.

Die Einheit am Pfeil für die Intensität ist hier natürlich nicht mehr Watt pro Quadratmeter wie bei der Hochfrequenz, sondern die magnetische Flussdichte in Mikrotesla (µT). Auch hier haben wir wieder Nachweise für biologische Effekte bei sehr hohen Intensitäten: Sehstörungen, Gehirnreizungen und Kammerflimmern. Es gibt hier auch wieder Grenzwerte, einen senkrechten Strich bei 100 Mikrotesla für den Bahnstrom und einen bei 200 Mikrotesla für den Netzstrom in Hochspannungsleitungen, Umspannwerken und Trafohäuschen in unserer Nähe sowie Stromanlagen im Haus. Wie unschwer zu erkennen ist, liegen auch in Bezug auf Magnetfelder konsistente Hinweise auf schädigende Wirkungen weit unterhalb der offiziellen deutschen Grenzwerte vor – ab 100 Mikrotesla auf Schäden an der Erbsubstanz, ab etwa 0,8 Mikrotesla auf Störungen des Hormonsystems und Zentralen Nervensystems und ab 0,2 Mikrotesla auf krebserregende Wirkung. Starke Hinweise gibt es auf Stressreaktionen der Zellen, Erkrankungen, bei denen Nervenzellen zugrunde gehen, und Hinweise darauf, dass die Steuerungsmechanismen der Zellen gestört werden, sowie auf das Entstehen von Herz-Kreislauf-Erkrankungen.

In den nächsten Abschnitten wollen wir einzelne Verursacher von Elektrosmog betrachten, die in unser aller Alltag eine wesentliche Rolle spielen. Wir werden uns fragen, wo wir ihnen begegnen und wo sie von der Intensität her in den beiden Grafiken auf Seite 166 und Seite 167 einzuordnen sind. Und natürlich werden wir in der wissenschaftlichen Literatur nachschauen, ob wir verlässliche Studien finden, die auf eine potenzielle Gefährlichkeit hinweisen. Wir werden dabei von den niedrigen Frequenzen ausgehen.

Auf Nummer sicher mit der Bahn?

In Film und Fernsehen dampfen sie noch, die guten alten »Feuerrösser«. Nostalgiefahrten mit der Dampfeisenbahn sind beliebte Vergnügungen. Aber die Zeiten, in denen schwitzende Heizer Kohlen in den Kessel schippten, sind längst vergangen. Im

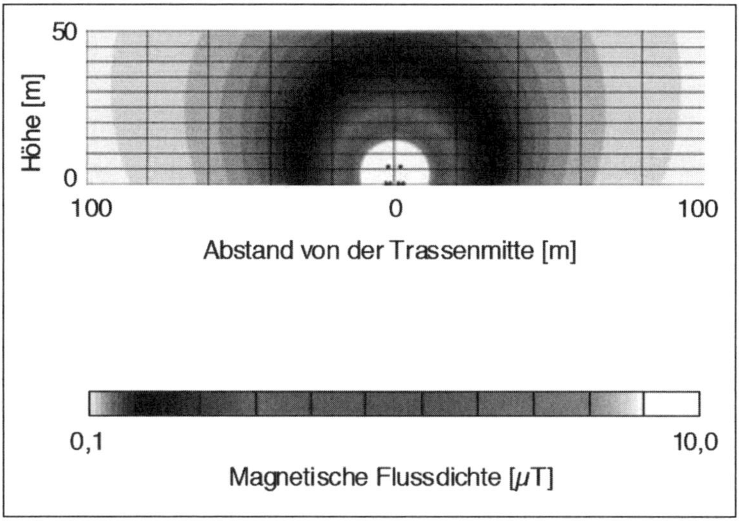

Abb. 13: Magnetisches Feld an einer elektrifizierten Bahnstrecke. Quelle: Neitzke, H.-P., u. a. EMF-Handbuch – Elektromagnetische Felder: Quellen, Risiken, Schutz, 2006.

Deutschland des 21. Jahrhunderts befördern die neuen »Elektrorösser« der Deutschen Bahn Tag für Tag gut 4,5 Millionen Bundesbürger auf rund 35 500 Schienenkilometern (Die Bahn mit Zukunft, 2007).

Auch wenn es keine Fahrpläne gäbe, niemand müsste mehr wie im Western sein Ohr auf die Schienen legen, um das Nahen des Zuges zu erkennen. Ein Gerät, mit dem sich magnetische Feldstärken messen lassen, würde vollkommen ausreichen. Denn der Bahnstrom erzeugt nicht nur dort ein Magnetfeld, wo der Zug gerade vorbeifährt, sondern gleichzeitig auf dem gesamten Streckenabschnitt zwischen zwei Stromeinspeisungspunkten, wenn sich irgendwo in diesem Abschnitt ein fahrender Zug befindet.

Je nachdem, ob der Zug gerade anfährt oder bremst – wie viel Energie er also benötigt –, variiert die Stärke des Magnetfeldes im Zug selbst und bei der Durchfahrt direkt auf dem Bahnsteig zwischen 1 und 10 Mikrotesla, mit Spitzenwerten bis zu 22 Mikrotesla (Grotenhermen, 1998). In der obigen grafischen Darstellung lässt sich sehr gut erkennen, wie sich ein simuliertes Magnetfeld bei einem Stromdurchfluss von 500 Ampere um die Bahntrasse herum ausbreitet (Abb. 13).

Wer nah genug an einer Bahntrasse wohnt und einen vorbeifahrenden Zug sehen möchte, muss nicht einmal besonders gut hören können, unter Umständen reicht ein Blick auf den Fernsehbildschirm als Vorankündigung. Denn es kommt durchaus vor, dass das magnetische Feld des vorbeifahrenden Zuges stark genug ist, um Bildstörungen hervorzurufen. Vielleicht lässt sich sogar unterscheiden, ob es ein ICE oder irgendein Bummelzug ist? Strombedarf und damit auch Magnetfeld unterscheiden sich jedenfalls deutlich.

Spaß beiseite. Die eigentliche Frage lautet, ob die vom Bahnstrom ausgehenden Magnetfelder Menschen schaden können, die in der Nähe einer Bahnstrecke wohnen, ob möglicherweise sogar die Fahrgäste Schaden nehmen können. Werfen wir zunächst einen Blick auf die Grafik und vergleichen wir die oben genannten Werte mit den potenziellen Risiken.

Zwischen 1 und 10 Mikrotesla, Spitzen bei 22 Mikrotesla hieß es da. Laut Grafik gibt es in dieser Bandbreite konsistente Hinweise auf das Risiko von Störungen des Hormonsystems, des Zentralen Nervensystems, auch krebserzeugende Wirkungen; starke Hinweise auf Erkrankungen des Gehirns, Stressreaktionen der Zellen, Hinweise auf die Beeinflussung von Zellsteuerungsprozessen sowie Herz-Kreislauf-Erkrankungen. Wohlgemerkt: Es handelt sich hier um Risikofaktoren, diese Probleme treten nicht zwangsläufig oder mit großer Häufigkeit auf.

Wer ein wenig über diese Dinge nachdenkt, wird sich eine einfache Frage stellen: Wenn die Belastung schon für Fahrgäste der Bahn und erst recht für direkte Trassenanwohner ziemlich hoch ist, müssten sich Gesundheitsschäden nicht zunächst und besonders bei Zugführern und anderem Zugpersonal offenbaren, die ja mehr oder weniger täglich der Belastung ausgesetzt sind? An ihnen müsste sich das tatsächliche Risiko doch am deutlichsten ablesen lassen.

In einer schwedischen Studie aus dem Jahre 1994 wurden die Todesursachen aller männlichen Mitarbeiter der Bahn, die im Jahre 1960 zwischen 20 und 64 Jahren alt gewesen waren, mit denen der Allgemeinbevölkerung verglichen. Dabei zeigte sich eine leichte Erhöhung der Todesfälle durch Blutkrebs bei Zugführern und Schaffnern gegenüber dem Landesdurchschnitt. Auch wenn diese Erhöhung nicht signifikant war, folgern die Autoren doch, dass »die Resultate die Hypothese, zwischen elektromagnetischen Feldern und bestimmten Krebsarten bestehe ein Zusammenhang, in gewissem Maße unterstützen« (Floderus, 1994). Eine Untersuchung an norwegischen Bahnmitarbeitern ließ hingegen keinen Zusammenhang erkennen (Tynes, 1994). Ganz anders eine Studie an schweizerischem Bahnpersonal: Sie erbrachte ein eindeutiges Ergebnis. Zugführer, die im Rahmen der üblichen Arbeitszeiten einer magnetischen Flussdichte von mindestens 10 Mikrotesla ausgesetzt waren – einer für diesen Arbeitsplatz typischen Belastung – hatten ein um 62 Prozent erhöhtes Blutkrebsrisiko für jedes Jahr, das sie an diesem Arbeitsplatz zugebracht hatten (Minder, 2001).

Über diese Arbeiten hinaus ist die Forschungslage über die bei der Bahn genutzte Frequenz von 16 $^{2}/_{3}$ Hertz recht dürftig. Die meisten Studien für den niederfrequenten Bereich beschäftigen sich vielmehr mit der in deutschen Hausnetzen eingesetzten Frequenz von 50 Hertz oder den US-amerikanischen 60 Hertz. Auf sie werden wir im nächsten Abschnitt ausführlich zu sprechen kommen. Doch hier sei bereits erwähnt, dass eine ganze Reihe dieser Untersuchungen nicht nur ähnliche Risiken wie das erwähnte Leukämierisiko belegen, sondern dass sich hier auch Hinweise finden, woher diese Risikoerhöhung kommt – Ansätze für eine Ursachenklärung also.

Eine der wenigen Untersuchungen zum Bahnstrom sei hier kurz erwähnt. Sie stammt von einer Arbeitsgruppe am Institut für Arbeitsphysiologie der Universität Dortmund, die sich speziell mit Fragen der Chronobiologie beschäftigt, dem also, was wir landläufig als »innere Uhr« bezeichnen. Diese innere Uhr steuert auch unsere Herzfrequenz, die üblicherweise mittags ihren Höchststand erreicht, nachts um 3 Uhr hingegen ihren niedrigsten Stand, wenn auch die Körpertemperatur ihren tiefsten Punkt erreicht hat. Im Versuch der Dortmunder Wissenschaftler zeigte sich, dass helles Licht erwartungsgemäß zu einer zeitlichen Verschiebung des niedrigsten Standes von Körpertemperatur wie Herzfrequenz führte. Der Mechanismus dahinter ist bekannt: Helles Licht unterdrückt die Ausschüttung des »Müdemacher-Hormons« Melatonin aus der Zirbeldrüse und stört damit den normalen, hormonellen Ablauf. Dies ließ sich im Übrigen auch an den Melatoninmessungen im Speichel der Versuchspersonen nachweisen. Erstaunlicherweise führte die Einwirkung im Bahnstromtakt pulsierender Magnetfelder auch zu einer zeitlichen Verschiebung des Tiefststandes der Herzfrequenz, während die Melatoninwerte im Speichel weiterhin dem normalen Schema folgten und auch die Körpertemperatur zur üblichen Zeit ihr Minimum erreichte. Die Wirkung des Magnetfeldes auf die Herzfrequenz war also offenbar nicht durch das Melatonin vermittelt. Die Steuerung des Tagesverlaufs der Herzfrequenz lief mithin durch den Einfluss des Magnetfeldes aus dem Ruder, was, so folgern die Autoren, »auf lange Sicht möglicherweise ein Gesundheitsrisiko bedeuten kann und näher untersucht werden sollte« (Griefahn, 2002).

Auch wenn die Hinweise auf eine krebserregende oder krebsfördernde Wirkung relativ hoher magnetischer Flussdichten über längere Zeiträume recht deutlich sind, besteht kein Grund zur Panik. Denn die Belastung des normalen Bahnnutzers ist, aufs Jahr oder die Lebenszeit gerechnet, deutlich geringer als die eines Zugführers oder Zugbegleiters, der schließlich tagein, tagaus und über mehrere Stunden den elektromagnetischen Feldern ausgesetzt ist. Und selbst bei denen gibt es keine konsistenten Hinweise auf ein stark erhöhtes Risiko.

Ein möglicherweise höheres Risiko kann jedoch auf Menschen zukommen, die in der Nähe einer Bahntrasse leben oder arbeiten. Eigentlich würde man davon ausgehen, dass Gefahr nur in unmittelbarer Gleisnähe besteht. Denn wie auf Abbildung 13, Seite 169 zu erkennen ist, nimmt die Intensität des Magnetfeldes mit zunehmender Entfernung rapide ab. Das aber ist nur der theoretische Idealfall. In der Praxis sieht es häufig anders aus, weil sogenannte vagabundierende Bahnströme manchmal noch kilometerweit von der Trasse entfernt auftreten. Eigentlich folgt die Bahntechnik einem einfachen Prinzip: 100 Prozent des vom Zug jeweils benötigten Stroms fließen ihm durch die Oberleitung zu. Nun muss der Strom aber auch wieder an die Quelle zurückfließen, zu einem der Einspeisepunkte. Dafür gibt es zwei »offizielle« Wege: Zum einen über einen separaten Rückleiter, der seitlich an den sogenannten Fahrleitungsmasten neben der Strecke angebracht ist, und zum anderen über die Schienen, die ja bekanntlich aus stromleitendem Metall bestehen. Aus Sicherheitsgründen aber sind die Schienen geerdet, damit zwischen Schienen und Erdreich kein Spannungsgefälle entstehen kann, das bei Berührung gefährlich werden könnte. So geschieht es bei Regenwetter oder auf ohnehin feuchten Untergründen zum Beispiel in Flussauen oder Marschgegenden, dass der Rückstrom den »inoffiziellen« Weg nimmt und nicht über die Rückleiter, sondern über das Erdreich abfließt. Diese vagabundieren Ströme können bis zu einem Drittel des Gesamtstroms ausmachen!

Stellen wir uns nun einen häufigen Fall vor: die Kurvenstrecke. Die Bahntrasse macht eine Kurve, und die Vagabundierströme nehmen bei ausreichend feuchtem Boden die Abkürzung bis zum Einspeisepunkt – elektrischer Strom macht garantiert keine Umwege. Immer dort, wo der Widerstand am niedrigsten ist, geht's weiter. Von oben betrachtet, sieht unser Szenario also aus wie der Buchstabe »U«, wobei der Strom den Bogen auslässt und dem »U« einen »H-Strich« zufügt.

Betrachten wir nun einen weiteren Fall, in dem der Strom auch von Rückleitung und Schienen ausreißt, aber sich irgendwie verirrt. Überall ist der Widerstand so verlockend gering, besonders in den umliegenden Wasserleitungen, dass er einfach nicht widerstehen kann. So gelangen die vagabundierenden Ströme über das

Wasserleitungssystem bis in die Häuser hinein und erzeugen hier Magnetfelder. Vielleicht im Badezimmer, neben dem die Kinder schlafen, in der Küche, wo Katze oder Hund möglicherweise bald ihren Lieblingsplatz räumen, oder sonstwo. Auf ihrem Wege haben die Ströme und mithin die Magnetfelder zwar Intensität eingebüßt, aber sie tauchen eben dort auf, wo sie nicht hingehören und wo auch niemand mit ihnen rechnet. Mit Vorliebe suchen sich vagabundierende Bahnströme übrigens auch Hochspannungsleitungen als Highway aus. Die haben Erdungsleitungen, über die unsere Vagabunden eindringen können. Kilometerweit fahren sie mit bis zum nächsten Einspeisungspunkt. Und das, obwohl der Bahnstrom doch mit 16 $^2/_3$ Hz unterwegs ist und der Hochspannungsstrom mit 50 Hertz. Das ist so, als ob Äpfel und Birnen auf einem einzigen Baum wüchsen.

Ob und inwieweit vagabundierende Ströme eine Gesundheitsgefahr darstellen, ist bisher nicht versucht worden zu klären. Dass die Ströme keine direkte Gefahr darstellen, dürfte offensichtlich sein. Sonst hätten wir längt Schlagzeilen gelesen wie »Vagabundierender Strom erschlägt stromernden Vagabunden«. Wenn überhaupt, so könnten indirekte, über längere Zeiträume anhaltende Wirkungen die Gesundheit gefährden. Doch diese Frage wird sicher noch eine ganze Weile ungeklärt bleiben. Schließlich gibt es viel wichtigere Fragen, etwa die der Klimaerwärmung. Was die damit zu tun hat? Ganz einfach: Wer aus Angst vor dem Bahnstrom nun als Pendler von der Bahn aufs Auto umsteigt, erhöht den Kohlendioxidausstoß und trägt damit zum Treibhauseffekt bei, ohne sich damit vor dem Einfluss von Magnetfeldern zu schützen. Wahrscheinlich liegt Ihnen jetzt eine Frage auf der Zunge: Wie bitte, wenn ich statt der Bahn das Auto nehme, bin ich vielleicht ein »Klimasünder«. Aber ich reduziere doch ganz gewiss die Belastung durch Magnetfelder, oder? Leider nein. Denn im Auto haben wir – es sei denn, Sie fahren einen Selbstzünder, einen Diesel – eine Zündanlage, die Sie ständig mit hochfrequenten Magnetfeldern befeuert (dass auch hochfrequente Felder alles andere als gesund sind, ist Thema eines späteren Kapitels). Und nicht

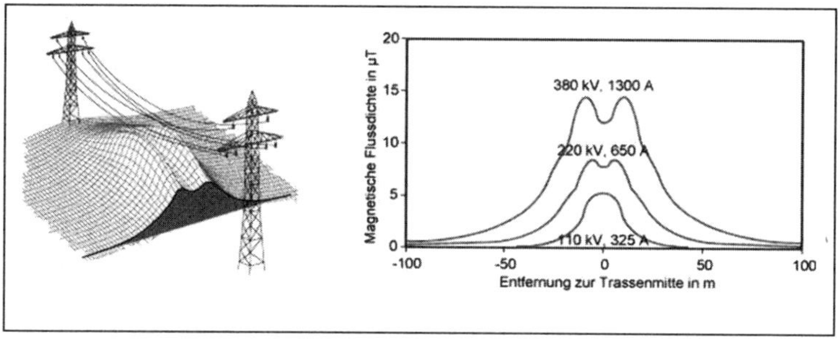

Abb. 14: Magnetische Flussdichte in 1 m Höhe über dem Erdboden bei Hochspannungsleitungen von 380 kV bis 110 kV. Quelle: Elektromagnetische Felder. Landesanstalt für Umwelt, Messungen und Naturschutz Baden-Würtemberg, 2003, http://www2.lfu.baden-wuerttemberg.de/lfu/abt2/umweltdaten2003/kap_f/kap_f.html#1.

nur das. Wenn Sie mit Stahlgürtelreifen fahren, haben Sie Ihren eigenen Dynamo dabei. Da sich der Stahl ständig im Magnetfeld der Erde dreht, erzeugt er magnetische Wechselfelder, die sich je nach der Fahrgeschwindigkeit in ihrer Frequenz ändern. Die Belastung durch Magnetfelder im Auto ist also nur unwesentlich geringer als die Belastung des Bahnpendlers. Sie kann daher kein sinnvolles Kriterium der Entscheidung sein. Der Klimawandel? Vielleicht schon eher. Und im Zug kann ich in Ruhe lesen, vielleicht schlafen, hin- und hergehen. Wenn ich also nicht zu Fuß oder mit dem Fahrrad von A nach B kommen kann, nehme ich den Zug. Trotz aller Magnetfelder die bessere Wahl!

Vorsicht, Hochspannung!

»Im Frühjahr des Jahres 1974 begann eine Frau namens Nancy Wertheimer damit, einen oder auch zwei Tage pro Woche durch die Wohngebiete von Denver, Colorado, zu fahren. Ab und zu hielt sie vor einem Haus oder einer Wohnanlage an, stieg aus ihrem Auto und schaute sich um.« So beginnt der amerikanische Journalist Paul Brodeur – wir haben ihn bereits im Zusammenhang mit der Mikrowellenattacke auf die US-Botschaft in Moskau kennengelernt – sein Buch *Currents of Death*, zu deutsch *Tödli-*

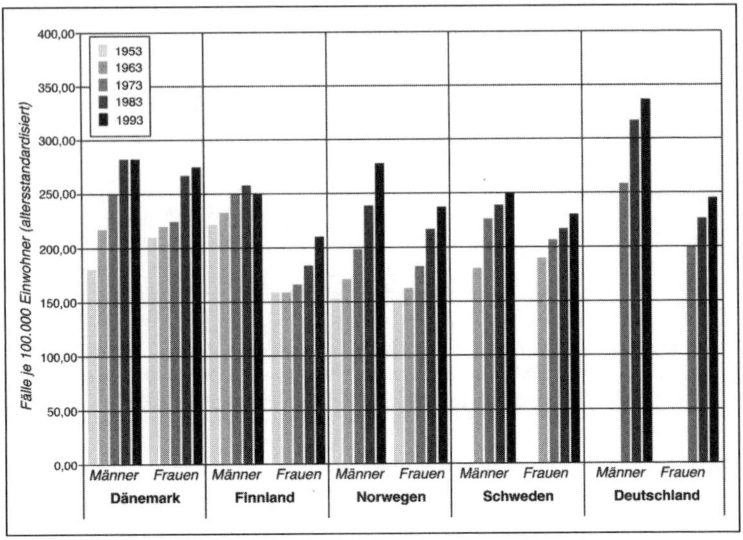

Abb. 15: Anstieg der Krebserkrankungen von 1953 bis 1993; Fälle pro 100 000 Einwohner, altersstandardisiert. Quelle: International Agency for Research on Cancer (IARC), 2007.

che Ströme (Brodeur, 1989). Brodeur erzählt uns, dass die Wissenschaftlerin bei ihrer Suche in Denver kindlichen Leukämiefällen auf die Spur kommen wollte, dass sie einen Zusammenhang mit Infektionskrankheiten vermutete und schließlich auf etwas ganz anderes stieß: Kinder, die in der Nähe von Hochspannungsleitungen bzw. Verteilerstationen gelebt hatten, waren doppelt so häufig von Blutkrebs betroffen wie Kinder, die in weniger belasteten Häusern aufwuchsen. Fünf Jahre nachdem Nancy Wertheimer ihre Ursachensuche begonnen hatte, veröffentlichte sie gemeinsam mit einem befreundeten Physiker, Ed Leeper, einen Artikel im Fachmagazin *American Journal of Epidemiology*. In ihm heißt es: »Elektrische Energie kam in Gebrauch, lange bevor Studien zur Überprüfung von Umweltrisiken gängige Praxis wurden, und heute sehen wir die häusliche Energieversorgung als selbstverständlich und harmlos an. Diese Annahme aber wurde niemals überprüft. Geringfügige schädliche Effekte können leicht übersehen werden und dennoch wichtig sein für die Bevölkerung als Ganzes, da elektrische Leitungen allgegenwärtig sind.« (Wertheimer, 1979) Drei Jahre später sorgte das Gespann Wertheimer-Leeper mit einer weiteren Studie für öffentliche Unruhe, in der sie auch bei Krebsfällen von Erwachsenen einen ursächlichen Zusammenhang mit der häuslichen Belastung durch stromnetzabhängige elektromagnetische Felder herstellen konnten (Wertheimer, 1982).

Nancy Wertheimer hat natürlich recht, kein Mensch macht sich im Alltag je Gedanken über die Allgegenwart der Elektrizität. Sie ist einfach stets und fast überall verfügbar. Erst wenn es wie im November 2006 zum »Mega-Blackout« kommt, wenn in Europa plötzlich zehn Millionen Menschen im Dunkeln sitzen, Fernsehzuschauer die letzten Minuten von *Wetten, dass …* nicht mitbekommen, eine Seilbahn mitten über dem Rhein anhält und die Deutsche Bahn eine gute Entschuldigung für Verspätungen frei Haus geliefert bekommt, merken wir, wie abhängig wir von elektrischem Strom sind. Das war nicht immer so. Im Jahr 1881 gab es in Deutschland weder Kraftwerke noch Stromleitungen, nur einige wenige Generatoren für die Versorgung von Fabriken und für die Villen der Reichen. Anfang des 20. Jahrhunderts waren in Deutschland wie in anderen heutigen Industrienationen nur wenige Regionen überwiegend aus wirtschaftlichen Gründen mit elektrischem Strom versorgt, damals noch mit bescheidenen 80 000 oder 110 000 Volt. Mitte der 1950er-Jahre ging es dann richtig los. Der Strombedarf wuchs, sowohl für die Produktion als auch im privaten Bereich. Jetzt wurde zwischen Rommerskirchen bei Köln und Ludwigsburg bei Stuttgart die erste 380 000 Volt-Leitung in Betrieb genommen. Nur fünfzig Jahre später überzieht die gesamte Bundesrepublik ein dichtes Netz von Hochspannungsleitungen mit 220 000 oder 380 000 Volt. Auf der Grafik von S. 175, sie stammt von der Landesanstalt für Umwelt, Messungen und Naturschutz in Baden-Würtemberg, lässt sich unschwer erkennen, wie sich das Magnetfeld bei verschiedenen Spannungen und in Bezug auf die Entfernung von der Trasse verhält. Hier steht »kV« für »Kilovolt«, wobei 1 kV 1000 Volt entspricht. Wir haben es also mit 110 000-, 220 000- und 380 000-Volt-Leitungen zu tun (Abb. 14).

Der aufmerksame Leser schöpft nun Verdacht: Wenn Nancy Wertheimer keinen Fehler gemacht hat und die elektromagnetische Strahlung vor allem von Hochspannungsleitungen und Umspannstationen in der Nähe von Wohnhäusern tatsächlich Krebs auslösen oder dessen Wachstum fördern kann, müsste dann die Anzahl der Krebskranken nicht mit dem Ausbau des Leitungsnetzes stetig gestiegen sein? Die Frage lässt sich nicht ohne Weiteres beantworten. Man war früher nicht so erpicht darauf, alle möglichen Daten und Fakten zu erheben und zu sichern, wie heute. Epidemiologie und Medizinstatistik nebst Krebstdiagnostik steckten noch in den Kinderschuhen. Das Internet zum Datenaustausch war in weiter Ferne, die Welt noch kein »globales Dorf«. Zwar wurde das erste Krebsregister der Welt in Hamburg im Jahr 1926 gegründet; nur zwei Jahre später folgte der US-Bundesstaat Connecticut dem guten Beispiel, 1942 dann Dänemark, 1945 England, 1952 die DDR und so weiter. Wirklich verlässliche Daten haben wir jedoch erst ab 1953 für Dänemark, Finnland und Norwegen. Im Jahre 1963 ist Schweden dabei, zehn Jahre später auch die Bundesrepublik Deutschland.

Vor diesem Hintergrund wollen wir das Stabdiagramm zur Krebsinzidenz betrachten (Abb. 15, S. 176).

Die Stäbe zeigen die Anzahl der an Krebs Erkrankten pro 100 000 Einwohner – Mediziner nennen das »Inzidenz« –, sodass auch Staaten mit unterschiedlich großen Bevölkerungen vergleichbar werden, was mit absoluten Zahlen nicht möglich wäre. Die angeführten Nationen wurden ausgewählt, weil von ihnen bei der Internationalen Agentur für Krebsforschung (International Agency for Research on Cancer, IARC) über einen möglichst langen Zeitraum verlässliche Daten vorliegen. Ziemlich deutlich erkennbar ist ein Anstieg der Krebserkrankungen seit den 1950er-Jahren, als die »Elektrifizierung« der westlichen Industrienationen so richtig in Fahrt kam. Ein Beweis für einen ursächlichen Zusammenhang ist das freilich keinesfalls. Alle möglichen Faktoren kommen als Ursache für diesen Anstieg in Betracht, der Elektrosmog durch flächendeckende elektrische Netze ist nur einer von vielen. Mögliche Verursacher könnten auch der zunehmende Einsatz synthetischer Stoffe in allen Bereichen des Alltags sein, geänderte Ernährungsgewohnheiten, zunehmender Bewegungsmangel und schließlich auch bessere diagnostische Methoden. Doch eines steht fest: Die Krebsstatistik widerspricht zumindest nicht der These, die elektromagnetischen Felder der öffentlichen Stromversorgung könnten schädliche Auswirkungen haben.

Gibt es Untersuchungen, die in diese Richtung deuten? Es gibt sie tatsächlich zuhauf. Problematisch ist an vielen, dass sie aus wissenschaftlicher Sicht leicht angreifbar sind. Ein häufig vorkommender Makel sind geringe Fallzahlen. Wenn wir zehn Menschen die berühmte »Sonntagsfrage« stellen und acht aus dieser Gruppe SPD wählen würden, so heißt das noch lange nicht, dass sich von den nächsten zehn Befragten ebenfalls acht für die älteste noch bestehende Partei Deutschlands entscheiden. Repräsentativ sind derartige Umfragen deshalb erst ab 1000 Befragten.

Ebenfalls problematisch sind jene Untersuchungen zum Thema Krebs und Elektrosmog, die keine Messungen der echten Belastung vorgenommen haben, sondern das Risiko beispielsweise je nach der Entfernung der Wohnungen zu Hochspannungsanlagen berechnet haben. Hier gibt es eine ganze Reihe möglicher Fehlerquellen: Die Betreffenden könnten zwischenzeitlich umgezogen sein (wurde dies in die Studie einbezogen?), die Belastung könnte anderswo erheblich höher sein, etwa im Kindergarten, in der Schule oder bei Erwachsenen am Arbeitsplatz.

Um einen Eindruck zu vermitteln, wie konträr die Meinungen bzw. Untersuchungsergebnisse auf diesem Gebiet sind, zitieren wir aus zwei beispielhaften Studien: »Die Befunde in Bezug auf Magnetfelder durch personengebundene Messungen unterstützen die These eines Zusammenhangs mit kindlicher Leukämie.« (Green, 1999a) Und jetzt das andere Beispiel aus einer Arbeit des-

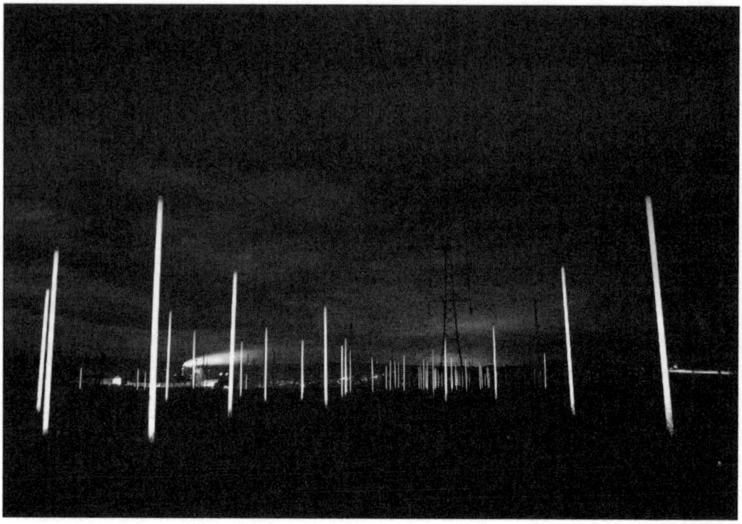

Abb. 16: Leuchtende Neonröhren unter einer Hochspannungsleitung bei Bath, England. Für diese Demonstration des elektromagnetischen Feldes unter Hochspannungsleitungen steckte Richard Box die Neonröhren einfach in die Erde. Photograph by Peter Dibdin © Copyright Peter Dibdin

selben Autors aus dem selben Jahr: »Unsere Ergebnisse haben keine Hinweise auf einen Zusammenhang zwischen Leukämie und der Nähe zu Hochspannungsleitungen ergeben.« (Green, 1999b)

Es gibt noch weitere Mängel dieser Studien, die auch immer von jenen gern ins Feld geführt werden, die das Risiko herunterspielen wollen. Trotzdem können wir festhalten, dass eine ganze Reihe von Untersuchungen – an Menschen, Tieren und Zellen im Reagenzglas – auf mögliche negative Auswirkungen niedrigfrequenter Strahlung hindeuten, die durch Hochspannungsleitungen sowie Stromverbraucher mit hohen magnetischen Flussdichten wie beispielsweise Staubsauger, Haarfön, Heizdecken, Nachtspeicherheizungen oder Niederspannungshalogenlampen ausgelöst werden (Goodman, 1983; Liboff, 1984; Savitz, 1988; Savitz, 1990; London, 1994; Savitz, 1998a; Savitz, 1998b;

Milham, 2001; Di Carlo, 2002; Johansen, 2004; Bortkiewicz, 2006; Baldi, 2007).

Zum Schluss laden wir Sie zu einem Blick auf das Foto (Abb. 16) ein. Der britische Fotograf Richard Cox hat es im Westen Englands nahe der Universitätsstadt Bath in der Grafschaft Somerset bei Dunkelheit aufgenommen. Es handelt sich dabei um 1301 Neonröhren, die der Brite unter einer Hochpannungsleitung in den Boden gesteckt hat. Der Spannungsunterschied zwischen der negativ geladenen Erde und dem elektromagnetischen Feld ließ die Lampen hell leuchten und zeigte öffentlichkeitswirksam im Februar und März 2004, was sich den menschlichen Sinnen unmittelbar nicht erschließt.

Die schöne neue Welt der grenzenlosen Kommunikation

Ein Tag wie jeder andere auf einer typischen Einkaufsstraße einer ganz normalen Stadt im Jahr 2007. Etwa jeder zehnte Passant unterhält sich gerade. Nicht mit einer Person an seiner Seite, sondern mit dem Freund, der gerade am Schreibtisch seine Hausarbeiten macht, mit der Ehefrau, die noch rasch um eine Besorgung bittet, mit dem Chef, der es mal wieder ganz genau wissen möchte. Mobile Kommunikation, das Zauberwort des jungen 21. Jahrhunderts. Handys, Laptops mit Funkzugang zum Internet, tragbare Telefone zu Hause – die Freiheit der Kommunikation soll grenzenlos sein.

Szenenwechsel. Am 21. Januar 1993 erscheint auf den Mattscheiben der Talkmaster Larry King – den Amerikanern so vertraut wie den Deutschen Reinhold Beckmann, Günter Jauch und Harald Schmidt – im Gespräch mit einem Mann namens David Reynard, dessen Frau Susie an einem Hirntumor gestorben war. Reynard erzählt Larry King mit bewegten Worten, dass es nach seiner und der Ansicht des Neurologen David Perlmutter das Mobiltelefon gewesen sei, das seine Frau getötet habe, und dass er den Hersteller des Telefons auf Schadenersatz verklagen werde.

Zwei Jahre nach dem spektakulären Fernsehauftritt, in dessen Folge die Aktien der Mobilfunkbetreiber deutlich absackten, wird der Fall Reynard während der Vorverhandlungen abgebrochen, weil es nach Ansicht des Gerichts zu wenig Indizien für einen Zusammenhang zwischen dem Gebrauch von Mobiltelefonen und Hirntumoren gebe. Die von Perlmutter vorgelegten Tier- und Reagenzglasstudien reichen dem Gericht nicht aus. Ohne epidemiologische Studien mit ausreichend Beweiskraft hat Reynard keine Chance. Dennoch, vergebens war Reynards Auftritt bei »Larry King live« nicht. Die amerikanische und wenig später auch die internationale Öffentlichkeit werden auf das Thema aufmerksam. Auch zahlreiche Wissenschaftler beginnen die Sicherheit des Mobilfunks infrage zu stellen (Parascandola, 2001).

Erstmals tauchen provokante Fragen auf: Ist der Mobilfunk so gefährlich wie radioaktive oder Röntgenstrahlung? Kann der Gebrauch des Handys auch Krebs auslösen? Gibt es möglicherweise andere bisher unbekannte Gefahren durch Handy & Co.? Was kann man tun, um sich zu schützen? Jede Menge Unsicherheit und viele Fragen. Wie steht es heute, mehr als ein Jahrzehnt nach dem Auftritt Reynards bei Larry King? Ein nicht unerheblicher Teil der Öffentlichkeit ist noch genauso verunsichert wie damals. Dennoch erlebt die Welt der grenzenlosen Kommunikation einen Boom, der seinesgleichen sucht. Und was sagt die Wissenschaft? Die ist mit der Erforschung der Risiken des Mobilfunks immer noch befasst und noch lange nicht zu abschließenden Ergebnissen gelangt. Gearbeitet wird mit den unterschiedlichsten Methoden, und die Ergebnisse sind erwartungsgemäß widersprüchlich. Noch immer werden Prozesse geführt, heute allerdings meist von Bürgerinitiativen, die sich für Betroffene und gegen die Standpunkte der Industrie stark machen, seltener von Einzelpersonen, da für sie in der Regel das finanzielle Risiko zu groß ist.

Gegenüber 1993 aber haben sich die Dimensionen des Problems verschoben: Damals waren wenige Tausend, heute sind mehr als zwei Milliarden Handys weltweit im Einsatz. Das bedeutet, dass fast ein Drittel der Weltbevölkerung mobil telefoniert und damit am bisher größten Feldversuch der Welt teilnimmt.

Aufklärung versus Panikmache

»Heiße Gespräche« überschrieb die Hamburger Wochenzeitung *Die Zeit* in ihrem Wissensmagazin im August 2006 einen Artikel zu den möglichen Risiken der Mobilfunkstrahlung. Forscher des Max-Planck-Instituts für Kolloid- und Grenzflächenforschung hätten herausgefunden, dass sich Teile des Gehirns beim Telefonieren mit dem Handy um bis zu 100 Grad erhitzen könnten (Rauner, 2006). Die Hamburger *Morgenpost* setzte zwei Tage später noch einen drauf, fragte »Telefonieren wir uns zu Tode?« und ließ das Gehirn gleich 10 000 Grad heiß werden (Schultze, 2006). Die Untersuchung des Potsdamer Max-Planck-Instituts hingegen trägt den profanen Titel »Mikrowellenabsorption in Emulsionen mit wässrigen Mikro- und Nanotröpfchen« (Holtze, 2006), was zunächst nichts mit Handystrahlung und überhitzten Gehirnen zu tun zu haben scheint. Doch dem *Zeit*-Artikel entnehmen wir, dass Markus Antonietti, Direktor des Instituts und einer der Autoren der Studie, die Ergebnisse seiner Forschungsarbeit auf die Verhältnisse im menschlichen Gehirn überträgt, dass dort »hundertmal so viel Energie absorbiert wird wie bisher gedacht«. Am 25. August 2006 erscheint eine Pressemeldung Antoniettis, in der er sich »ausdrücklich von jeder Panikmache und unsachgemäßer Instrumentalisierung wissenschaftlicher Befunde« distanziert und betont, die angegebenen Temperaturen seien wissenschaftlich bedeutungslos, Gehirne würden keineswegs »verkocht«. Die Mitteilung endet mit den Worten »Telefonieren Sie also beruhigt weiter«.

Unmittelbar nach dem reißerischen Beitrag der Hamburger *Morgenpost* sah sich das Institut wohl genötigt einzuschreiten – die Presseinformation datiert zwei Tage nach dem *Morgenpost*-Artikel!

Eines zumindest wird an diesem Fall deutlich: Übertriebene Medienberichte leisten Mobilfunkkritikern oder -skeptikern Bärendienste. Denn statt eine unaufgeregte Diskussion zu befördern, Aufklärungsarbeit zu leisten und möglicherweise eine Verhaltensänderung beim Einzelnen anzuregen, führen derartige

Beiträge nicht nur zu unsinniger Panik, sondern auch dazu, dass sich Wissenschaftler zurückziehen müssen. Nachher heißt es dann auch bei ernsthaften Auseinandersetzungen, da wolle nur wieder jemand den Kioskverkauf ankurbeln oder »Quote machen«.

Bedeutet das nun, dass Handystrahlung doch nicht zu Temperaturerhöhungen im Gehirn führt? Keineswegs. Es kann an den Zellmembranen durchaus zu extremen Temperaturerhöhungen kommen. Doch man weiß auch, dass diese binnen weniger Tausendstel oder sogar Millionstel Sekunden verteilt werden, sodass die Erwärmung des Gewebes insgesamt tatsächlich gering ist (Foster, 2004; Glaser, 2006). Ob die kurzzeitige Erwärmung vielleicht dennoch negative Konsequenzen haben könnte, ist damit jedoch nicht gesagt. Antonietti schreibt in seiner Presseinformation vorsichtig: »Die in dem Artikel beschriebenen Experimente werden im Moment mit den zuständigen Behörden und Fachgremien diskutiert, lassen aber keine Notwendigkeit zu einem direkten Handeln erkennen.«

Warum es aus Gründen der Vorsorge möglicherweise doch dringlich geboten ist zu handeln, statt noch weiter abzuwarten, mögen einige Daten erläutern: Laut Regulierungsbehörde für Telekommunikation und Post (Bundesnetzagentur) waren im März 2007 bereits 61 743 Mobilfunksendeanlagen installiert. In den folgenden Jahren sollen 15 547 hinzukommen, für die bereits Standortbescheinigungen erteilt wurden – besonders für den wachsenden Markt des Mobilfunks der dritten Generation nach dem sogenannten UMTS-Standard, der es erlaubt, besonders große Datenmengen via Handy zu verschicken. Anfang 2006 lag die Zahl der UMTS-Nutzer in Deutschland noch bei 2,3 Millionen, Prognosen rechneten für das Ende des Jahres 2007 bereits mit 9 Millionen. Das ist natürlich noch nichts gegen die Zahl der »normalen« Mobilfunkanschlüsse, die 2006 sogar die Anzahl der Bundesbürger von 82 Millionen überstieg (Monitoring Informationswirtschaft, 2006). Weltweit gab es im Jahr 2004 1,8 Milliarden Mobilfunknutzer, ein Jahr später bereits um 2,1 Milliarden, und für 2010 sagen einige Institute zwischen 3 und 3,5 Milliarden Nutzer voraus. Wenn denn Mobilfunkstrahlung gefährlich ist, kann es angesichts dieser Zahlen nicht mehr allzu lange dauern, bis sich die Auswirkungen deutlicher zeigen als heute.

Betrachten wir einmal die Forschungslage, zunächst die epidemiologischen Studien, die negative Folgen der Strahlung in abgrenzbaren Bevölkerungsanteilen untersuchen. Anschließend werden wir prüfen, ob Tierversuche Hinweise auf schädliche Wirkungen ergeben haben. Wenn wir dann noch die Untersuchungen im Reagenzglas einbezogen haben, können wir uns eine abgewogene, freilich vorläufige Meinung bilden.

Was sagen epidemiologische Studien zum Thema?

Bis Mitte Mai 2007 sind mehr als dreißig epidemiologische Originalarbeiten zum Themenbereich »Mobilfunk und Krebs« erschienen (Rothman, 1996; Dreyer, 1999; Hardell, 1999; Hardell, 2000; Muscat, 2000; Hardell, 2001; Inskip, 2001; Stang, 2001; Auvinen, 2002; Hardell, 2002a; Hardell, 2002b; Muscat, 2002; Hardell, 2003; Warren, 2003; Christensen, 2004; Hardell, 2004; Lonn, 2004; Christensen, 2005; Hardell, 2005a; b; Lonn, 2005; Schoemaker, 2005; Hardell, 2006a; Hardell, 2006b; Hepworth, 2006; Lahkola, 2006; Lonn, 2006; Schuz, 2006a; Schuz, 2006b; Takebayashi, 2006; Klaeboe, 2007; Lahkola, 2007; Roosli, 2007). Jede dieser Studien genau unter die Lupe zu nehmen, würde hier zu weit führen. Doch das ist auch gar nicht nötig. Denn für die Studien bis 2003 gilt, dass nur die schwedischen Studien von Hardell und die deutsche von Stang gewährleisten, dass die Dauer der Mobilfunknutzung mindestens fünf Jahre betragen hatte, das absolute Minimum, um eine Krebserkrankung mit Funkstrahlung in Verbindung bringen zu können. Schon aus diesem Grunde sind die übrigen frühen Untersuchungen von äußerst geringer Aussagekraft. Die deutsche Arbeit von Stang behauptet einen deutlichen Zusammenhang zwischen hochfrequenter Funkstrahlung (wie sie u. a. bei Handys auftritt) und dem Auftreten von Krebstumoren der Augen (Uvealmelanom). Doch die Studie leidet vor allem unter einem Problem: Es wurde nicht geprüft, ob und inwieweit eine eventuell erhöhte Belastung durch UV-Strahlen der Sonne oder in Solarien möglicherweise für dieses Ergebnis mitverantwortlich ist. Wir haben hier also eine Studie, die auf ein erhöhtes Risiko durch Mobilfunk hinweist, aber nicht als wirklich beweiskräftig gelten kann.

Das ist bei den schwedischen Studien anders. Kurz zusammengefasst zeigen sie ein erhöhtes Risiko für Hirntumoren durch Nutzung analoger Handys – analoge Netze (A, B, C) waren in Deutschland bis 2000 in Betrieb, das erste digitale (D)[2] seit Juli 1992 –, wobei die Tumoren überwiegend auf der Kopfseite auftraten, an die die Betroffenen üblicherweise das Telefon gehalten hatten. Auch diese Untersuchungen weisen Schwächen auf, geben aber sehr klare Hinweise auf ein Risiko. Dass in den Untersuchungen die Risikoerhöhung nur analoge Telefone betraf, ist nicht verwunderlich, weil die digitale Technik noch nicht lange genug in Gebrauch war, um sich auf das Krebsrisiko auswirken zu können – so sie es denn überhaupt tut.

In den späteren epidemiologischen Studien finden wir immer wieder Hinweise, dass sich bei einer Nutzungsdauer von unter fünf Jahren kein Zusammenhang zwischen Handygebrauch und unterschiedlichen Arten von Hirntumoren findet (Lahkola, 2006), dass dies aber bei längerem Gebrauch oftmals sehr wohl der Fall ist (Hardell, 2006a) oder zumindest anhand der Studienergebnisse nicht ausgeschlossen werden kann (Schoemaker, 2005). Auffällig ist, dass das Risiko vor allem auf der Kopfseite erhöht ist, an die das Mobilteil gehalten wird (Hardell, 2004; Lonn, 2004; Hepworth, 2006; Lahkola, 2007).

Das Bild, das sich zum jetzigen Zeitpunkt aus den epidemiologischen Studien zu Zusammenhängen zwischen Mobilfunkstrahlung (und Strahlungen ähnlich hoher Frequenzen wie bei tragbaren Telefonen, Babyphonen, Walkie-Talkies, WLAN-Netzen, Bluetooth etc.) ergibt, ist nach wie vor uneinheitlich, allerdings besteht durchaus Anlass zur Besorgnis oder zu vorsichtigem Handeln. Weitere Studien werden folgen müssen, um das Bild zu klären. Aufgrund der zunehmenden Verbreitung der funkgetragenen Kommunikation und der Nutzungsdauer wird es wohl nicht ausbleiben, dass Risiken offensichtlich werden. Doch solange das nicht der Fall ist, müssen wir uns wohl oder übel auch Tierstudien und Reagenzglasuntersuchungen anschauen, um das Risiko angemessen beurteilen zu können.

Was tragen Tierstudien und Reagenzglasversuche bei?

Immer dann, wenn epidemiologische Studien bei der Frage nach schädigenden Faktoren zu widersprüchlichen Ergebnissen gelangen oder Untersuchungen etwa aus ethischen Gründen nicht möglich sind – zum Beispiel weil man von einer Schädigung ausgehen muss –, weicht man auf Tierexperimente aus. Dass Tierversuche nicht unbedingt auf den Menschen übertragen werden können, ist allgemein bekannt. Doch sie können wichtige Hinweise liefern auf das Auftreten von Krebs oder anderen Erkrankungen allgemein sowie auf Mechanismen, die dafür verantwortlich sind oder sein könnten.

Viele der bisher vornehmlich an Mäusen und Ratten vorgenommenen Experimente mit Mobilfunkfrequenzen unterhalb der Schwelle für thermische Wirkungen – denn nur um die geht es ja hier –, kranken daran, dass die Versuchsdauer mit ein oder zwei Wochen möglicherweise deutlich zu kurz gewählt war bei Tieren, die im Durchschnitt zwei Jahre alt werden. So ist es eigentlich kein Wunder, dass in vielen Experimenten keine Auswirkungen gefunden wurden. Dennoch, unter den etwa 75 relevanten Studien hat immerhin ein Drittel zu Befunden geführt, nicht nur, aber auch in Bezug auf Krebserkrankungen. Da wurden beispielsweise Schäden an der Erbsubstanz der nur über die mütterliche Linie vererbten Zellkraftwerke, der Mitochondrien, gefunden (Aitken, 2005). Da waren die körpereigenen Mechanismen zur Beseitigung von Hautzellschäden – wichtig auch für die Abwehr von Krebszellen und Krankheitserregern – geschwächt (Ayata, 2004), war die Zeit bis zum Ausbruch bösartiger Tumoren deutlich verringert (Bartsch, 2002), und es schlüpften Hühner aus dem Ei, die über einen stark verringerten Zellschutzmechanismus verfügten (Di Carlo, 2002). Andere Untersuchungen fanden eine verstärkte Durchlässigkeit der sogenannten Blut-Hirn-Schranke, die unser Gehirn vor dem Eindringen schädlicher Stoffe über die Blutbahn schützen soll (Finnie, 2002; Salford, 2003), und – dazu passend – auch schädliche Substanzen im Gehirn unter dem Einfluss von Mobilfunkstrahlung (Ilhan, 2004). Darüber hinaus zeigten sich Veränderungen in bestimmten Sinneszellen der Haut (Merkel-Zellen) (Irmak, 2003), im Blutspiegel der Schilddrüsenhormone (Koyu, 2005), an den Schleimhäuten der Nase und ihrer Nebenhöhlen (Yariktas, 2005) sowie der Knochendichte von Versuchstieren (Yildiz, 2006). Dazu kommen noch weitere Auffälligkeiten, doch allein die genannten reichen aus, den Verdacht auf mögliche schädliche Wirkungen hochfrequenter nichtionisierender Strahlung unterhalb der thermischen Schwelle zu untermauern.

Werfen wir aber noch einen weiteren kurzen Blick auf Versuche im Reagenzglas, bei denen Zellkulturen elektromagnetischen Feldern ausgesetzt werden. Anschließend werden sie auf Veränderungen untersucht. Die Experimente ergaben, dass Mobilfunkstrahlung lebenswichtige Enzyme zerstören (Barteri, 2005), Zellen des Immunsystems (Lymphozyten) in eine Art Schockzustand versetzen (Belyaev, 2005), Nervenzellen zu unkontrollierten Entladungen veranlassen (Bolshakov, 1992), die Aktivierung wichtiger Immunzellen verringern (Capri, 2006), die extrem wichtige Aufnahme von Stoffen in die Zellen beeinflussen (Mahrour, 2005) und zu Schäden an den Chromosomen bzw. der Chromosomenverteilung (siehe auch Exkurs Krebs auf Seite 214ff) führen kann (Garaj-Vrhovac, 1999; d'Ambrosio, 2002; Diem, 2005). Auch hier ließe sich die Liste fortsetzen. Wenngleich sich die Ergebnisse nur sehr schwer auf den Menschen übertragen lassen, mahnen die Befunde mindestens zur Vorsicht.

Einige etwas exotische Untersuchungen wollen wir im Folgenden noch kurz betrachten. Auch wenn deren Aussagekraft eingeschränkt ist, sollte man sie doch keinesfalls einfach übergehen.

Die Naila- und die Netanya-Studie

Naila, eine kleine Stadt im bayerischen Oberfranken, liegt nur 18 Kilometer von der Kreisstadt Hof entfernt. Eine Stadt mit Tradition und 8500 Einwohnern. Natürlich hat die Mobilfunktechnik in Form von Sendemasten auch in Naila längst Einzug gehalten und, wie eine Gruppe von ortsansässigen Ärzten meint, auch bereits Todesopfer durch Krebs gefordert.

Die sogenannte Naila-Studie wurde 2004 von dem federführenden Mediziner Dr. Horst Eger vorgestellt. Untersucht wurde für den Zeitraum von 1994 bis 2004 die Anzahl der Krebsfälle bei den Einwohnern Nailas im Umkreis von 400 Metern um eine Mobilfunksendestation, verglichen mit der Anzahl der Fälle bei Einwohnern außerhalb dieses 400-Meter-Nahbereichs. Das Ergebnis war nach den Berechnungen der Mediziner für den Zeitraum von 1999 bis 2004 mit einer um das 3,4-Fache höheren Krebsrate im Nahbereich um die Anlage hochsignifikant.

2800 Kilometer südöstlich in der 170 000-Einwohner-Stadt Netanya zwischen Tel Aviv und Chadera in Israel. Im Süden der Stadt befindet sich ein Mobilfunksender, der 1996 in Betrieb genommen wurde. Ähnlich wie im bayerischen Naila unterteilten Mediziner in Netanya die Gegend um den Sender in einen engen Umkreis – hier 350 Meter – und einen Außenkreis, sprich den Rest der Stadt. Auch hier wurde das Krebsrisiko der Bevölkerung inner- und außerhalb des engen Kreises untersucht und 2004 veröffentlicht. Auch hier ergaben die statistischen Berechnungen innerhalb des engen Kreises ein gegenüber der außerhalb lebenden Bevölkerung deutlich höheres Risiko: das 17,5fache.

Beide Studien, die bayerische wie die israelische, geben Anlass zu ernsthafter Sorge und passen in das Bild, das wir in den vorangegangenen Abschnitten des Buches gewinnen konnten: Dass es eine Reihe deutlicher Indizien für erhöhte Risiken durch Mobilfunkstrahlung – sowohl der Handystrahlung als auch der Strahlung durch Sendemasten – gibt, die den gesunden Menschenverstand zu einem vorsichtigen Umgang mit der noch ausgesprochen jungen und sich weltweit rasant vermehrenden Technik gemahnen. Die Ärzte, die die beiden Untersuchungen verantworten, sind sich sehr wohl der zahlreichen Probleme bewusst, die mit ihren Studien einhergehen. So sind die Fallzahlen in beiden Untersuchungen zu gering, um gültige Aussagen zu treffen. Bei beiden Studien kann nicht ausgeschlossen werden, dass die Ergebnisse durch eine unterschiedliche Altersstruktur in den jeweils untersuchten Bereichen oder andere krebsauslösende Faktoren innerhalb wie außerhalb des engen Kreises verzerrt wurden. Ebenfalls im Dunkeln bleibt die tatsächliche Belastung der Bürger mit hochfrequenten Quellen. Denn zum einen kommen neben der Strahlung durch die Sendemasten auch andere Strahlenbelastungen infrage, die beispielsweise am Arbeitsplatz eines Teils der Betroffenen aufgetreten sind. Zum anderen aber können Mobilfunkstrahlen so stark gestreut und abgelenkt werden, dass man keinesfalls von einer gleich starken Belastung innerhalb der ausgewählten Bereiche ausgehen kann – möglicherweise waren gerade die von Krebs Betroffenen in Wahrheit der geringsten Strahlung ausgesetzt? Eine Frage, die sich tatsächlich nur durch differenzierte Messungen klären lässt.

Wie gesagt, die Autoren der Studien kennen die Einschränkungen der Gültigkeit ihrer Ergebnisse und haben doch gleichwohl einmal mehr nachgewiesen, dass weitere, ähnliche, größere und besser konzipierte Studien benötigt werden, um das Risiko genau abschätzen zu können. Diesen und ähnlichen Bemühungen gebührt deshalb Aufmerksamkeit, auch wenn man ihre Ergebnisse nicht überschätzen sollte.

Kühe unter Handystress

Im August 1998 wurden die Tiermedizinischen Institute der Universitäten Gießen und München sowie die Ingenieurgemeinschaft für Geowissenschaften und Umwelttechnik in München vom Bayerischen Staatsministerium für Landesentwicklung und Umweltfragen beauftragt, einer Frage nachzugehen, die nicht unbedingt jedem im Zusammenhang mit Mobilfunk zuerst einfällt: Wirken sich die elektromagnetischen Felder von Mobilfunkanlagen auf Gesundheit, Leistung und Verhalten von Rindern aus (Wuschek, 2000)? Überlegt man jedoch ein Weilchen, so wird die Motivation für den Auftrag deutlich – schließlich sind Milchkühe in Bayern ein nicht unwichtiger Wirtschaftsfaktor. Geht es den Kühen schlecht, darbt die Wirtschaft. Und da es bereits Untersuchungen gab, die der Mobilfunkstrahlung unerwartete Auswirkungen auf das Verhalten von Kühen bescheinigten, sollte diese Frage abschließend geklärt werden.

Die Wissenschaftler untersuchten das Liege-, Steh- und Futterverhalten von Kühen auf 30 Höfen in Bayern (18) und Hessen (12) und setzten es in Beziehung zur gemessenen Strahlung der nahe gelegenen Mobilfunkstationen.

Die Untersuchung kommt, kurz gefasst, zu folgendem Ergebnis: Die Tiere verhielten sich unter dem Einfluss von Mobilfunkstrahlung tatsächlich seltsam, so als stünden sie unter Stress, für den unter den gegebenen Bedingungen eigentlich nur die Strahlung verantwortlich sein konnte. Weil dies aber aufgrund verschiedener Störfaktoren nicht eindeutig nachgewiesen werden konnte, forderten die Autoren der Studie weitere Untersuchungen. »Einige der beobachteten Reaktionen sollten jedoch nicht zu dem voreiligen Schluss verleiten, schädigende Wirkungen seien völlig ausgeschlossen. Es ist deshalb zu empfehlen, diesen Phänomenen eine weitere wissenschaftliche und politische Beachtung zu schenken.«

Trotz dieser mahnenden Worte wird in den Erklärungen des Bayerischen Ministeriums nach Vorliegen der Studie Entwarnung gegeben. Der widersprechen die Autoren der Untersuchung: Man habe keinesfalls Entwarnung geben können oder wollen, noch dies in der Studie getan. Drei der Autoren betonen in einem Artikel im Jahr 2002 noch einmal, dass die Ergebnisse »in weiteren Untersuchungen unter kontrollierten Bedingungen abgeklärt werden« sollten (Wenzel, 2002). Wäre das Problem nicht drängend und ungelöst, könnte man von einem Lehrstück über den bürokratischen Umgang mit unbequemen Forschungsergebnissen reden. So vergeht einem aber doch das Lachen.

Unentrinnbar – oder doch nicht?

Wer bis hierher dem Gang durch die nicht immer einfache Materie gefolgt ist, wird sich möglicherweise den allgegenwärtigen Strahlen hilflos ausgeliefert fühlen. Das ist eine verständliche, aber keine angebrachte Reaktion. Denn jeder Einzelne kann eine ganze Menge tun, um die Belastung für sich und andere zu vermindern. Sie auf null zu reduzieren, geht nicht, dafür müsste man in den letzten Winkeln unserer Welt leben, die von den zivilisatorischen Errungenschaften noch nicht erreicht wurden. Doch eine Minderung der noch nicht in allen Einzelheiten erforschten Risiken ist meist ohne großen Aufwand möglich. Wir werden im Folgenden einen von vielen Fällen vorstellen, in denen eine kleine Änderung fast so etwas wie eine Wunderheilung mit sich brachte – ein Beispiel, das Mut macht. Im Anschluss daran stellen wir ganz praktische Empfehlungen für den Alltag vor, von einfachen Verhaltensänderungen bis zu Abschirmmaßnahmen.

Ein Beispiel, das Mut macht

Es gab sie schon Mitte des 19. Jahrhunderts, wie die Geschichte vom Struwwelpeter belegt: hyperaktive, verhaltensauffällige Kinder, die den Erwachsenen das Leben schwer machten. Seit Anfang der Sechzigerjahre des 20. Jahrhunderts aber finden sich in der Fachpresse plötzlich immer wieder Beiträge über Kinder, die in ihrem sozialen Umfeld durch ihr störendes Verhalten, durch Konzentrationsprobleme und Aggressivität auffallen. Zu den Symptomen gehören neben Problemen mit der Aufmerksamkeit übermäßiger Bewegungsdrang und impulsives Verhalten. Alles zusammen führt zu Schwierigkeiten in der Schule und bei der Erledigung häuslicher Aufgaben, zu Verzögerungen der intellektuellen Entwicklung und/oder mangelnder sozialer Anpassung. Schon in den 1960er-Jahren fragte man sich, wo wohl die Ursachen für dieses »Hyperaktivität« oder auch »Zappelphilipp-Syndrom« genannte Phänomen liegen könnten. Genau geklärt ist das bis heute noch nicht. Wie Zwillingsstudien belegen, scheint oft eine genetische Komponente im Spiel zu sein. Man weiß aus einer Vielzahl weiterer Untersuchungen, dass auch Alkohol- und Nikotinkonsum der Mutter während der Schwangerschaft, Vernachlässigung, hoher Fernsehkonsum und neurologische Störungen eine Rolle spielen können.

Fest steht jedoch, dass sich die »Krankheit« wie eine Epidemie in Kindergärten und Schulen ausbreitet. Nach heutiger Diagnosepraxis »zappelt« in jeder Schulklasse statistisch gesehen mindestens ein Kind und wird als Fall von ADHS (Attention Deficit Hyperactivity Syndrom) diagnostiziert. Vor allem meint man zu wissen, was dagegen zu tun ist. Methylphenidat, dieser Wirkstoff in Ritalin und dessen Konkurrenzprodukt Medikinet, macht aus Problemkindern schnell und einfach unauffällige »Normalkinder«. Dass dieser Wirkstoff unter das Betäubungsmittelgesetz fällt, scheint viele Ärzte und Eltern nicht zu stören. Wurden vor 1987 in Deutschland noch 34 Kilogramm jährlich verabreicht, waren es 2001 schon fast 700 Kilogramm der umstrittenen Substanz.

Das sind alarmierende Zahlen, angesichts deren man sich fragen muss, ob sich in unserer Gesellschaft die Grenzen zwischen »normal« und »krankhaft« nicht ungut verwischen. Denn die Abgrenzung eines »krankhaften« Verhaltens vom selbstverständlichen Bewegungsdrang der Kinder und ihrem Bedürfnis nach Aufmerksamkeit ist schwierig. Und der einfachste Weg, um das »Problem« zu lösen, scheint der Griff zur Pille zu sein, wie sich auch auf anderen Gebieten zeigt.

Wenn man sich mit den Einzelfällen genau beschäftigt, fällt auf, dass die Diagnosekriterien als Voraussetzung einer medikamentösen Behandlung oftmals nicht erfüllt sind. Zum anderen fördert eine genaue Analyse der Lebensumstände häufig Anhaltspunkte zutage, wie sich die Misere durch Verhaltensveränderungen von Eltern und Kindern bewältigen lässt. Trotzdem wählen Ärzte (und Eltern) oft vorschnell und aus Bequemlichkeit das Medikament.

Bei hyperaktiven Kindern sollte unserer Meinung nach die unbedachte Verordnung von Ritalin durch eine gründliche Analyse der Lebensumstände des Kindes ersetzt werden. Denn forscht man etwas tiefer, so stößt man sich oft schlicht und einfach am Bewegungsmangel der Kinder. Deshalb ist es nicht verwunderlich, dass die Symptome bei einigen Kindern wie von selbst verschwinden, wenn sie regelmäßig Sport treiben.

Auch die Ernährung kann schuld sein. Ärzten, die sich die Mühe machen, nach Ernährungsgewohnheiten als Auslöser zu fahnden, fällt oftmals auf, dass die betroffenen Kinder nicht gesund essen. Häufig begünstigt ein Zusammenspiel von mangelnder Bewegung und ungesunder Ernährung die Hyperaktivität von Kindern. Besonders belastend sind dabei Lebensmittelzusatzstoffe wie der Azofarbstoff mit der E-Nummer 129 oder Phosphat (E-338). Der konsequente Verzicht auf diese Substanzen bringt in diesen Fällen nichts weniger als vollständige »Heilung« – ganz ohne Ritalin.

Ein weiterer Umweltfaktor, der als Ursache kindlicher Verhaltensauffälligkeiten infrage kommt: hochfrequente elektromagnetische Felder. Ein Fall aus meiner Praxis belegt beispielhaft, was umweltmedizinisch orientierte Mediziner häufig erleben.

Max-Hendrik war gerade neun Jahre alt, als die Schulpsychologin seinen Eltern offenbarte, ihr Sohn leide an ADHS. Die Symptome entsprachen tatsächlich weitgehend denen, die im ICD10, der internationalen Klassifikation für gesundheitliche Störungen, genannt sind. Max-Hendrik war beim Spielen und anderen Tätigkeiten wenig ausdauernd, extrem leicht ablenkbar und litt unter einem unstillbar scheinenden Bewegungsdrang. Kaum eine Schulstunde, in der der Junge an seinem Platz sitzen bleiben und dem Unterricht über längere Zeit folgen konnte. Kaum ein Tag, an dem er zu Hause nicht mindestens seinen Kakao umkippte oder Teller zu Bruch gingen. Der Junge brachte keine schlechten Zeugnisse nach Hause, doch sein Verhalten war im Klassenverband so störend, dass die Schulpsychologin vorschlug, Max-Hendrik Ritalin verschreiben zu lassen.

Sein Vater lehnte diesen Vorschlag jedoch strikt ab. Seiner Ansicht nach sei so ein Medikament nichts für Erwachsene – die Substanz ist paradoxerweise eigentlich ein Aufputschmittel – und erst recht nichts für kleine Kinder. Zudem, so seine feste Überzeugung, musste es eine Ursache für das Verhalten geben. Mit Unterstützung der Schulpsychologin beschäftigte er sich gründlich mit der schulischen Situation, ohne dass hier Auffälligkeiten zu finden waren. Auch die häusliche soziale Situation, die ich mit ihm durchging, ergab keine Hinweise auf einen möglichen Auslöser. Das Kind bewegte sich ausreichend.

Da auch Umweltgifte aus Möbeln oder Teppichen derartige Symptome auslösen können, klärten wir ab, ob im Haus mögliche Quellen dafür vorhanden wären. Fehlanzeige. Die Eltern hatten auch bereits einen Versuch unternommen, die Ernährung des Jungen für mehrere Wochen strikt von Zusatzstoffen frei zu halten, ebenfalls erfolglos. Den Durchbruch bewirkte erst das Entfernen sämtlicher tragbarer Telefone und Handys aus dem Haushalt. Die Symptome verschwanden, Max-Hendrik zeigte sich von einer ganz anderen Seite. Keine Spur mehr von Hyperaktivität oder ADHS. Die Veränderung fiel nicht nur zu Hause auf. Auch in der Schule war keine Rede mehr von »Verhaltensauffälligkeiten«. Die Psychologin sah bald auch keinen Grund mehr, den Jungen auf Ritalin zu setzen.

Aus wissenschaftlicher Sicht beweist die Geschichte nichts, sie kann sich dem Zufall verdanken. Für den Jungen und seine Familie war es aber die Erlösung, fast eine Wunderheilung. In der Praxis sehen wir immer wieder Fälle, in denen der einfache Verzicht auf Handys, tragbare Telefone (DECT) und Computer-Funknetze (WLAN) zu einer deutlichen Besserung oder gar zum Verschwinden von ADHS-Symptomen führt. Da es mit wirklich einfachen Mitteln möglich ist, Bewegungsmangel, Fehlernährung und potenziell riskante Umweltfaktoren wie Schadstoffe und Elektrosmog als Auslöser zu vermeiden, spricht alles dafür, zunächst diese Schritte zu unternehmen. Hilft das alles nicht, kann der Arzt immer noch Ritalin verordnen.

Wo man unbedingt auf Nummer sicher gehen sollte

Das oberste Gebot der Risikominimierung ist beim Elektrosmog das gleiche wie bei Lärm und Schadstoffen: Die nächtliche Erholungszeit des Menschen sollte so ungestört wie möglich sein, um die Regenerationsprozesse des Körpers nicht zu beeinträchtigen. Nochmals zur Erinnerung: Diese Prozesse sind es, die unsere körperliche wie geistige Gesundheit erhalten. Schlafzimmer – selbstverständlich erst recht die der Kinder – sollten zur »elektrosmogfreien Zone« erklärt und gemacht werden.

Jeder von Strom durchflossene Leiter ist von einem elektromagnetischen Feld umgeben: Der Radiowecker und seine Zuleitung, elektrische Leitungen in der Wand, das Kabel der Elektrogeräte im Stand-by-Betrieb, viele Computer, Fernsehgeräte und Hifi-Anlagen auch dann, wenn sie eigentlich ausgeschaltet sind. Einfach deshalb, weil das Netzteil in ihrem Inneren vor dem Ein-Aus-Schalter liegt. Selbst Steckdosen, in denen sich kein Stecker befindet, sind von einem elektrischen Feld umgeben, das in den Raum hineinstrahlt und im Körper elektrische Ströme hervorrufen kann (Abb. 17).

In die Schlafräume gehört folglich kein elektrisches Gerät, das nachts Strom benötigt, weder Radiowecker noch Stand-by-Geräte, erst recht keine Nachtspeicherheizung, die sich ja nachts auflädt und ein sehr starkes Feld produziert.

Optimal ist es, die Stromkreise von Schlafräumen mit einer Netzfreischaltung zu versehen. Diese speziellen Sicherungen werden anstelle der normalen Sicherungen im Sicherungskasten eingebaut und schalten den Strom bis auf einen minimalen Schaltstrom komplett ab, sobald eine Zeitlang kein Strom verbraucht wurde. Wenn Sie nachts eine Lampe anknipsen, wird der Strom mit kaum messbarer Zeitverzögerung wieder eingeschaltet. Das komplette Abschalten des Stromkreises funktioniert allerdings nur, wenn kein ständiger Verbraucher Strom benötigt, etwa ein Nachtlicht, ein Stand-by-Gerät, der Trafo einer Halogenlampe oder ein Radiowecker. Ist der Einbau einer solchen Anlage nicht möglich, sollte man das Bett zumindest so

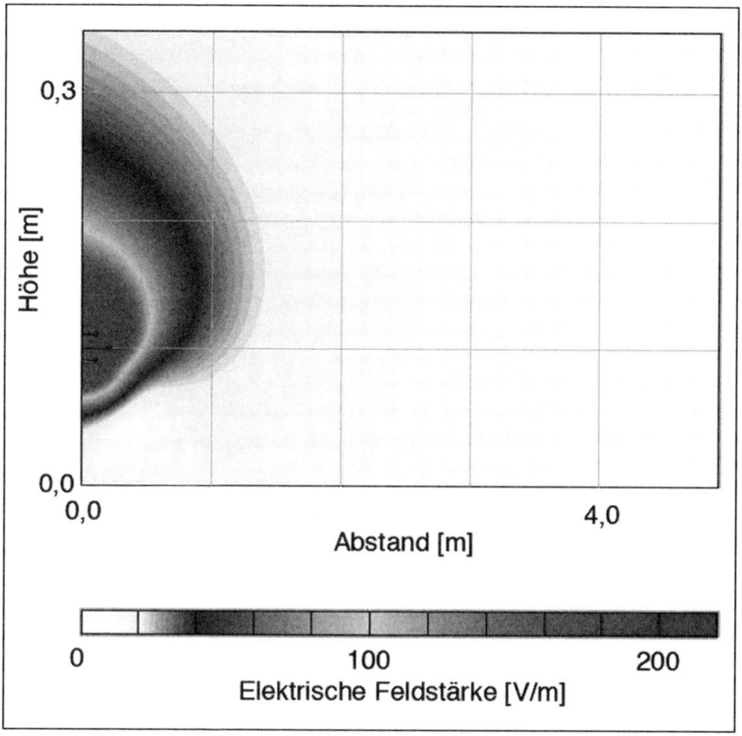

Abb. 17: Das elektrische Feld in der Nähe einer Steckdose. Quelle: Neitzke, H.-P., u. a. EMF-Handbuch – Elektromagnetische Felder: Quellen, Risiken, Schutz, 2006.

weit wie möglich von allen stromdurchflossenen Leitungen sowie Steckdosen entfernt aufstellen.

Dass es ohnehin Sinn macht auf unnötige Stromfresser zu verzichten, nicht nur der Gesundheitsvorsorge zuliebe, wissen Sie gewiss: Der größte Teil der Stromproduktion ist klimaschädlich oder verzögert den Ausstieg aus der Kernenergie. Berechnungen der US-Energiebehörde zufolge, gehen 75 Prozent der gesamten im häuslichen Bereich verbrauchten Energie auf das Konto von Stand-by-Schaltungen.

Nie wieder staubsaugen und fönen?

Im Abschnitt über die modernen »Elektrorosse« haben wir ihre immens starken Magnetfelder sowie die möglichen Gesundheitsgefahren angeführt. Es hieß dort auch, dass beispielsweise Haarfön und Staubsauger recht starke Magnetfelder produzieren. Das ist korrekt, wie Sie aus Abbildung 18 aus dem *EMF-Handbuch* des ECOLOG-Instituts ersehen können (Neitzke, 2006).

Zu den ärgsten Magnetfeldproduzenten gehören nach dieser Liste Heizlüfter, Elektroherde, Mikrowellenherde, Geschirrspülmaschinen, Staubsauger, Fön und Elektrorasierer. Sie wollen darauf aber nur ungern verzichten? Müssen Sie auch nicht. Denn wie oft und wie lange läuft bei Ihnen ein Heizlüfter? Wenn Sie Profikoch sind, benutzen Sie vermutlich ohnehin einen Gasherd, und als Hausfrau/-mann verbringen Sie gewiss nicht Stunden direkt vor dem E-Herd, geschweige denn vor dem Mikrowellenofen, der ja speziell dafür gedacht ist, Speisen schnell zu erwärmen, während man gerade mal rasch duscht, den Boden saugt oder sich die Haare fönt. Richtig, saugen, fönen, und was ist mit rasieren? All diese Tätigkeiten, sofern nicht Teil eines Berufs, dauern nur kurze Zeit. Kein geistig gesunder Mensch setzt sich direkt vor die Geschirrspülmaschine, die Waschmaschine oder andere starke Magnetfeldproduzenten. Hier ist ganz gewiss keine übertriebende Vorsicht angesagt. Staubsaugen ist in Ordnung, Haare fönen auch, ebenso elektrisch rasieren, wenngleich es mit dem Nassrasierer erwiesenermaßen gründlicher geht. Hier den Rotstift anzusetzen ist Unsinn. Lassen wir die Kirche im Dorf und fragen wir uns, wo wir tatsächlich etwas tun sollten.

Müssen wir wirklich immer und überall erreichbar sein?

»Lass es klingeln, Schatz« war einmal. Damals, als es noch Telefone mit sich ständig verzwirbelnder Schnur und einer ächzenden Wählscheibe gab, traute man sich noch, nicht erreichbar zu sein. Seit man das tragbare Telefon neben die Badewanne legen kann und das Handy auch beim Joggen oder im Supermarkt laut oder vibrierend auf sich aufmerksam macht, geben Bekannte

	Magnetfeld [µT]		
Abstand	3 cm	30 cm	1,0 m
Beleuchtung			
Glühlampe 60 W		0,002	
Leuchtstofflampe		0,5 – 2,0	0,02 – 0,25
Energiesparlampe 15 W[1]		0,1	0,01
Niederspannungs-Halogenbeleuchtung[2]		bis 3,0	bis 0,3
Heizung			
Elektrische Fußbodenheizung		0,1 – 8,0	0,04 – 2,50
Nachtspeicherheizung (Ladevorgang)		3,0	0,3
Heizlüfter		0,2 – 20	0,05 – 3,00
Wohnzimmer/Arbeitszimmer			
Hifi-Anlage		0,04 – 3,0	0,02 – 0,30
Fernsehgerät		0,04 – 2,0	0,01 – 0,15
Radio (tragbar)	15 - 60	1,0	0,01
Computer/Bildschirm[3]		0,2 – 1,0	
Küche/Haushaltsgeräte			
Elektroherd		0,2 – 8,0	0,01 – 0,04
Mikrowellenkochgerät[3]		4,0 bis 8,0	0,25 – 0,60
Kaffeemaschine		0,1 – 0,2	0,01 – 0,02
Toaster		0,06 – 1,0	0,01 – 0,02
Kühlschrank		0,01 – 0,3	0,01 – 0,04
Geschirrspülmaschine		0,6 – 3,0	0,07 – 0,30
Dunstabzugshaube		0,5 – 2,0	0,05 – 0,20
Handmixer	60 - 700	0,6 – 10	0,02 – 0,25
Waschmaschine, Wäschetrockner		0,15 – 3,0	0,01 – 0,15
Staubsauger		2,0 – 20	0,15 – 2,00
Bügeleisen	8 – 30	0,12 – 0,3	0,01 – 0,03
Schlafzimmer			
Radiowecker		0,2 – 2,0	0,05 – 0,50
Heizdecke	bis 30		
Badezimmer			
Fön	6 - 2000	0,01 – 7,0	0,01 – 0,30
Elektrorasierer	15 - 5000	0,08 – 10	0,01 – 0,30

1 Mit elektronischem Vorschaltgerät.
2 Mit Zuleitungen, die unter der Decke montiert sind; die Stärke des Feldes hängt vom Abstand der Zuleitungen ab.
3 Es entstehen auch hochfrequente Felder.

Abb. 18: Typische Stärken niederfrequenter magnetischer Felder von elektrischen Haushaltsgeräten. Quelle: Neitzke, H.-P., u. a. EMF-Handbuch – Elektromagnetische Felder: Quellen, Risiken, Schutz, 2006.

gleich eine Vermisstenanzeige auf, wenn man mal nicht sofort erreichbar ist.

Man sieht es immer häufiger auf Parkbänken oder vor Diskotheken: Wenn zwei sich auf Anhieb mögen, halten sie ihre Handys hoch und lassen diese die wichtigsten Daten via Funk untereinander austauschen oder schicken sich eine SMS nach der anderen – wozu Papier schmutzig machen, wozu reden?

Jede drahtlose Kommunikation zwischen technischen Geräten erfolgt via Funk mit Hochfrequenzen. Einzige Ausnahme: der Datenaustausch via Infrarot, wie bei Fernbedienungen und älteren Computermodellen. Walkie-Talkies funken auf etwa 446 Megahertz (MHz), das Handy kommuniziert mit 955 bis 960 MHz (D-Netz), 1710 bis 1880 MHz (E-Netz) oder 1710 bis 2170 MHz (UMTS). Tragbare Telefone nach dem DECT-Standard funken mit 1880 bis 1900 MHz, der direkte Datenaustausch von Handy zu Handy, von Handy zu Computer, von Notebook zu PC und viele andere Kurzstreckenverbindungen arbeiten auf einer Frequenz von 2450 MHz (Bluetooth), Funkbabysitter bei 40, 446 oder 2400 MHz und der drahtlose Internetzugang via WLAN erfolgt bei 2400 bis 2480 MHz oder 5150 bis 5730 MHz (Hiperlan). Keine Sorge, Sie brauchen sich die Zahlen nicht zu merken. Wichtig ist nur, dass Sie auf diese Techniken nach Möglichkeit weitgehend verzichten sollten.

Wir wollen die verschiedenen Anwendungen einmal einzeln durchgehen und überlegen, wie sich der Gebrauch ganz verhindern oder zumindest einschränken lässt.

Walkie-Talkies werden entweder von Kindern zum Spielen benutzt, von gemeinsam reisenden Motorradfahrern oder aus beruflichen Gründen etwa von Ingenieuren und Vorarbeitern auf großen Baustellen. Dass der Organismus von Kindern besonders empfindlich ist, dürfte klar sein. Walkie-Talkies gehören deshalb keinesfalls in Kinderhände. Ob Motorradfahrer sich unbedingt während der Fahrt unterhalten müssen, erscheint zweifelhaft: Gedanken einfach festhalten und auf der nächsten Rast austauschen. Ob der Einsatz im Beruf notwendig ist oder ob es auch andere

Wege gibt, muss jeder selbst entscheiden. Oft werden Walkie-Talkies aber auch nur sporadisch gebraucht, sodass sich das Risiko in Grenzen hält.

Auf das Handy ganz zu verzichten, ist für viele Menschen nicht mehr möglich, zumindest nicht wünschenswert. Sei's drum, wer das Handy sparsam verwendet und wirklich nur für kurze und wichtige Mitteilungen nutzt, muss sich keine Sorgen machen. Wichtig aber ist, dass man weder in Zügen oder Bussen noch im Auto mit dem Handy telefoniert. Falls es im Auto unverzichtbar ist, sollte man zumindest nur mit Außenantenne und Freisprechanlage telefonieren. Bei allen anderen Gelegenheiten gilt, dass man das Gerät während des Rufaufbaus nicht am Kopf halten sollte und man nur dort telefoniert, wo der Empfang gut ist. Bei schlechtem Empfang nämlich – wie im Faradayschen Käfig Auto – regelt das Gerät die Sendeleistung automatisch hoch, und das führt zu erhöhter Strahlenbelastung im Kopfbereich. Wenn ein Handy unbedingt sein muss, so ist es empfehlenswert, das Gerät im Normalfall ausgeschaltet zu lassen und nur dann zu aktivieren, wenn man wirklich telefonieren muss. Und falls die ständige Erreichbarkeit unumgänglich ist, sollte man das Gerät nach Möglichkeit nicht direkt am Körper tragen, sondern im Aktenkoffer oder in der Handtasche. Dass Kinder nach Möglichkeit gar nicht oder nur im Ausnahmefall mit dem Handy telefonieren sollten, empfiehlt mittlerweile sogar das Bundesamt für Strahlenschutz (BfS) in seinen Broschüren. Achten Sie beim Kauf eines Handys auf einen möglichst niedrigen SAR-Wert. Dieser ist ein Maß für die Strahlungsdosis, die letztlich im Gehirn ankommt. Je niedriger der SAR-Wert, desto besser. Auf den Internetseiten des BfS findet sich eine Liste mit Handymodellen und ihren SAR-Werten. Darüber hinaus existieren zwei Label, um strahlungsarme Handys zu kennzeichnen, das von Computermonitoren bekannte TCO-Label und der blaue Umweltengel. Der Mastenwald für das D- und E-Netz ist weitgehend flächendeckend eingerichtet, für das UMTS-Netz noch nicht. Wer mit seinem Handy nicht zwingend DSL-schnell im Internet surfen und keine Videodateien verschicken muss (und wer muss das schon?), benötigt auch nur ein ganz normales GSM-Handy (D- bzw. E-Netz). Je weniger UMTS-Handys verkauft werden, desto weniger UMTS-Sendeantennen werden auch benötigt. Und da UMTS vermutlich gefährlicher ist als GSM …

Die Basisstationen tragbarer Telefone nach dem DECT-Standard – und das sind die meisten in bundesdeutschen Haushalten – strahlen rund um die Uhr gepulste Hochfrequenzstrahlung ab, nicht nur beim Telefonieren, Tag und Nacht, bis zu etwa 300 Meter weit, am stärksten in einem 30-Meter-Radius – natürlich auch die Geräte der Nachbarn! Die beste und strahlungsärmste Alternative sind schnurgebundene Geräte. Wer aber auf die Mobilität beim Telefonieren zu Hause oder am Arbeitsplatz angewiesen ist, kann auf Geräte nach dem alten CT1+-Standard zurückgreifen, der allerdings Ende 2008 ausläuft, so dass der Betrieb ab 2009 streng genommen nicht mehr legal ist. CT1+-Geräte nämlich strahlen nur dann, wenn telefoniert wird, ansonsten herrscht Strahlenruhe. Doch es gibt heute bereits mehrere DECT-Telefone im Handel, die im Stand-by-Betrieb, also wenn der Hörer in der Station steht, gar nicht strahlen und auch beim Telefonieren mit geringerer Intensität. Dazu gehören zum Beispiel bestimmte Geräte der Marken Topcom, Swissvoice, Hagenuk und Orchid. Es ist zu erwarten, dass künftig weitere Telefone dieser Bauart hergestellt werden, sodass jeder das Passende finden sollte.

Wir haben schon darüber geredet, dass Kinder besonders empfindlich sind. Funkende Babysitter am Kinderbettchen verbieten sich von daher automatisch. Die Kommunikation via Bluetooth etwa von Handy zu Computer oder vom Computer zu Peripheriegeräten wie Tastaturen ist unseres Erachtens absolut verzichtbar. Das geht alles auch via Kabel, genauso wie die Verbindung zum Internet oder von Rechnern untereinander, die immer häufiger über ein funkgestütztes WLAN aufgebaut werden. Hier bietet sich als Alternative ein ganz gewöhnliches Kabelnetzwerk an. Sehr praktisch und ohne lange Kabel lässt sich ein Netzwerk auch über das hausinterne Stromnetz aufbauen. Die entsprechenden

Geräte gibt es für relativ wenig Geld im Fachhandel (z. B. von der Firma Devolo).

Wer all diese Empfehlungen umsetzt, reduziert seine Strahlenbelastung ganz erheblich. Was DECT-Telefone und WLAN angeht, sollte man allerdings – so man nicht in einem Einzelhaus allein auf weiter Flur wohnt – wegen der großen Reichweite mit seinen Nachbarn reden, damit auch diese darauf verzichten oder umstellen. Dies alles hat man selbst in der Hand. Was man tun kann, wenn die Strahlenbelastung von außen kommt, wird uns im folgenden Abschnitt beschäftigen.

Abschirmen oder flüchten?

Wer in der Nähe einer elektrifizierten Bahntrasse, einer Hochspannungsleitung, eines Trafohäuschens oder einer Umspannanlage wohnt, kann erheblichen Magnetfeldern ausgesetzt sein. Solche niederfrequenten Magnetfelder lassen sich nur mit ganz erheblichem Aufwand abschirmen. Wer den Verdacht hat, dass seine Wohnräume von derartigen Feldern durchdrungen sind, sollte seine Wohnung oder sein Haus von Baubiologen ausmessen lassen. Im Zweifelsfall hilft dann nur ein Umzug. Vor der Wahl einer neuen Wohnung sollte man natürlich darauf achten, ob Erzeuger starker Magnetfelder in der Nähe zu finden sind.

Der häufigste Fall, der mir in meiner Praxis immer wieder begegnet, ist aber ein anderer: Da wird in unmittelbarer Nähe ein Mobilfunkmast errichtet und die gesundheitlichen Beschwerden häufen sich. Grundsätzlich lassen sich hochfrequente Strahlungen recht gut und einfach mit Metallblech, -folien oder -geweben reduzieren. Allerdings sollte man hier keinesfalls selbst Hand anlegen – auch als guter Hobbyhandwerker nicht. Denn eine falsche Anbringung von Abschirmungen kann durch »verschleppte« oder reflektierte Strahlung die Lage sogar noch verschlimmern. Wichtig und richtig ist es deshalb, solche Maßnahmen an einen ausgewiesenen Fachmann zu delegieren, der zuvor umfangreiche Messungen durchführen und die Wirksamkeit der Abschirmung im Anschluss an die Arbeiten durch nochmalige Messungen kontrollieren muss. Sie finden im Anhang eine Auswahl von Adressen zu diesem Thema.

Noch ein Wort zur Gesamtbelastung. Informieren Sie sich aus verlässlichen Quellen über Gefahren und versuchen Sie diese zu reduzieren. Sie werden sich daran erinnern, dass wir über das erhöhte Krebsrisiko durch oft unnötige Röntgenuntersuchungen gesprochen haben. Auch hier können und sollten Sie selbst aktiv werden: Besorgen Sie sich einen kostenfreien Röntgenpass, zum Beispiel bei Ihrer Krankenkasse, und lassen Sie in diesen sämtliche Röntgenuntersuchungen eintragen. Ärzte sind verpflichtet, die Röntgenbilder ihrer Patienten zehn Jahre lang aufzubewahren. Anhand des Röntgenpasses kann der behandelnde Arzt aber feststellen, ob benötigte Bilder eventuell schon existieren und sie dann bei dem jeweiligen Mediziner anfordern. Oder Sie bitten den Mediziner gleich um eine Kopie, die Sie allerdings selbst bezahlen müssen, und nehmen sie zum nächsten Arzt einfach mit. Hier wie in anderen Bereichen auch ist also Eigeninitiative gefordert. Fangen Sie am besten gleich damit an.

[1] Thalidomid erlebt übrigens derzeit eine Renaissance als Mittel gegen die Lepra, an der weltweit nach WHO-Angaben ca. 1,3 Millionen Menschen erkrankt sind. Darüber hinaus wird der Wirkstoff heute gegen viele weitere Krankheiten eingesetzt und derzeit auf seine Potenz gegen verschiedene Krebsformen und die mysteriöse Nerven- und Muskelerkrankung ALS (amyotrophe Lateralsklerose) getestet.

[2] Anzumerken ist an dieser Stelle, dass die maximale Strahlungsintensität der Geräte von Generation zu Generation abgenommen hat. Strahlten die Apparate für das A- und B-Netz noch mit einer Leistung von 10 bis 20 Watt, so leisteten die tragbaren analogen C-Netz-Geräte nur noch maximal 2 Watt, ebenso viel wie die digitalen D-Netz-Handy. Die Strahlungsintensität der E-Netz-Handys liegt sogar nur noch bei maximal 1 Watt, die der UMTS-Geräte bei 0,25 Watt. Anzumerken ist aber auch, dass die abgestrahlte Leistung nur ein Kriterium zur Beurteilung der möglichen Risiken sein kann. Denn in Untersuchungen an Zellkulturen und Tieren hat sich immer wieder gezeigt, dass auch die Frequenz und bei digitalen Signalen zusätzlich die Taktung eine wichtige Rolle bei der biologischen Wirksamkeit spielen.

Epilog

Wir wollen nicht versäumen, Ihnen abschließend von zwei wichtigen Entwicklungen zu berichten. Mit Finanzmitteln aus dem sogenannten FP6-Programm der Organisation für wirtschaftliche Zusammenarbeit und Entwicklung (OECD; www.oecd.org), im Rahmen dessen mit einem Gesamtetat von 17,5 Milliarden Euro Wissenschaft und Forschung in Europa koordiniert und gefördert werden, sollen auch die (finanziellen) Folgen von Umweltfaktoren auf die Gesundheit untersucht werden. Insbesondere fokussiert dieses »VERHI« (Valuation of Environment-Related Health Impacts) genannte Projekt auf Kinder, da fast alle bereits vorliegenden Berechnungen für die Kosten umweltbedingter Schäden an Erwachsenen orientiert sind. Weil Kinder aber zum einen in vielerlei Hinsicht wesentlich empfindlicher reagieren und ein chronisch krankes Kind auf die gesamte Lebenszeit gerechnet die Gesellschaft natürlich deutlich mehr kostet als ein erst als Erwachsener Erkrankter, macht das VERHI-Projekt durchaus Sinn. Auch wenn es zynisch klingt: Allzu oft noch werden wirtschaftliche Erwägungen über gesundheitliche gestellt, und erst wenn sich die gesundheitlichen Auswirkungen genauer in Euro und Cent beziffern lassen, dürfte der Vorsorgegedanke stärker in den Vordergrund treten. Da das VERHI-Projekt erst Ende 2008 abgeschlossen sein wird, können wir zur Zeit nur unserer Hoffnung Ausdruck verleihen, dass seine Ergebnisse zu einem Umdenken auf breiter Front führen.

Die zweite wichtige Entwicklung: Immer wieder prozessieren durch Elektrosmog geschädigte Bürger gegen Mobilfunkunternehmen – und das weltweit, etwa in den USA, in Belgien und England. Und immer wieder werden solche Verfahren von Gerichten abschlägig beschieden. So geschehen etwa im Oktober 2002, als die US-amerikanische Richterin Catherine Blake eine 800 Millionen-Dollar-Klage gegen den Mobilfunkriesen Motorola aus Mangel an Beweisen abwies. Dass es auch anders ausgehen kann, zeigt der Fall einer erkrankten ehemaligen Mitarbeiterin einer Mobilfunkfirma, für die der amerikanische Jurist und Epidemiologe Dr. George L. Carlo im Jahr 2006 immerhin Schadenersatz in fünfstelliger Höhe erstreiten konnte. Im Rahmen der multinationalen, in den USA beheimateten »Safe Wireless Initiative« (www.safewireless.org) wurde auch in Deutschland die Aktion »Hilfe für Mobilfunk-Opfer« (www.mobilfunkkritik.com) angeschoben, die sich derzeit bei Veranstaltungen etwa in München vorstellt. Dr. George L. Carlo, der Deutsche Dr. Hans-Christoph Scheiner und andere wollen mit der Aktion mobilfunkbedingte Gesundheitsstörungen erfassen und untersuchen, dafür sorgen, dass diese medizinischen Probleme sachgerecht behandelt werden und Mobilfunk-Opfern helfen, finanzielle Entschädigungen zu bekommen (www.mobilfunkkritik.com). Wir wünschen der Aktion viel Erfolg.

Wissenschaftliche Exkurse

»Der Beginn aller Wissenschaften ist das Erstaunen, dass die Dinge sind, wie sie sind.«

Aristoteles (384–322 v. u. Z.)

Im folgenden Teil finden Sie tiefer gehende Erklärungen wissenschaftlicher Zusammenhänge, die im darstellenden Teil den Lesefluss hemmen könnten. An Details interessierte Leser finden hier jedoch wichtige Hinweise.

Exkurs: Wie funktioniert unser Gehör?

Wer kennt die berühmte Szene nicht, in der Paul Henckels als Professor Bömmel seinen Schülern in rheinischem Akzent die Dampfmaschine erklären will: »Da stelle mer uns mal janz dumm …« (*Feuerzangenbowle*, 1944)? Folgen wir seinem Beispiel und betrachten wir in einem Parforceritt, wie Mozarts *Zauberflöte*, ABBAs *Super Trouper* oder Stings *Brand New Day* oder auch das Wummern des Presslufthammers von der anderen Straßenseite in unser Gehirn gelangen. Wie das funktioniert, haben Sie gewiss irgendwann schon mal gehört, falls Sie also Lust haben auf eine kleine Auffrischung Ihrer Physik- und Biokenntnisse – Sie sind herzlich eingeladen!

Am Anfang eines jeden Tones oder Lautes, also Geräusches, steht eine Vibration, die ein festes, flüssiges oder gasförmiges Medium – zum Beispiel Holz, Metall, Wasser, Luft – in Schwingungen versetzt.

Stellen Sie sich die Membran eines großen Lautsprechers vor, eines sogenannten Tieftöners. Diese Membran bewegt sich vor und zurück, in unserem Gedankenexperiment zwanzigmal in der Sekunde. Bei jedem Vorschnellen der Membran wird die Luft verdichtet und weggestoßen. Beim darauffolgenden Zurückziehen der Membran wird natürlich keine Luft weggestoßen, wohl aber, wenn sie gleich wieder vorschnellt, sodass daraus Pakete verdichteter und nicht verdichteter Luft entstehen, die hintereinander gepackt von der Lautsprechermembran in stetem Wechsel in den Raum abgegeben werden. Das, was die Membran da gerade abgibt – vierzig Pakete je Sekunde, jeweils ein vollgepacktes und ein leeres – nennen wir einen Ton von 20 Hertz. Das ist so ziemlich der tiefste Ton, den wir Menschen überhaupt wahrnehmen können.

Wenn Sie nun am Lautstärkeregler drehen, wird die Membran des Lautsprechers zwar immer noch einen Ton von 20 Hertz produzieren (auf unserer Demonstrations-CD befindet sich schließlich nur diese eine Frequenz), aber die Membran schießt nun jedes Mal mit mehr Druck nach vorne, genauso häufig also, nur eben mit mehr »Wumm«. Das nennen wir dann »Schalldruckpegel«, besser bekannt unter dem Namen »Lautstärke«. Die Einheit dafür nennt sich Dezibel (dB).

Doch Vorsicht, diese Feststellung, der Schalldruckpegel sei gleich der Lautstärke, ist nur eingeschränkt richtig. Denn die Empfindlichkeit unseres Gehörs ist je nach Frequenz sehr unterschiedlich. Tiefe Töne nehmen wir erst wahr, wenn sie einen sehr hohen Schalldruckpegel erreichen, während die Wahrnehmungsschwelle im mittleren Frequenzbereich zwischen 1000 und 5000 Hertz sehr niedrig ist, wir also bereits Töne mit sehr geringem Schalldruckpegel hören können.

Die Einheit Dezibel (dB) berücksichtigt die oben angesprochene Frequenzabhängigkeit des Lautstärkeempfindens nicht. Wenn Sie irgendwo die Angabe d (A) entdecken, so spiegelt diese die unterschiedliche Wahrnehmung der Frequenzen jedoch modellhaft wieder. Das (A) hinter der Dezibelangabe sagt uns dabei, dass der Schalldruckpegel durch einen Filter gemessen wurde, der das menschliche Hörvermögen simuliert.

Warum aber nimmt das menschliche Gehör bestimmte Frequenzen bei geringeren Schalldrücken wahr als andere? Die Antwort ist einfach und plausibel: Vor allem in diesem Frequenzbereich findet sprachliche Kommunikation statt, die wohl wichtigste Errungenschaft des Menschen.

Was Sie aber noch wissen sollten: Der logarithmische Aufbau der Dezibelskala bedingt, dass eine Erhöhung um zehn Dezibel nicht einer Zunahme um zehn Einheiten entspricht, wie wir es von einem Maßband oder Lineal kennen, sondern einer Verzehnfachung des Schalldrucks. Eine Steigerung um 3 dB bzw. dB(A) entspricht einer Verdoppelung des Schalldrucks. Im ersten Moment denkt man, der Unterschied zwischen 75 db (A), die an Arbeitsplätzen lärmschutzfrei bleiben dürfen, und 85 db (A), bei denen ein Gehörschutz Pflicht ist, seien schließlich lausige 10 db (A). In Wahrheit aber sind es eben nicht nur zehn Einheiten, sondern das Zehnfache des Ausgangswerts!

Wir wissen jetzt, dass Schall aus mehr oder weniger stark verdichteten Luftpäckchen besteht, die in mehr oder weniger rascher Folge unsere Ohren erreichen. Was aber geschieht mit diesen Päckchen, wenn sie unsere Ohrmuscheln erreichen? Nun, zunächst einmal sammeln die Ohrmuscheln die Päckchen nur ein, wobei die Trichterform es erlaubt, viel mehr Päckchen zu bündeln, die sonst gar nicht in den Gehörgang gepasst hätten. Die Päckchen gelangen dann über den äußeren Gehörgang bis ans Trommelfell und versetzen es in Schwingungen, ähnlich denen, wie wir sie von der Lautsprechermembran kennen. Auf der anderen Seite des Trommelfells befindet sich das Mittelohr, das wie das Außenohr mit Luft gefüllt ist. Hier werden die Schwingungen nicht in Päckchenform weitergeleitet, sondern über drei hintereinander geschaltete Knöchelchen: Hammer, Amboss und Steigbügel. Durch diese geniale »Erfindung« der Evolution wird der Schall verstärkt, was auch unbedingt nötig ist. Denn vom Übergang ins Innenohr an, hinter dem sogenannten ovalen Fenster, werden die Schallwellen in Flüssigkeit weitergeleitet. Da Flüssigkeit dem Schall aber wesentlich mehr Widerstand entgegensetzt als Luft, würden ohne die Verstärkung gerade mal 2 Prozent der Schallenergie ins Innenohr gelangen. So aber sind es immerhin noch 60 Prozent der ursprünglichen Energie. Die Schwingungen des ovalen Fensters erzeugen in der dahinterliegenden Flüssigkeit (Perilymphe) eine sogenannte Wanderwelle. Diese Welle läuft in ein schlauchförmiges Organ hinein, das wie ein Schneckenhaus aufgerollt ist: die Cochlea, lateinisch für »Hörschnecke«. Diese Wanderwelle wird im Innenohr verstärkt. Für die bis zu tausendfache Verstärkung sorgen die sogenannten äußeren Haarzellen, von denen es in jedem Ohr etwa 12 000 gibt. Sie sind nur etwa 4 Hundertstel Millimeter lang, können sich bis zu 20 000 mal pro Sekunde verlängern bzw. verkürzen und die Wanderwelle auf diese Weise »hochschaukeln«.

Diese Verstärkung geschieht jedoch nicht irgendwo im Inneren der Schnecke. Sie findet genau dort statt, wo die jeweilige Tonhöhe wahrgenommen werden kann. Hohe Frequenzen kurz hinter dem ovalen Fenster, tiefe am Ende der Schnecke. Wahrgenommen werden sie von einer weiteren Sorte von Haarzellen, den eigentlichen Sinneszellen. Von diesen sogenannten inneren Haarzellen gibt es im Ohr etwa 3500. Sie werden wie ein Halm im Wind von der Wanderwelle bewegt und erzeugen dadurch ein elektrisches Signal, das an den Hörnerv weitergegeben wird, der es dann zur Verarbeitung in unser Gehirn leitet (Kunsch, 2000; Zenner, 2000).

Exkurs: Unterschiedliche Arten von Studien

Zu den Themen, die Sie in diesem Buch dargestellt finden, liegen, grob gesagt, vier Typen wissenschaftlicher Untersuchungen vor. Da sind zum einen Studien, bei denen Zellen oder Moleküle im Reagenzglas bestimmten Einflüssen ausgesetzt werden, etwa Chemikalien oder elektromagnetischen Feldern. Anschließend prüft man dann, ob die Zellen oder Moleküle noch intakt sind oder ob sie sich irgendwie verändert haben.

Solche sogenannten In-vitro-Versuche werfen zwei Probleme auf. Zum einen lassen sich die Ergebnisse nicht in allen Fällen von anderen Forschergruppen wiederholen. Das allerdings ist oftmals auch gar nicht möglich, weil die Versuche häufig nicht exakt nachgestellt werden. Ein wichtiger Grund dafür ist, dass Forschungsgelder knapp sind und verständlicherweise nur ungern für etwas ausgegeben werden, das bereits untersucht wurde. Zudem ist es aus Sicht vieler Forscher wenig attraktiv, eine Studie durchzuführen, die in genau derselben Form schon einmal gemacht wurde. Das bringt in der Regel wenig Renommee in der Wissenschaftlergemeinde. So geschieht es, dass viele Studien zwar wiederholt werden, aber eben nicht mit dem gleichen Versuchsaufbau. Folglich muss auch keineswegs dasselbe Ergebnis herauskommen. Wenn es deshalb heißt, ein bestimmtes Untersuchungsergebnis sei nicht reproduzierbar, so heißt dies nicht unbedingt, dass es tatsächlich nicht wiederholt werden kann – es wurde unter Umständen nur nicht versucht.

Schwerwiegender ist schon das zweite Argument, das oftmals gegen die Aussagekraft von In-vitro-Versuchen ins Feld geführt wird, dass sich nämlich einzelne Zellen oder Moleküle völlig anders verhalten können als das komplexe System Mensch. Dieser Einwand ist berechtigt. Denn in der Tat zeigen sich an Zellkulturen oft Wirkungen, die sich am Menschen nicht bestätigen lassen. Pharmafirmen wären gewiss hocherfreut, wenn alle im Reagenzglas positiv getesteten Substanzen auch am Menschen vergleichbare Wirkungen zeitigten. Sie könnten sich viele kostspielige Testreihen mit Tieren und klinische Studien am Menschen sparen, wenn es so wäre. Dennoch sind In-vitro-Studien der Ausgangspunkt für viele wirksame Arzneimittel. Es ist deshalb nicht legitim, Reagenzglasstudien von vornherein als nicht aussagekräftig zu brandmarken. Liefern sie Hinweise, so muss man das ernst nehmen.

Eine weitere Form von Studien sind Tierstudien. Sie sind zwar recht teuer, lassen sich jedoch über verhältnismäßig lange Zeiträume durchführen, sodass man beispielsweise die Wirkung verschiedener Umweltfaktoren über mehrere Generationen von Ratten oder Mäusen hinweg beobachten kann. Der größte Nachteil ist auch hier, dass sich die Ergebnisse von Tierversuchen nur selten direkt auf den Menschen übertragen lassen.

Eine dritte Gruppe von Untersuchungen werden an freiwilligen Testpersonen durchgeführt, sogenannte Provokationsstudien. Solche Untersuchungen umfassen in der Regel nicht allzu viele Probanden, sind zeitlich meist eng begrenzt und können aus ethischen Gründen keine möglicherweise gefährdenden Experimente enthalten. Bei diesen Studien geht es häufig um psychologische Aufmerksamkeitstests, Messungen der Hirnströme, der Herzfrequenz oder anderer Parameter, die etwas über den Zustand der Testperson in Hinblick auf einen bestimmten Einflussfaktor aussagen, zum Beispiel Lärm, Chemikalien oder elektromagnetische Strahlung. Angreifbar sind aber auch diese Untersuchungen: Weil die Probandenzahlen meist gering sind und weil kein Mensch weiß, ob und, wenn Ja, in welchem Ausmaß sich etwaige Änderungen auf lange Sicht als messbares Risiko entpuppen könnten.

Den vierten Block stellen epidemiologische Studien. Sogenannte Querschnittsstudien bieten eine Momentaufnahme der zu untersuchenden Daten. Ein Beispiel zur Verdeutlichung: Im Jahr 2005 veröffentlichten Forscher der Medizinischen Hochschule Hannover eine *Querschnittsstudie zur ernährungs- und tabakrauchbedingten Belastung mit Acrylamid* (Bader, 2005). Aus der Allgemeinbevölkerung wurde 395 Personen Blut abgenommen und im Hinblick auf eine mögliche Belastung mit krebserzeugendem Acrylamid untersucht. Dazu wurden weitere Daten erhoben, wie das Ernährungsverhalten und ob es sich um Raucher oder Nichtraucher handelte. Diese Querschnittsuntersuchung zeigte, dass die Acrylamidbelastung von Rauchern etwa viermal so groß war wie die von Nichtrauchern und dass das Ernährungsverhalten kaum einen Einfluss auf die Acrylamidwerte hatte. Würde man diese Studie periodisch wiederholen, zum Beispiel einmal im Jahr, so würden wir dies als Längsschnittstudie bezeichnen. Querschnitts- wie Längsschnittstudien eignen sich, um mögliche Zusammenhänge zwischen verschiedenen Faktoren aufzuzeigen und auf dieser Basis Hypothesen zu formulieren, die dann durch andere Untersuchungen geprüft werden. Sie selbst sind aber zu schwach, um etwas über Ursache-Wirkungs-Beziehungen auszusagen.

Von ganz anderem Kaliber sind da Kohortenstudien, die relativ große Bevölkerungsgruppen, meist Zehntausende oder Hunderttausende Menschen, beobachten. Im Idealfall werden solche Studien prospektiv durchgeführt. Das bedeutet, dass man sich vorab überlegt, welche Bevölkerungsgruppe man für welchen Zeitraum (zum Beispiel fünf Jahre) und in Bezug auf welche Parameter (zum Beispiel Rauchen und Krebsgeschehen) beobachten will. Anschließend nimmt man die Anzahl Erkrankter und gesund Gebliebener und teilt beide Gruppen in zwei Teile, jene, die einem bestimmten Einfluss ausgesetzt waren, und jene, die es nicht waren. Daraus lässt sich das Risiko errechnen, das dieser Einflussfaktor auf die jeweilige Erkrankung hat.

Dafür ein einfaches Beispiel: Angenommen, wir hätten eine Kohortenstudie mit 20 000 Büroangestellten veranstaltet, von denen 10 000 in ihren Büros rauchten und 10 000 in rauchfreien Büros arbeiteten. Nach zehn Jahren schauen wir dann nach, wer von den Rauchern und Nichtrauchern an Krebs erkrankt ist und wer nicht. Wir erhalten so eine Tabelle, die folgendermaßen aussehen könnte:

	Krebskrank	**Gesund**
Raucherbüro	8000 (a)	2000 (b)
Nichtraucherbüro	500 (c)	9500 (d)

Das Risikoverhältnis bezüglich unseres Einflussfaktors berechnet sich dann nach der Formel:

$(a : (a + b)) : (c : (c + d)) = RR$

In unserem fiktiven Beispiel sähe das so aus:

$(8000 : (8000 + 2000)) : (500 : (500 + 9500))$
$= (8000 : 10\,000) : (500 : 10\,000)$
$= 0{,}8 : 0{,}05$
$= 16$

Das Risiko von Angestellten, an Krebs zu erkranken, wäre danach in Raucherbüros 16-mal so hoch wie das von Angestellten in Nichtraucherbüros. Man spricht hier von einem »relativen Risiko«, da das Risiko der einen Gruppe gleich 1 gesetzt und das der anderen in Relation dazu betrachtet wird.

Eine häufige, weil billigere Methode, mittels Kohortenstudien Risikoberechnungen durchzuführen, ist das retrospektive (rückblickende) Verfahren. Der Nachteil retrospektiver Kohortenstudien ist, dass man mit dem Material bereits abgeschlossener Kohorten arbeiten muss und entsprechend keinen Einfluss mehr auf die Auswahl der Studienteilnehmer sowie die gesamte Konzeption der Studie hat. In retrospektiven Untersuchungen müssen möglicherweise zusätzlich bestehende Risiken, die für die gleiche Erkrankung infrage kommen, umständlich herausgerechnet werden, was zu Verzerrungen des Risikoverhältnisses führen kann, da die Anzahl der einzuschließenden Versuchsteilnehmer dadurch natürlich geringer wird. Derartige Verzerrungen lassen sich bei prospektiven Studien natürlich verhindern, so sie sauber geplant werden.

Eine weitere Form epidemiologischer Studien sind Fall-Kontroll-Studien, die auch geeignet sind, die Einflussfaktoren seltenerer Erkrankungen zu untersuchen, für die man bei Kohortenstudien eine extrem große Anzahl von Teilnehmern bräuchte. Denn bei Fall-Kontroll-Studien stellen wir eine bestimmte Anzahl an einer bestimmten Erkrankung Leidender (Fälle) einer gleich großen oder meist einem Vielfachen der Anzahl Gesunder (Kontrollen) gegenüber. Wenn diese Zuordnung getroffen wurde, errechnet man die Wahrscheinlichkeit für die Erkrankten, dass sie den jeweiligen Einflussfaktoren ausgesetzt waren. Bei Fall-Kontroll-Studien kennen wir also die Krankheit, wissen aber nicht unbedingt, was der Auslöser ist oder sein könnte.

Auch dazu ein (fiktives) Beispiel: Wir haben 100 Menschen, die an einer bestimmten Hauterkrankung leiden (Fälle) und 200 Menschen, die derartige Beschwerden nicht haben. In den meisten Fällen wird der Einfluss bestimmter Faktoren von vornherein ausgeschlossen, etwa Alter und Geschlecht. Das geht relativ einfach, indem man darauf achtet, dass die Gruppe der Fälle bei diesen Merkmalen die gleiche Verteilung aufweist wie die Kontrollgruppe. So soll es auch in unserem Beispiel sein. Wir prüfen nun anhand eines Tests die sogenannte Odds Ratio (OR), die Wahrscheinlichkeit, dass ein Erkrankter einem von zwei Einflussfaktoren ausgesetzt war – dem regelmäßigen Umgang mit Aquarienwasser einerseits und dem gleichfalls regelmäßigen Gärtnern im eigenen Garten.

Von den 100 Erkrankten in unserem Beispiel sind 30 Hobbyaquarianer und 80 Hobbygärtner. Unter den 200 nicht an der Hautkrankheit leidenden Kontrollpersonen sind drei Aquarienfreunde und 160 Hobbygärtner. Bringen wir diese Werte nun wieder in die schon bekannte Tabellenform:

	Krank	**Gesund**
Aquarianer	30 (a)	70 (b)
Nichtaquarianer	3 (c)	197 (d)

	Krank	**Gesund**
Hobbygärtner	3 (a)	97 (b)
Nichtgärtner	6 (c)	194 (d)

Und so sieht die Berechnung der Odds Ratio aus:

(a x d) : (c x b) = OR

Für Aquarianer bedeutet das:

(30 x 197) : (3 x 70)

= 5910 : 210

= 28,15 (OR)

Und für Hobbygärtner:

(3 x 194) : (6 x 97)

= 582 : 582

= 1 (OR)

Was sagen uns nun diese Zahlen, eine OR von 28,15 für Aquarianer und von 1 für Hobbygärtner? Dass die Chance, dass ein Erkrankter gleichzeitig Aquarianer ist, 28-mal größer ist als die, dass ein Erkrankter gleichzeitig Hobbygärtner ist. Dies ist nicht gleichzusetzen dem relativen Risiko, unter einem bestimmten Einfluss eine bestimmte Krankheit zu entwickeln, wie wir es bei Kohortenstudien geliefert bekommen. Dennoch dürfen wir bei einer so hohen Odds Ratio davon ausgehen, dass es tatsächlich einen Zusammenhang zwischen der Aquaristik und besagter Hautkrankheit gibt und andererseits, dass ein solcher Zusammenhang zwischen der Gärtnerei und der Hautkrankheit nicht besteht.

Exkurs: Krebs und wie er entsteht

Seit der Augustinermönch Gregor Mendel im 19. Jahrhundert bei Experimenten mit Erbsen und Bohnen die Grundregeln der Vererbung entdeckte und seit die britischen Wissenschaftler Francis Crick und James Watson im Jahre 1953 ihren bahnbrechenden Artikel über die Struktur der Erbsubstanz DNS veröffentlichten, haben sich viele Modellvorstellungen bestätigt. Andere haben sich als gänzlich falsch erwiesen, und einige mussten korrigiert werden. Dass sich unser Bild vom Funktionieren der Zelle im Zusammenspiel mit dem Gesamtorganismus seither stark verändert hat, ist nicht etwa nur von theoretischem Interesse. Neben dem Spaß am Forschen und der Jagd nach Trophäen, sprich Veröffentlichungen in der Fachpresse, ist eine Zielsetzung stets von besonderer Bedeutung gewesen: Die Wissenschaftler wollten und wollen verstehen, wie Krankheiten – insbesondere Krebs – entstehen und was sich daraus für Vorbeugung und Behandlung ableiten lässt.

Im Jahr 1990 wurde das Humangenomprojekt mit anfangs 1000 Wissenschaftlern aus 40 Ländern gegründet. Ihr Ziel war ehrgeizig, wollten sie doch die Gesamtheit der menschlichen Erbanlagen wie auf einer riesigen Landkarte Stück für Stück aufzeichnen. Am 21. Oktober 2004 verkündete das internationale

Forscherteam in der Fachzeitschrift *Nature*, dass dieses Ziel erreicht sei (Finishing the euchromatic sequence of the human genome, 2004).

Jede Zelle – mit Ausnahme der Eizellen und Spermien – besitzt in ihrem Zellkern 46 Chromosomen, 23 von der Mutter, 23 vom Vater. Die Chromosomen selbst bestehen aus Desoxyribonukleinsäure (DNS), jener von Watson und Crick entdeckten spiralförmig gewundenen Struktur, die einer Strickleiter nicht unähnlich ist. Diese Strickleiter enthält den Bauplan für sämtliche Eiweiße, die der Organismus im Lauf seines Lebens herstellen muss. Die »Sprache«, in der dieser Bauplan geschrieben ist, besteht aus nur vier Buchstaben, den Basen Thymin, Cytosin, Adenin und Guanin. Jede Sprosse der Leiter enthält zwei davon, die wie ein Schlüssel ins Schloss exakt zusammenpassen. So ist Thymin stets mit Adenin gepaart, Cytosin stets mit Guanin. Etwa 2,85 Milliarden dieser Sprossen enthalten die Chromosomen, die zusammen die 20 000 bis 25 000 Baupläne für unseren Körper bilden (Finishing the euchromatic sequence of the human genome, 2004). Doch diese Baupläne machen nur 1 bis 2 Prozent der Strickleiter aus. Wofür die übrigen Sprossen gut sind? Niemand weiß es bislang.

Unser Körper besteht aus rund 100 Billionen (100 000 000 000 000) Zellen, von denen täglich etwa vier Billionen erneuert werden müssen. Manche Zelltypen werden in rascher Folge ersetzt, die Zellen der Darmschleimhaut etwa alle ein bis zwei Tage, andere relativ selten, wie die Leberzellen, die eine Lebensdauer von einem knappen halben Jahr haben (Kunsch, 2000). Immer dann, wenn sich die Zellen teilen, geraten sie in einen besonders kritischen Zustand, in dem es zu Fehlern mit manchmal fatalem Ausgang kommen kann.

Wenn Zellen sich teilen

Damit aus einer Zelle zwei entstehen können, löst sich zunächst die Schutzhülle (Membran) des Zellkerns auf. Im nächsten Schritt muss die DNS verdoppelt werden, schließlich benötigt jede der beiden Zellen einen kompletten Satz an Chromosomen mit der vollständigen Erbsubstanz. Zu diesem Zweck werden die Strickleitern der Chromosomen in der Mitte getrennt und mit ihrem genauen Gegenstück ergänzt. Da, wo auf dem Strickleiterstrang der Buchstabe C (Cytosin) steht, wird er durch ein G (Guanin) ergänzt, wo ein A (Adenin) steht, wird ein T (Thymin) angebaut. Da dieser Vorgang bei beiden Teilsträngen der Chromosomen-Strickleiter geschieht, entstehen zwei identische, nun wieder vollständige Strickleitern. Sobald dies bei allen 46 Chromosomen vollendet ist, trennen sich die Chromosomenpaare und werden auf gegenüberliegende Seiten der Ursprungszelle gezogen. Jetzt kann sich die Zelle in der Mitte teilen und jede der beiden Tochterzellen eine neue Zellmembran um die Chromosomen ausbilden. Die Zellteilung ist abgeschlossen, zwei identische Zellen sind entstanden. Zumindest sollte es so sein. Denn längst nicht immer geht alles nach Plan.

Keine Qualitätskontrolle ist perfekt

Überall in unserem Körper wird in den Kraftwerken der Zellen, den sogenannten Mitochondrien, permanent Sauerstoff zur Energiegewinnung verbraucht. Dabei entstehen aggressive Sauerstoff- und Stickstoffverbindungen – »freie Radikale« – die auf verschiedenen Wegen in der Zelle zu schweren Schäden führen können (Wiseman, 1996; Valko, 2007). Ein Prozent des Sauerstoffs, den wir verbrauchen, wird in solche freien Sauerstoffradikale umgesetzt. Das scheint nicht viel zu sein. Aufs Jahr gerechnet, aber sind das immerhin rund 1,7 Kilogramm. Freie Radikale besitzen ein ungepaartes Elektron und sind deshalb bestrebt, anderen Atomen und Molekülen ein solches zu entreißen und so selbst wieder elektrisch stabil zu werden. Durch diese Eigenschaft können sie andere Atome und Moleküle destabilisieren und stark schädigen.

Etwa 5000 der 20000 bis 25000 Gene im Zellkern sind nur damit beschäftigt sicherzustellen, dass die Zelle sich nicht teilt, wenn etwas mit ihr nicht stimmt (man nennt diese Gene »Tumorsuppressorgene«), bzw. dass sie sich teilt, wenn es nötig ist (»Onkogene«). Bei beiden Arten von Genen können freie Radikale, aber auch manche Umweltgifte und ionisierende Strahlung direkt zu Änderungen in der Abfolge der Bauanleitung führen. Werden Tumorsuppressorgene geschädigt, so sind sie nicht in der Lage, den Onkogenen Paroli zu bieten, wenn diese die Zellteilung auslösen wollen. Umgekehrt können defekte Onkogene durch eine Überproduktion bestimmter Eiweißstoffe die Zelle auch dann zur Teilung veranlassen, wenn die Tumorsuppressorgene dagegenarbeiten. Die beiden Arten von Genen kontrollieren einander also gegenseitig. Fällt eine Seite aus oder wird sie geschwächt, gewinnt die andere die Überhand.

Diese gegenseitige Kontrolle ist so wichtig, weil es sehr häufig zu Fehlern kommt, wenn die Chromosomen vor der Zellteilung verdoppelt werden. Bevor die Zelle sich endgültig teilt, sind die Chromosomen deshalb stets einer »Qualitätskontrolle« unterworfen. Ergibt diese, dass alle Chromosomen die korrekte Abfolge der Basen Cytosin, Adenin, Guanin und Thymin enthalten, schweigen die Tumorsuppressorgene. Die Onkogene bekommen Vorfahrt und können die Teilung fortsetzen. Stimmt die Abfolge nicht, so unterbrechen die Tumorsuppressorgene die Teilung und beauftragen Enzyme, die fehlerhaften Stellen auszubessern und die defekten Teile zu entsorgen. Anschließend schalten die Tumorsuppressorgene ab und überlassen die Steuerung den Onkogenen – die Teilung wird vollzogen. Dieses Ausbessern von Fehlern läuft permanent in unserem Körper ab und lässt sich an den Abfallprodukten nachweisen, die, von den Reparaturenzymen ausgehend, im Urin zu finden sind.

Doch Tumorsuppressor- und Onkogene sind nicht die einzigen Stellen, an denen Schadstoffe, Strahlung oder freie Radikale Schäden anrichten können. Sie können auch Gene betreffen, die für die Bereitstellung der Reparaturenzyme zuständig sind. Wird dann ein Kopierfehler auf den Chromosomen festgestellt, unterbrechen die Tumorsuppressorgene zwar zunächst die Teilung, wenn aber der Befehl an die Reparaturenzyme ergangen ist, den Schaden zu beheben, geben sie den Onkogenen freie Fahrt. Sind die Enzyme allerdings nicht oder fehlerhaft produziert worden, erfolgt keine Reparatur. Die Zellteilung findet dann statt, wobei sowohl die nicht reparierten Stellen kopiert werden als auch die Schäden an jenen Genen, die besagte Reparaturenzyme herstellen. Dieser Vorgang wiederholt sich auch bei künftigen Teilungen, sodass die Anzahl der Fehler immer weiter zunimmt. Dies ist in vielen Fällen nicht dramatisch, da nach heutiger Kenntnis nur 1 bis 2 Prozent der DNS den menschlichen Bauplan ausmachen. Es kann also sein, dass die veränderten Chromosomenabschnitte nie benötigt werden. Werden aber zufällig Tumorsuppressorgene oder Onkogene verändert und nicht repariert, können Zellen der nächsten Generation möglicherweise nicht mehr aufhören zu wachsen und damit ein wesentliches Merkmal von Krebszellen aufweisen.

Damit aber nicht genug. Die Schäden durch Strahlung, Gifte und freie Radikale können auch an Genen auftreten, die gewährleisten, dass die Teilung der Zelle zum rechten Zeitpunkt erfolgt und dass beide Zellen einen kompletten Chromosomensatz erhalten. Sind derartige Koordinatorgene (»master genes«) betroffen, kann es geschehen, dass eine Zelle zu viele oder zu wenige Chromosomen enthält. Jeder kennt das Krankheitsbild des Mongolismus oder Down-Syndroms, bei dem die Betroffenen das Chromosom Nummer 21 in dreifacher statt nur doppelter Ausfertigung besitzen, was sich in geistiger Behinderung, einer typischen Kopf- und Augenform sowie möglichen Fehlbildungen innerer Organe zeigt.

Neben der Möglichkeit, dass komplette Chromosomen ungleich auf die Tochterzellen verteilt werden, kann es auch geschehen, dass die Verdoppelung nicht vollständig erfolgt. Dadurch fehlen der einen Tochterzelle Teile von Chromosomen, die sich als Bruchstücke in der anderen wiederfinden. Auch dieser Fehler kann dann von einer Zellgeneration zur nächsten weitergegeben werden und zu Krebs führen (Gibbs, 2004).

Auch die beste Abwehr kann versagen

Es gibt also eine ganze Reihe von Fehlern, die vor und während der Zellteilung geschehen können. Und in jeder Minute ist der Körper damit beschäftigt, solche Fehler nicht nur zu verhindern, sondern sie auch zu korrigieren, wenn sie vorgefallen sind.

Da den freien Radikalen eine Schlüsselrolle im Prozess der Krebsentstehung zukommt – wie übrigens auch bei Entzündungs- und Alterungsprozessen, der Entstehung von Herz-Kreislauf-Erkrankungen und weiteren Krankheitsbildern –, besitzt der Organismus die Fähigkeit, diese durch körpereigene Stoffe unschädlich zu machen, durch sogenannte Antioxidantien. Die vom Körper selbst hergestellten Antioxidantien reichen allerdings bei Weitem nicht aus, um sämtliche anfallenden freien Radikale zu neutralisieren. Um dies dennoch in ausreichendem Maß zu leisten, nutzt der Körper auch eine Reihe von natürlichen Substanzen, die in einer gesunden Ernährung vorkommen, zum Beispiel Vitamin C, Vitamin E (genauer: Alpha-Tocopherol) und eine Reihe sekundärer Pflanzenstoffe wie die sogenannten Polyphenole aus Rotwein, Tee, Zwiebeln, Johannisbeeren und vielen anderen Lebens- und Genussmitteln.

Dass selbst die gesündeste Ernährung nicht ausreicht, um die anfallenden freien Radikale zu beseitigen, zeigt die hohe Rate an Endprodukten der Reparaturenzyme im Urin von Testpersonen. Diese entstehen ja erst dann in großer Zahl, wenn die Antioxidantien versagt haben. Es bleibt an dieser Stelle festzuhalten, dass Antioxidantien zwar eine Menge zur Krebsverhütung beitragen können, dass sie allein es aber nicht zu schaffen vermögen. Doch es gibt fünf weitere Hürden, die Krebszellen überwinden müssen, um wirklich gefährlich werden zu können:

1. Wenn entartete Zellen sich immer weiter teilen, stoßen sie im Regelfall sehr schnell an gesunde Nachbarzellen. Diese senden daraufhin chemische Signale aus, die bei den fehlerhaften Zellen die weitere Teilung und damit die Krebsentstehung unterbinden.
2. Alle Zellen besitzen ein eingebautes Selbstmordprogramm. Ist

das Erbmaterial über ein gewisses Maß hinaus beschädigt, so aktivieren die Zellen normalerweise selbst dieses Programm und ziehen sich damit aus dem Verkehr.

3. Wächst ein Krebstumor, so entfernen sich seine Zellen zunehmend von den umgebenden Blutgefäßen. Nur dann, wenn die Krebszellen die Fähigkeit besitzen, neue Blutgefäße zu ihrer eigenen Versorgung wachsen zu lassen, können sich die Zellen weiter teilen. Ansonsten bleibt das Wachstum begrenzt.
4. Gesunde Zellen können sich höchstens 70-mal teilen. Das reicht für einen gefährlichen Tumor nicht aus. Krebszellen können diese Grenze nur überschreiten, wenn sie in der Lage sind, diese automatische Abschaltung zu umgehen. Dazu müssen sie die entsprechenden Abschnitte auf der DNS (sogenannte Telomere) eliminieren.
5. Tumore, die lokal begrenzt wachsen, lassen sich in den meisten Fällen operativ entfernen. Lebensbedrohlich werden sie meist nur dann, wenn eine Operation nicht infrage kommt – beispielsweise bei manchen Hirntumoren – oder wenn sich bestimmte Zellen aus dem Verbund lösen, mit dem Blut- oder Lymphstrom auf Wanderschaft gehen und sich in anderen Organen festsetzen und vermehren (Gibbs, 2004). Neue Forschungsergebnisse legen nahe, dass in vielen, wenn nicht allen Krebstumoren entartete Stammzellen für diese und möglicherweise weitere Fähigkeiten von Tumoren verantwortlich sind, die sie in die Lage versetzen, auch die letzte Hürde zu nehmen.

Stammzellen gehören zu den großen Hoffnungsträgern der modernen Medizin, können sie doch theoretisch alle anderen der ca. 230 Zellarten des Körpers hervorbringen, Leberzellen beispielsweise ebenso wie Zellen des Herzmuskels, der Nieren oder der Haut. Gelingt es, gesunde Stammzellen in ausreichendem Maße zu gewinnen und sie zur Produktion organspezifischer Zellen anzuregen, so lässt sich mit ihrer Hilfe durch einen Herzinfarkt abgestorbenes Herzgewebe neu aufbauen, eine vergiftete Leber regenerieren, eine funktionsuntüchtige Niere oder verbrannte Haut durch gesunde ersetzen.

Krebsstammzellen hingegen, so die neue, mittlerweile durch mehrere Studien belegte Theorie, bringen Zellen hervor, die wiederum Krebszellen produzieren. Man nimmt an, dass es auch Krebsstammzellen sind, die sich in andere Organe ausbreiten und dort Tochtertumore (Metastasen) bilden. Problematisch ist, dass Krebsstammzellen nahezu unverwundbar sind, unter anderem weil sie sich nur selten teilen. Dabei bringen sie jedes Mal eine weitere Krebsstammzelle und eine Vorläuferzelle hervor, aus der sämtliche weiteren Krebszellen entstehen. Eine Strahlen- oder Chemotherapie schaltet aber nur die sich rascher teilenden Tochter-Krebszellen aus. Darin liegt eine mögliche Erklärung, warum Tumore nach vermeintlich erfolgreicher Therapie – erkennbar am Schrumpfen und Verschwinden des Tumors – oft Jahre später wiederkehren (Pilcher, 2006).

Um keine Missverständnisse aufkommen zu lassen: Die meisten entarteten Zellen schaffen es nicht, diese fünf Hürden zu überwinden. So trägt jeder von uns in seinem Körper viele entartete Zellen, die sich nur begrenzt teilen, für den Rest unseres Lebens völlig unauffällig bleiben und nie eine Krebserkrankung auslösen. Bei Muttermalen beispielsweise handelt es sich um gutartige Tumore, also entartete Hautzellen, die jedoch nur selten größer werden als einen Zentimeter. Und nur einer von etwa 1000 dieser Tumore entwickelt sich zu einem bösartigen Hautkrebs (Melanom) (Mooi, 2006).

Exkurs: Bedeutung der Epidemiologie

In nur zehn Tagen sterben 1854 in einem kleinen Bezirk des Londoner Elendsviertels Soho rund 500 Menschen an der Cholera, einer Seuche, die fünf Jahre zuvor in ganz England bereits 53 000 Todesopfer gefordert hatte. Der Anästhesist John Snow bemerkt die Häufung in diesem eng umgrenzten Gebiet und beschließt, dem Phänomen auf den Grund zu gehen. Dazu markiert der Mediziner zunächst die Wohnorte und Arbeitsplätze aller Todesopfer auf einer Straßenkarte. Als er zusätzlich die öffentlichen Brunnen einträgt – Mitte des 19. Jahrhunderts hat jedes zehnte

Haus in London noch keine eigene Wasserversorgung –, zeigt sich ein auffälliges Muster um einen von drei Brunnen der Gegend herum, den Brunnen in der Broad Street. Um sicherzugehen, befragt Snow die Angehörigen der Opfer, woher diese ihr Trinkwasser bekommen – aus dem Brunnen der Broad Street – und überprüft, warum keiner der Arbeiter einer lokalen Brauerei an Cholera erkrankt ist: Die Brauereiangestellten versorgen sich tagsüber aus dem brauereieigenen Tiefbrunnen und bekommen täglich eine gute Portion Bier mit nach Hause. Deshalb sind sie nicht auf das Wasser aus öffentlichen Brunnen angewiesen. John Snow zieht die richtigen Schlüsse, entfernt den Pumpenschwengel des Brunnens an der Broad Street und beendet damit die Londoner Cholera-Epidemie des Jahres 1854. Snow, den man später den »Vater der Epidemiologie« nennen wird, schreibt eine Abhandlung über seine Spurensuche, die jedoch kein Verlag veröffentlichen will. Der Grund für die Ablehnung seiner Arbeit ist, dass das medizinische Establishment nach wie vor an die aus der Antike überlieferte Miasmenlehre glaubt, nach der giftige Ausdünstungen für Cholera und andere oft tödliche Krankheiten verantwortlich sind. Der Glaube an die überkommene Lehrmeinung ist so stark, dass man sogar die Entdeckung des eigentlichen Verursachers, des Cholerabakteriums Vibrio cholerae durch den italienischen Anatomen Filippo Pacini im selben Jahr, als Unsinn abtut. Erst dreißig Jahre später, als der deutsche Mediziner Robert Koch den Erreger nochmals entdeckt, wird die Pioniertat des Italieners erkannt und gewürdigt.

Auch wenn die genaue Ursache der Erkrankung im Jahr 1854 noch unbekannt bzw. nicht akzeptiert war, hatte Snow mittels einfacher epidemiologischer Methoden doch gezeigt, dass die Seuchengefahr von verunreinigtem Wasser ausging und so vermutlich Tausenden von Menschen das Leben gerettet. Das Grundübel, die fehlende Abwasserentsorgung, war bereits bekannt – sogar in der *Times* war von der Themse als »offenem Abwasserkanal« die Rede. Dennoch wurde die hygienische Situation Londons erst gründlich verbessert, nachdem sieben Jahre später ein Mitglied der königlichen Familie, der Gemahl von Königin Victoria, Prinz Albert, einer Typhusinfektion zum Opfer fiel (Dicker, 1992, S. 4 ff.; Winkle, 1997, S. 197 ff.).

Der häufig in der Fachliteratur zitierte *Dictionary of Epidemiology* definiert Epidemiologie als »die Erforschung der Verteilung und der Bedingungen von gesundheitsrelevanten Umständen und Ereignissen in bestimmten Bevölkerungsgruppen sowie die Anwendung dieser Forschung auf die Kontrolle gesundheitlicher Probleme« (Last, 2001). Auch wenn diese Definition umfassend alle Facetten der Epidemiologie umreißt, ist sie für den Hausgebrauch doch etwas sperrig. Handlicher ist folgende Definition: »Epidemiologen suchen nach dem Wer, Wann, Wo und Warum von gesundheitlichen Problemen« (Rockett, 1999), und, so könnte man ergänzen, nutzen diese Erkenntnisse, um Krankheiten zu bekämpfen oder ihnen vorzubeugen. Wie wir am Beispiel der Londoner Cholera-Epidemie gesehen haben, ist es dabei von zentraler Bedeutung, die Krankheitsfälle zeitlich und örtlich zu ordnen, um die Verursacher eingrenzen zu können. John Snow musste nicht wissen, dass winzig kleine Lebewesen namens Vibrio cholerae die oft tödliche Durchfallerkrankung auslösten, dass die Keime im Magendarmtrakt einen Giftstoff freisetzen, der zu den dramatischen Symptomen führt und dass es verschiedene Cholera-Erreger sehr unterschiedlicher Gefährlichkeit gibt – von solchen, durch die nur einer von hundert Erkrankten stirbt bis zu der tödlichsten Variante mit einer Sterblichkeit von 40 bis 60 Prozent (Mims, 1996, S. 315–319). Es reichte völlig aus, den Kausalzusammenhang zwischen Brunnenwasser und Cholera-Erkrankung herzustellen, um die Seuche wirksam bekämpfen zu können.

Das Beispiel der Londoner Cholera-Epidemie steht für die klassische Anwendung epidemiologischer Verfahren bei übertragbaren Krankheiten. Doch die Methoden lassen sich ebensogut bei anderen Erkrankungen anwenden wie etwa Krebs. Heute weiß jedes Kind, dass Rauchen Lungenkrebs verursachen kann. Bis zur Mitte des 20. Jahrhunderts war das noch nicht so. Im Gegenteil, in den 1920er-Jahren wurde das Rauchen sogar als Tuberkulose-Vorbeugung empfohlen – der Rauch desinfiziere die Lungen, hieß es. Darüber hinaus aber galt Zigarettenrauch zumindest als gesundheitlich unbedenklich und Rauchen als Zeichen von Männlichkeit – man denke nur an den »Marlboro-« oder »Camel-Mann«. Im Jahr 1950 verlor das Rauchen dann seine Unschuld durch den Artikel zweier brillanter Epidemiologen, der Briten Austin Bradford Hill und Richard Doll, in dem sie den deutlichen Anstieg an Lungenkrebstoten seit 1922 untersuchten und als Folge des Zigarettenrauchens entlarvten (Doll, 1999). Obwohl im selben Jahr eine amerikanische Forschergruppe dieses Ergebnis bestätigte (Wynder, 2005), waren die Zeitgenossen an dieser unwillkommenen Wahrheit wenig interessiert. Nicht nur die Medien, auch der »Mann auf der Straße« und sogar die Gilde der Mediziner ignorierten ganz einfach die Botschaft (Wynder, 1998). Viele Tausend Fachartikel später und zwölf Jahre nach dem ersten Artikel von Hill und Doll veröffentlichte die angesehenste Ärztevereinigung Großbritanniens, das Royal College of Physicians einen Bericht zum Thema »Rauchen und Gesundheit«. Zwei Jahre später folgte eine 387 Seiten starke Veröffentlichung des obersten Gesundheitshüters der USA, des Surgeon General, zum gleichen Thema. Die Botschaften beider Untersuchungen: »Rauchen verursacht Lungen- und Kehlkopfkrebs bei Männern«, »Rauchen ist eine wahrscheinliche Ursache für Lungenkrebs bei Frauen« und »Rauchen ist die wichtigste Ursache für chronische Bronchitis«. Der amerikanische Report war mehrere Tage lang *das* Topthema in Gazetten und anderen Medien (History of the Surgeon General's Report on Smoking and Health).

Im Fall des Rauchens als Ursache für Lungenkrebs war es wie schon im Fall des Londoner Cholerabrunnens nicht erforderlich, den genauen Mechanismus zu kennen, der Krebs auslöst. Wesentlich war nur, eine deutliche Ursache-Wirkung-Beziehung zu finden. Viele Einstufungen von Chemikalien als krebserregend basieren auf epidemiologischen Untersuchungen, die einen solchen Kausalzusammenhang zwischen einer spezifischen Substanz und dem vermehrten Auftreten von Krebs herstellen konnten oder nahelegten.

Je nach Überzeugungskraft der Beweislage werden in Europa drei Kategorien chemischer Substanzen unterschieden. In Kategorie 1 fallen Substanzen, die beim Menschen bekanntermaßen krebserzeugend wirken, etwa Benzol oder Asbest; für die Stoffe in Kategorie 2 – zum Beispiel Acrylamid, Benzpyren – gibt es hinreichend Anhaltspunkte für eine krebserzeugende Wirkung; in Kategorie 3 fallen schließlich Substanzen, die ausreichend Anlass zur Besorgnis geben, allerdings noch nicht endgültig beurteilt werden können, wie beispielsweise Nickel, Bleichromat oder Ozon.

Um einen bloßen Verdacht auf eine schädigende Wirkung durch einen Umweltfaktor – sei es eine Substanz oder eine Strahlungsart – zu erhärten, wenden Epidemiologen die sogenannten Bradford-Hill-Prüfpunkte an. Der uns bereits aus seinen Untersuchungen zu Rauchen und Krebs bekannte Austin Bradford Hill schrieb im Jahre 1965 einen auch heute noch aktuellen Artikel mit dem Titel »Umwelt und Krankheit: Zusammenhang oder Verursachung?«, in dem der erfahrene Epidemiologe neun Betrachtungsweisen nennt, unter denen man einen Verdachtsfall betrachten sollte, bevor man einen kausalen Zusammenhang herstellt (Hill, 1965). Als Punkt 6 der Bradford-Hill-Prüfpunkte taucht auch die biologische Plausibilität auf, also die Frage nach dem Wirkmechanismus. Hierzu schreibt Hill: »Es ist hilfreich, wenn die vermutete Kausalität biologisch plausibel ist. Doch dies ist ein Merkmal, das wir meiner Überzeugung nach nicht fordern können. Was biologisch plausibel ist, hängt vom aktuellen biologischen Wissensstand ab.« Mit anderen Worten: Epidemiologische Studien müssen einen kausalen Zusammenhang zwischen Verursacher und Krankheit herstellen können. Idealerweise ist der biologische Mechanismus dieser Kausalität bekannt und führt obendrein zu einer eindeutigen Dosis-Wirkung-Beziehung, wie in dem Beispiel: 30 Zigaretten am Tag erhöhen das Krebsrisiko stärker als 20 Zigaretten, die wiederum zu einer stärkeren Erhöhung als 10 Zigaretten führen. Notwendig, um einen Stoff für krebserregend zu erklären, ist diese Kenntnis der biologischen Wirkungsweise aber nicht.

Anhang

Umweltmedizin in Deutschland, Österreich und der Schweiz

Ausgewählte Adressen von umweltmedizinischen Beratungsstellen ohne Anspruch auf Vollständigkeit, alphabetisch nach Ortsnamen sortiert; Stand: Sommer 2007

Umweltmedizinische Ambulanz
Institut für Hygiene und Umweltmedizin
Universitätsklinikum Aachen
Medizinische Fakultät der RWTH Aachen
Pauwelsstraße 30
D-52074 Aachen
Tel.: 0241-8088-286
Fax: 0241-8082-477

Umweltmedizinisches Zentrum
Klinikum Augsburg
Stenglinstraße 2
D-86156 Augsburg
Tel.: 0821-400-3200
Fax: 0821-400-3201

Umweltmedizinische Beratungsstelle
Landratsamt Wartburgkreis
Gesundheitsamt
Erzberger Allee 14
D-36433 Bad Salzungen
Tel.: 03695-617420
Fax: 03695-617430
Außenstelle Eisenach:
Markt 22
D-99817 Eisenach
Tel.: 03691-670466

Ärztinnen und Ärzte für Umweltschutz
Murbacherstrasse 34
Postfach 111
CH-4013 Basel
Tel.: +41-61-3224949
Fax: +41-61-3838049

Institut für Toxikologie
Klinische Toxikologie und Giftnotruf Berlin
Oranienburger Str. 285
D-13437 Berlin
Tel.: 030-19240
Fax: 030-30686-721

Umweltmedizinische Ambulanz
Bezirksamt Steglitz-Zehlendorf
Abt. Wirtschaft, Verteilung und Verkehr
Schloßstraße 80
D-12154 Berlin
Tel.: 030 90299-3620
Fax: 030-90299-3373

Umweltmedizinische Sprechstunde
Allergie-Centrum Charité
Campus Charité Mitte
Schumannstraße 20
D-10117 Berlin
Tel.: 030-450-518058 (Kassenpatienten)
Tel. 030-450-618349 (Privatpatienten)
Fax: 030-450-518958

Umweltmedizinische Beratungsstelle
Gesundheitsamt Charlottenburg-
Wilmersdorf
Hohenzollerndamm 177
D-10713 Berlin
Tel.: 030-9029-16021
Fax: 030-9029-16050

Umweltmedizinische Ambulanz der Ruhr-Universität Bochum
Abteilung für Hygiene-, Sozial- und Umweltmedizin
Universitätsstr. 150
D-44801 Bochum
Tel.: 0234-32-27365
Fax: 0234-3214199

Umweltmedizinische Beratungsstelle
Institut für Hygiene und öffentliche Gesundheit
Universität Bonn
Sigmund-Freud-Straße 25
D-53105 Bonn
Tel.: 0228-287-5523/-14434
Fax: 0228-287-5645

Allergie- und Umweltambulanz
Forschungszentrum Borstel
Medizinische Klinik
Parkallee 35
D-23845 Borstel
Tel.: 04537-188-0
Fax: 04537-188-313

Umweltmedizinische Praxis
Labor Dr. Thorausch/Dr. Mydlak
Uhlandstraße 53
D-03050 Cottbus
Tel.: 0355-541457
Fax: 0355-5263234

Gemeinsames Giftinformationszentrum Mecklenburg-Vorpommern,
Sachsen-Anhalt,
Thüringen
c/o HELIOS Klinikum Erfurt
Nordhäuser Straße 74
D-99089 Erfurt
Tel.: 0361-730-730
Fax: 0361-730-7317

Institut für Umweltmedizin und umweltmedizinische Praxis
Heinrich-Heine-Straße 3
D-99096 Erfurt
Tel.: 0361-3440-271
Fax: 0361-3440-277

Medizinisches Institut für Umwelt- und Arbeitsmedizin GmbH
Beckhauserstraße 16g
D-40699 Erkrath
Tel.: 02104-946345
Fax: 02104-946346

Umweltmedizinische Ambulanz
Institut für Arbeits-, Sozial- und Umweltmedizin
Universität Erlangen-Nürnberg
Schillerstraße 25+29
D-91054 Erlangen
Tel.: 09131-85-22312
Fax: 09131-85-22317

Umweltmedizinische Beratungsstelle
Gesundheitsamt Essen
Hindenburgstraße 29
D-45127 Essen
Tel.: 0201-8853-414
Fax: 0201-8853-003

Umweltmedizinische Sprechstunde in der Poliklinik des Zentrums für Innere Medizin
Universitätsklinikum Essen
Hufelandstraße 55
D-45122 Essen
Tel.: 0201-723-45 77
Fax: 0201-723-56 64

Umweltmedizinische Beratungsstelle
Abt. Medizinische Dienste und Hygiene
Stadtgesundheitsamt Frankfurt
Braubachstraße 18–22
D-60311 Frankfurt/Main
Tel.: 069-212-36980
Fax: 069-212-30475

Umweltmedizinische Beratungsstelle
Institut für Umweltmedizin und Krankenhaushygiene
Universität Freiburg
Breisacher Str. 115b
D-79106 Freiburg
Tel.: 0761-270-8320/-8322/-8275
Fax: 0761-270-5440

Institut für Umwelthygiene und Umweltmedizin
Hygiene-Institut des Ruhrgebietes
Rotthauser Straße 19
D-45879 Gelsenkirchen
Tel.: 0209-9242-400
Fax: 0209-9242-444

Umweltmedizinische Ambulanz
Institut für Hygiene und Umweltmedizin
Universitätsklinikum Gießen und Marburg GmbH
Friedrichstraße 16
D-35392 Gießen
Tel.: 0641-99-41472
Fax: 0641-99-41459

Umweltmedizinische Beratungsstelle
Gesundheitsamt Gießen
Ostanlage 41
D-35390 Gießen
Tel.: 0641-9390-584
Fax: 0641-9390-605

Umweltmedizinische Ambulanz
Abt. Allgemeine Hygiene und Umweltmedizin
Universität Göttingen
Humboldtallee 34a
D-37073 Göttingen
Tel.: 0551-394973
Fax: 0551 394957

Umweltmedizinische Ambulanz
Institut für Hygiene und Umweltmedizin
Universität Greifswald
Walther-Rathenau-Straße 49a
D-17489 Greifswald
Tel.: 03834-515540
Fax: 03834-515541

Umweltmedizinische Beratungsstelle für Ärzte
Roesebeckstraße 4–6
D-30449 Hannover
Tel.: 0511-4505-0
Fax: 0511-4505-399

Umweltmedizinische Ambulanz
Abteilung Arbeitsmedizin
Medizinische Hochschule Hannover
Carl-Neuberg-Straße 1
D-30625 Hannover
Tel.: 0511-532-9330
Fax: 0511-532-9332

Umweltmedizinische Ambulanz
Institut und Poliklinik für Arbeits- und Sozialmedizin des Universitätsklinikums
Heidelberg
Voßstrasse 2
D-69115 Heidelberg
Tel.: 06221-56-5133/-5101
Fax: 06221-56-2991

Umweltmedizinische Beratungsstelle
Landratsamt des Rhein-Neckar-Kreises
Gesundheitsamt
Kurfürstenanlage 38–40
D-69115 Heidelberg
Tel.: 06221-522-1834
Fax: 06221-522-1840

Institut und Poliklinik für Arbeitsmedizin der Universität des Saarlandes
Präventivmedizinisches Zentrum für arbeits- und umweltbedingte Erkrankungen
Universitätsklinikum
D-66421 Homburg/Saar
Tel.: 06841-16-26801/-02
Fax: 06841-16-26810

Umweltmedizinische Ambulanz und Poliklinik für Arbeitsmedizin
Institut für Arbeits-, Sozial- und Umweltmedizin
Universität Jena
Jahnstraße 3
D-07740 Jena
Tel.: 03641-933-693
Fax: 03641-934-563

Umweltmedizinische Beratungsstelle
Gesundheitsamt
Obere Königsstraße 3
D-34117 Kassel
Tel.: 0561-787-5380
Fax: 0561-787-5233

Landesamt für Gesundheit und Arbeitssicherheit des Landes Schleswig-Holstein
Umweltbezogener Gesundheitsschutz
Brunswiker Straße 4
D-24105 Kiel
Tel.: 0431-988-4330
Fax: 0431-988-4329

Umweltmedizinische Beratungsstelle
Gesundheitsamt Kiel
Fleethörn 18–24
D-24103 Kiel
Tel.: 0431-901-2120
Fax: 0431-901-742120

Umweltmedizinische Beratung und Ambulanz
Zentrum für Umweltmedizin
Medizinische Fakultät der Universität Leipzig und UFZ-Umweltforschungszentrum
Leipzig-Halle
Permoserstraße 15
D-04318 Leipzig
Tel.: 0341-2352365 (UFZ)
Fax: 0341-2352288
Tel. 0341-9715301 (Uni)
Fax: 0341-9715309

Umweltmedizinische Beratungsstelle
Gesundheitsamt der Stadt Linz
Hauptstraße 1–5
A-4041 Linz
Tel.: +43-732-7070-2601
Fax: +43-732-7070-2619

Umweltmedizinische Beratungsstelle
Gesundheitsamt Lübeck
Sophienstraße 2–8
D-23560 Lübeck
Tel.: 0451-122-5321
Fax: 0451-122-5390

Institut für Umweltmedizin
Kantonsspital Luzern
Spitalstrasse
CH-6000 Luzern 16
Tel.: +41-41-20542-70/-71

Umweltmedizinische Beratungsstelle
Landesamt für Verbraucherschutz
Wallonerberg 2/3
D-39104 Magdeburg
Tel.: 0391-5377-0
Fax: 0391-5377-192

Umweltmedizinisches Zentrum der Johannes-Gutenberg-Universität Mainz
Abt. für Hygiene und Umweltmedizin
Hochhaus am Augustusplatz
D-55131 Mainz
Tel.: 06131-393-3126/-2526
Fax: 06131-393-6628

Umweltmedizinische Beratungsstelle
Gesundheitsamt des Landkreises Marburg-Biedenkopf
Schwanallee 23
D-35037 Marburg
Tel.: 06421-405-4123/-4124
Fax: 06421-405-4165

Umweltmedizinische Beratung
Referat für Gesundheit und Umwelt der Stadt München
Bayerstraße 28a
D-80335 München
Tel.: 089-233-47-849
Fax: 089-233-47-846

Institut und Poliklinik für Arbeits- und Umweltmedizin
Klinikum der Ludwig-Maximilians-Universität
Ziemssenstraße 1
D-80336 München
Tel.: 089-5160-2470
Fax: 089-5160-4444

Umweltmedizinische Ambulanz
Toxikologische Abteilung der TU München
Klinikum rechts der Isar, II. Medizinische Klinik
Ismaninger Straße 22
D-81675 München
Tel.: 089-4140-2470/-2241
Fax: 089-4140-2467

Institut für Toxikologie und Umwelthygiene
Technische Universität München
Biedersteiner Straße 29
D-80802 München
Tel.: 089-4140-3420
Fax: 089-4140-3412

Umweltmedizinische Beratungsstelle ZAUM – Zentrum Allergie und Umwelt
Klinik und Poliklinik für Dermatologie und Allergologie am Biederstein
Technische Universität München
Biedersteiner Straße 29
D-80802 München
Tel.: 089-4140-3451
Fax: 089-4140-3452

Umweltmedizinische Koordinationsstelle
Institut für Hygiene
Universitätsklinikum Münster
Robert-Koch-Straße 41
D-48149 Münster
Tel.: 0251-835-5361/-5382
Fax: 0251-8355341

Kinderumwelt GmbH
Beratungsstelle für Allergie und Umweltmedizin
Westerbreite 7
D-49084 Osnabrück
Tel.: 0541-9778-900
Fax: 0541-9778-905

Landesamt für Gesundheit und Soziales Mecklenburg-Vorpommern
Abteilung Gesundheit
Dezernat Umwelthygiene und Umweltmedizin
Gertrudenstraße 11
D-18057 Rostock
Tel.:0381-4955-300/-342/-350
Fax: 0381-4955-314

Regierungspräsidium Stuttgart
Landesgesundheitsamt Baden-Württemberg
Referat »Umweltbezogener Gesundheitsschutz«
Wiederholtstraße 15
D-70174 Stuttgart
Tel.: 0711-1849-312
Fax: 0711-1849-242

Ambulanz für Klinische Umweltmedizin
Abteilung für Arbeitsmedizin
Univ. Klinik für Innere Medizin II
Währinger Gürtel 18–20
A-1090 Wien
Tel.: +43-1-40400-4729
Fax: +43-1-40880-11

Umweltmedizinische Beratungsstelle
Magistrat der Stadt Wien MA 15
Gesundheitswesen und Soziales
Institut für Umweltmedizin der Stadt Wien
Feldgasse 9
A-1082 Wien
Tel.: +43-1-40413-87800
Fax: 01-40413-99-878 00 (innerhalb Österreichs)
Fax: +43-1-40413-7973 (aus dem Ausland)

Umwelt- und Arbeitsmedizinische Ambulanz des Institutes für Umwelthygiene
Medizinische Universität Wien
Kinderspitalgasse 15
A-1095 Wien
Tel.: +43-1-4277-64701
Fax: +43-1-4277-9647

Umweltmedizinische Beratungsstelle
Gesundheitsamt Wilhelmshaven
Gökerstraße 68
D-26384 Wilhelmshaven
Tel.: 04421-161556
Fax: 04421-161569

Wichtige Webadressen für Deutschland, Österreich und die Schweiz

Die folgende Zusammenstellung ist nach Stichworten geordnet. Sie erhebt keinen Anspruch auf Vollständigkeit.

Allergie

Allergie-Info
http://www.allergieinfo.de/

Deutscher Allergie- und Asthmabund e.V.
http://www.daab.de/

Gesellschaft für Pädiatrische Allergologie und Umweltmedizin e.V.
http://www.gpaev.de/

Global Initiative for Asthma (GINA)
http://www.ginasthma.com/

Allgemein

Aktionsprogramm Umwelt und Gesundheit (APUG)
http://www.apug.de/

Bundesamt für Umwelt der Schweiz (BAFU)
http://www.bafu.admin.ch/?lang=de

Bundesanstalt für Arbeitsschutz und Arbeitsmedizin (BAUA)
http://www.baua.de/de

Bundesinstitut für Arzneimittel und Medizinprodukte (BfArM)
http://www.bfarm.de

Bundesinstitut für Risikobewertung (BfR)
http://www.bfr.bund.de/

Bundesministerium für Umwelt, Naturschutz und Reaktorsicherheit
http://www.bmu.de

Gesundheitsberichterstattung des Bundes (GBE)
http://www.gbe-bund.de/

Global 2000
http://www.global2000.at

Human Genome Project (HGP)
http://www.ornl.gov/sci/techresources/Human_Genome/home.shtml

Interdisziplinäre Gesellschaft für Umweltmedizin e.V. (IGUMED)
http://www.igumed.de/

Medline (PubMed)
http://www.ncbi.nlm.nih.gov/sites/entrez

Robert Koch Institut (RKI)
http://www.rki.de/

Statistisches Bundesamt Deutschland
http://www.stabu.de/

Stiftung für Verhalten und Umwelt (VERUM)
http://www.verum-foundation.de

Umweltbundesamt Österreich
http://www.umweltbundesamt.at/

Umweltmedizin.de
http://www.umweltmedizin.de/

U.S. Environmental Protection Agency
http://www.epa.gov/

Weltgesundheitsorganisation (WHO)
http://www.who.int/

Elektrosmog

Bürgerwelle e.V.
http://www.buergerwelle.de/deutsch_start.html

Bürgerwelle Schweiz
http://www.buergerwelle-schweiz.org/

Bundesamt für Strahlenschutz
http://www.bfs.de/bfs

Bundesnetzagentur
http://emf.bundesnetzagentur.de

Bundesverband Informationswirtschaft Telekommunikation und neue Medien e.V.
(BITKOM)
http://www.bitkom.de/

Die Verbraucher-Initiative e.V.
Forum-Elektrosmog
http://www.forum-elektrosmog.de/

Elektrosmog – Messtechnik – Baubiologie
http://www.elektrosmog-messen.de/

EMF-Net
http://www.jrc.cec.eu.int/emf%2Dnet/

EMF-Portal
http://www.emf-portal.de

Forschungsgemeinschaft Funk e.V. (FGF)
http://www.fgf.de

Freifunk
http://start.freifunk.net/

gigaherz.ch
http://www.gigaherz.ch

human ecological social economical (h.e.s.e)
http://www.hese-project.org/

IG Stopp Elektrosmog
http://www.stopp-elektrosmog.ch.vu/

Informationszentrum gegen Mobilfunk (IZgMF)
http://www.izgmf.de/index.html

International Atomic Energy Agency (IAEA)
http://www.iaea.or.at/

International Commission on Non-Ionizing Radiation Protection (ICNIRP)
http://www.icnirp.de/

International Radiation Protection Association (IRPA)
http://www.irpa.net/

IPPNW – Deutsche Sektion der Internationalen Ärzte für die Verhütung des Atomkrieges / Ärzte in sozialer Verantwortung e.V.
http://www.ippnw.de/

Isotope in der Umwelt online
http://geo.geowiss.uni-hamburg.de/i-boden/lvradiop/fra_int.htm

Powerwatch
http://www.powerwatch.org.uk/

Radiation Biology and DNA Repair
http://www.med-rz.uni-sb.de/med_fak/biophys/aklob/

Strahlenschutzkommission
http://www.ssk.de/

United Nations Scientific Committee on the Effects of Atomic Radiation (UNSCEAR)
http://www.unscear.org/

Verein Risiko Elektro-Smog Kärnten
http://www.risiko-elektrosmog.at/

Zentrum für Strahlenschutz und Radioökologie der Leibniz Universität Hannover
http://www.zsr.uni-hannover.de/

Krebs

Carcinogenic Potency Database (CPDB)
http://potency.berkeley.edu/

Deutsche Gesellschaft für Radioonkologie e.V. (DEGRO)
http://www.degro.org/jsp_public/cms/index.jsp

Deutsches Krebsforschungszentrum in der Helmholtz-Gemeinschaft (DKFZ)
http://www.dkfz.de/de/dkfz/index.html

International Agency for Research on Cancer (IARC)
Cancer Mondial
http://www-dep.iarc.fr/

National Cancer Institute (NCI)
http://www.cancer.gov/

North American Association of Central Cancer Registries (NAACCR)
http://www.naaccr.org/

Lärm

Deutsche Gesellschaft für Akustik
http://www.dega-akustik.de/

Hear-it AISBL
http://german.hear-it.org/

Kanton Zürich
Fachstelle Lärmschutz
http://www.laerm.zh.ch/

Schadstoffe

Akademie für Integrative Medizin, Zahnmedizin und Bewusstseinstechniken
Zahnmetalle.de
http://www.zahnmetalle.de/

Deutsche Gesellschaft für Transidentität und Intersexualität e.V. (dgti)
http://www.dgti.org

Experimentelles Informationssystem im Hypertext-Konzept zu Umweltgiften
(EXISTHUM)
http://www.free.de/WiLa/derik/EXISTHUM.html

Fatigatio e.V.
Bundesverband Chronisches Erschöpfungssyndrom (CFS/CFID/ME)
http://www.fatigatio.de

Gifte.de
http://www.gifte.de/

International Programme on Chemical Safety (IPCS)
http://www.inchem.org/

Major Accident Reporting System (MARS)
http://mahbsrv.jrc.it/mars/

MCS-Liga Schweiz
http://www.mcs-liga.ch/

Toxcenter e.V.
http://www.toxcenter.de/

TOXNET – Databases on toxicology, hazardous chemicals, environmental health, and toxic releases
http://toxnet.nlm.nih.gov/

Glossar

Alpha-Tocopherol: Die im Stoffwechsel des Menschen aktivste von vier Formen, in denen Vitamin E (Tocopherol) vorkommt.

Antioxidantien: Substanzen wie Vitamin E oder C, die eine Reaktion empfindlicher Moleküle mit Luftsauerstoff verhindern, also eine Oxidation. Antioxidantien wirken im Körper oft als sogenannte Radikalfänger und helfen damit, chronischen Erkrankungen vorzubeugen.

Basen: Vollständiger Name »Nukleinbasen«. Bausteine der Nukleinsäuren Desoxyribonukleinsäure (DNS) und Ribonukleinsäure (RNS), in denen der genetische Code von Lebewesen gepeichert ist.

Blut-Hirn-Schranke: Barriere zwischen dem Blutkreislauf und dem Gehirn, die durch einen speziellen Aufbau der Blutgefäßwand viele Schadstoffe aus dem Gehirn fernhält. Stoffe wie Alkohol, Nikotin, LSD oder Heroin können die Blut-Hirn-Schranke jedoch passieren.

Chromosom: Eiweißstrukturen im Zellkern, die sämtliche Erbinformationen des Individuums in Form der Desoxyribonukleinsäure (DNS) enthalten. Menschen besitzen in jeder Körperzelle 46 Chromosomen, in den Keimzellen (Eier; Spermien) jeweils nur 23.

Chronobiologie: Wissenschaft von der zeitlichen Organisation der Organismen. Sie erforscht biologische Rhythmen wie Schlafen und Wachen, deren Abhängigkeiten und Bedingungen. Der Begriff leitet sich aus dem griechischen »Chronos« für »Zeit« und »Bios« für »Leben« her.

Computertomografie: Form der Röntgentechnik, bei der Schichtbildaufnahmen mithilfe der Computertechnik zu dreidimensionalen Ansichten des Körperinneren zusammengesetzt werden.

Desoxyribonukleinsäure: Kurzform DNS oder nach dem englischen Begriff DNA. Die in allen Lebewesen vorkommende Desoxyribonukleinsäure ist die Trägerin der Erbinformation, die in Form von Abfolgen von Basenpaaren (siehe Basen) in jeder Zelle gespeichert ist.

Dezibel (dB): Hilfsmaßeinheit für Schalldruckpegel, also die Lautstärke, sowie andere Leistungspegel. Der Zusatz (A) bei dB(A) besagt, dass der Wert am Modell der menschlichen frequenzabhängigen Lautstärkewahrnehmung orientiert ist.

Dioxine: Umgangssprachlich versteht man unter dem Begriff das 1976 bei dem Unfall in Seveso freigesetzte hochgiftige 2,3,7,8-Tetrachlordibenzodioxin. Chemisch meint der Begriff Dioxine aber alle polychlorierten Dibenzo-p-dioxine (PCDD) und Dibenzofurane zusammen, da Dioxine in der Regel nicht als Einzelstoffe (Kongenere) vorkommen, sondern immer als Gemisch verschieden chlorierter und/oder substituierter Verbindungen. Dioxine sind extrem langlebig und gehören zu den in der Stockholmer Konvention vom 22. Mai 2001 geächteten Schadstoffen, die man auch als »dreckiges Dutzend« (»dirty dozen«) bezeichnet.

DNS: siehe Desoxyribonukleinsäure

Elektrisches Feld: Ein elektrisches Feld entsteht zwischen zwei Punkten im Raum, wenn zwischen diesen eine elektrische Potenzialfdifferenz besteht, deren Wert in Volt angegeben wird. Je kleiner der Abstand zwischen den Punkten, desto stärker das elektrische Feld. Die elektrische Feldstärke wird angegeben in Volt pro Meter (V/m).

Elektromagnetisches Feld: Ein sich änderndes elektrisches Feld erzeugt ein magnetisches Wechselfeld (und umgekehrt), beide bilden zusammen ein elektromagnetisches Feld. Wenn die elektrischen Potenziale sehr schnell wechseln, löst sich das elektromagnetische Feld von der Quelle und breitet sich als elektromagnetische Welle im Raum aus. Beispiele hierfür sind Radio-, Fernseh- und Handystrahlung.

Enzym: Eiweißstoffe, die bei chemischen Reaktionen als Katalysator dienen, das heißt diese beschleunigen oder überhaupt erst möglich machen. Beispiel: Lipase, ein Enzym, das große Fettmoleküle wie Triglyzeride in freie Fettsäuren aufspaltet.

Freie Radikale: siehe ROS.

Gen: Abschnitt der Desoxyribonukleinsäure DNS (s. dort), der die »Bauanleitung« für die Ausbildung eines bestimmten Merkmals von Lebewesen enthält.

Genom: Gesamtheit des Erbmaterials einer Zelle bzw. eines Individuums.

Hertz (Hz): Nach dem deutschen Physiker Heinrich Rudolf Hertz benannte Einheit für Schwingungen pro Sekunde.

ICNIRP (International Commission on Non-Ionizing Radiation Protection; Internationale Kommission zum Schutz vor nichtionisierender Strahlung): In München eingetragener Verein, dessen 14 Mitglieder Empfehlungen für den Schutz vor nichtionisierender Strahlung herausgeben. Die ICNIRP ist von der Weltgesundheitsorganisation WHO und der Europäischen Union (EU) offiziell anerkannt. Die deutsche Strahlenschutzverordnung entspricht den ICNIRP-Empfehlungen.

Ion: Elektrisch geladenes Atom oder Molekül.

Ionisierende Strahlung: Elektromagnetische Strahlung mit einer Frequenz oberhalb der sichtbaren Lichts mit ausreichend Energie, um elektrisch neutrale Atome in Ionen (siehe Ion) zu verwandeln.

Latenz: In der Medizin die Zeit nach einem krankheitsauslösenden Ereignis (zum Beispiel Infektion) bis zum Ausbruch der Krankheit bzw. dem Erscheinen der Symptome.

Leukämie: Erkrankung des blutbildenden Systems, die oft auch als »Blutkrebs« bezeichnet wird. Leukämien zeichnen sich durch stark vermehrte Bildung von weißen Blutkörperchen (Leukozyten) und vor allem ihrer Vorstufen im Knochenmark aus.

Magnetisches Feld: Bei jeder Bewegung elektrischer Ladung entsteht ein Magnetfeld, dessen Feldstärke mit steigender Stromstärke zunimmt. Bei jeder Änderung des magnetischen Feldes kommt es in Leitern, die sich in diesem Feld befinden, zur Induktion eines Stromflusses, wie bei einem Fahrraddynamo. Die Maßeinheit dieser magnetischen Induktion oder

Flussdichte ist das Tesla, benannt nach dem Physiker Nikola Tesla (1856–1943).

Makrophagen: Große Fresszellen des Immunsystems, die zu den weißen Blutkörperchen (Leukozyten) gehören.

Microcephalin: Wie das ASPM-Gen, ein Gen, das die Gehirngröße bestimmt. Eine neue Variante des Gens tauchte vor 37 000 Jahren im Erbgut der Menschheit auf.

MRSA: Staphylokokken (Staphylococcus aureus), die gegen das Breitbandantibiotikum Methicillin – und oft auch andere Antibiotika – resistent sind. MRSA werden überwiegend in Krankenhäusern übertragen und führen zu oft tödlichen Infektionen.

Mutation: Veränderung des Erbgutes eines Organismus oder einzelner Zellen durch Veränderung der Abfolge der Nucleotidbausteine der Erbsubstanz Desoxyribonukleinsäure (DNS).

Nichtionisierende Strahlung: Strahlung, deren Intensität nicht ausreicht, Atome zu Ionen zu machen (siehe auch Ionisierende Strahlung).

Onkogen: Wörtlich »Krebs-Gen«. Teile des Erbgutes einer Zelle, die den Übergang vom normalen Wachstumsverhalten der Zelle zu ungebremstem Tumorwachstum fördern.

Pestizid: Eine aus dem englischen Sprachgebrauch übernommene Bezeichnung für chemische Substanzen, die lästige oder schädliche Lebewesen töten, vertreiben oder in Keimung, Wachstum oder Vermehrung hemmen.

Polychlorierte Biphenyle (PCBs): Giftige und krebsauslösende chemische Chlorverbindungen, die bis in die 1980er-Jahre vor allem in Transformatoren, elektrischen Kondensatoren, in Hydraulikanlagen als Hydraulikflüssigkeit sowie als Weichmacher in Lacken, Dichtungsmassen, Isoliermitteln und Kunststoffen verwendet wurden. PCB zählen zu den zwölf als »dreckiges Dutzend« bekannten organischen Giftstoffen, welche durch die Stockholmer Konvention vom 22. Mai 2001 weltweit verboten wurden.

Polyphenole: Die sekundären Pflanzenstoffe gelten als gesundheitsfördernd. Pflanzen mit hohem Polyphenolgehalt sind beispielsweise die Aroniabeere (Saft), der Wein, insbesondere die Schale und das Fruchtfleisch der Mangostinbaumfrucht.

ROS: Kürzel für »Reaktive Sauerstoffspezies« (reactive oxygen species). Hoch reaktive Sauerstoffionen oder Sauerstoffverbindungen, die maßgeblich am Alterungsprozess und der Entstehung von Krankheiten beteiligt sind. Werden oft auch als »Sauerstoffradikale« oder »freie Radikale« bezeichnet.

Schalldruck: Druckschwankungen eines Überträgermediums (z. B. Luft), die bei der Ausbreitung von Schall auftreten. Die Einheit des Schalldrucks ist das nach dem französischen Philosophen und Mathematiker Blaise Pascal (1623–1662) benannte Pascal.

Schalldruckpegel: Logarithmisches Maß zur Beschreibung von Schallereignissen. Der Schalldruckpegel wird üblicherweise in Dezibel (dB) angegeben.

Sekundäre Pflanzenstoffe: Von Pflanzen produzierte chemische Verbindungen, die nicht im Energiestoffwechsel gebraucht werden, sondern Farb-, Geschmacks- oder Duftstoffe darstellen.

Stammzellen: Nicht ausdifferenzierte Körperzellen, die sich theoretisch in jeden Gewebetyp ausdifferenzieren können. Stammzellen mit dem größten Differenzierungspotenzial sind die embryonalen Stammzellen (ES), die man deshalb auch als »totipotent« bezeichnet.

Syndrom: Krankheitsbild mit weitgehend übereinstimmenden Symptommustern und unbekannten, vieldeutigen oder auch vielfältigen Ursachen.

Telomere: Endstücke der Chromosomen, die den Chromosomen Stabilität verleihen. Die Telomere werden bei jeder Zellteilung verkürzt. Ist ein bestimmtes Minimum erreicht, kann sich die Zelle nicht mehr teilen.

Tinnitus: Der Begriff, eigentlich »Tinnitus aurium«, bezeichnet ein Symptom, bei dem der Betroffene Geräusche (Klingeln, Summen, Rauschen, Brummen) wahrnimmt, die keine äußere, für andere Personen wahrnehmbare Quelle besitzen. Im Gegensatz dazu beruht der »objektive Tinnitus« auf einer von außen wahrnehmbaren oder zumindest messbaren Schallquelle (zum Beispiel der Kiefermuskulatur).

Tumor: Eigentlich eine Schwellung oder Geschwulst jeglicher Art. Der Begriff wird jedoch meist benutzt, um Krebswucherungen – sowohl gutartige wie bösartige – zu beschreiben.

Tumorsuppressorgen: Gen, nach dessen »Bauplan« Eiweißstoffe hergestellt werden, die den Zellzyklus kontrollieren oder für den programmierten Zelltod (Apotose) zuständig sind.

Vegetatives Nervensystem: Auch »autonomes Nervensystem« genannt. Gesamtheit der Nervenzellen, die ohne bewusste Kontrolle lebenswichtige Funktionen wie Herzschlag, Atmung, Blutdruck und Verdauung kontrollieren.

Wellenlänge: Der kleinste Abstand zweier Punkte gleicher Phase einer Welle. Bei Wasserwellen entspricht die Wellenlänge zum Beispiel dem Abstand zweier benachbarter Wellenberge oder Wellentäler.

WLAN: Abkürzung für »Wireless Local Area Network« (»Drahtloses lokales Computernetzwerk«), in dem Computer mittels Funktechnik miteinander verbunden sind, um Daten auszutauschen oder etwa einen Internetzugang oder Drucker gemeinsam zu benutzen.

Bibliografie

Aberg, N., u.a. 1995. Increase of asthma, allergic rhinitis and eczema in Swedish schoolchildren between 1979 and 1991. Clin Exp Allergy Bd. 25, Nr. 9, S. 815–19

Aitken, R. J., u.a. 2005. Impact of radio frequency electromagnetic radiation on DNA integrity in the male germline. International journal of andrology Bd. 28, Nr. 3, S. 171–9

Aleman, A., u.a. 2007. Efficacy of slow repetitive transcranial magnetic stimulation in the treatment of resistant auditory hallucinations in schizophrenia: a meta-analysis. The Journal of clinical psychiatry Bd. 68, Nr. 3, S. 416–21

Amalgame in der zahnärztlichen Therapie. 2005. Bundesinstitut für Arzneimittel und Medizinprodukte (BfArM). 23 S.

Andersson, B., u.a. 1996. A cognitive-behavioral treatment of patients suffering from »electric hypersensitivity«. Subjective effects and reactions in a double-blind provocation study. Journal of occupational and environmental medicine / American College of Occupational and Environmental Medicine Bd. 38, Nr. 8, S. 752–8

Anway, M. D., u.a. 2005. Epigenetic transgenerational actions of endocrine disruptors and male fertility. Science Bd. 308, Nr. 5727, S. 1466–9

Arcari, R., u.a. 2003. Mark Twain and his family's health: Livy Clemens' neurasthenia in the gilded age and chronic fatigue syndrome of today. Connecticut medicine Bd. 67, Nr. 5, S. 293–6

Arzneimittel in der Umwelt – Auswertung der Untersuchungsergebnisse. 2003. Bund/Länderausschuss für Chemikaliensicherheit (BLAC). November 2003, 145 S.

Assmann, G., u. a. 2002. Simple scoring scheme for calculating the risk of acute coronary events based on the 10-year follow-up of the prospective cardiovascular Munster (PROCAM) study. Circulation Bd. 105, Nr. 3, S. 310–5

Auf der Insel macht der Samen schlapp. 2004. SPIEGELnet GmbH. http://www.spiegel.de/wissenschaft/mensch/0,1518,280724,00.html. Erstellt/aktualisiert: 06.01.2004

Auvinen, A., u. a. 2002. Brain tumors and salivary gland cancers among cellular telephone users. Epidemiology Bd. 13, Nr. 3, S. 356–9

Ayata, A., u. a. 2004. Oxidative stress-mediated skin damage in an experimental mobile phone model can be prevented by melatonin. The Journal of dermatology Bd. 31, Nr. 11, S. 878–83

Babisch, W. 2000a. Schallpegel in Diskotheken und bei Musikveranstaltungen – Teil 1: Gesundheitliche Aspekte. WaBoLu-Hefte, Nr. 03, S. 75

Babisch, W. 2004. Auswertung, Bewertung und vertiefende Analysen zum Verkehrslärm. S. 1–59 in Umweltbundesamt (Hg.). Chronischer Lärm als Risikofaktor für den Myokardinfarkt, Ergebnisse der »NaRoMI«-Studie. Berlin

Babisch, W. 2006. Transportation Noise and Cardiovascular Risk. WaBoLu-Hefte, Nr. 01, S. 116

Babisch, W., u. a. 2000b. Schallpegel in Diskotheken und bei Musikveranstaltungen – Teil II: Studie zu Musikhörgewohnheiten von Oberschülern; Teil III: Studie zur Akzeptanz von Schallpegelbegrenzungen in Diskotheken. WaBoLu-Hefte, Nr. 04, S. 87

Bader, M., u. a. 2005. Querschnittsstudie zur ernährungs- und tabakrauchbedingten Belastung mit Acrylamid. Deutsches Ärzteblatt Bd. 102, Nr. 39, S. 2640–3

Baghai, T. C., u. a. 2005. Plasma concentrations of neuroactive steroids before and after electroconvulsive therapy in major depression. Neuropsychopharmacology Bd. 30, Nr. 6, S. 1181–6

Baldi, E., u. a. 2007. A pilot investigation of the effect of extremely low frequency pulsed electromagnetic fields on humans' heart rate variability. Bioelectromagnetics Bd. 28, Nr. 1, S. 64–8

Barlage, B., u. a. 2007. Gesundheitsrisiko Lärm: Krach, der uns krank macht. GSF – Forschungszentrum für Umwelt und Gesundheit, Kommunikation; FLUGS-Fachinformationsdienst. 23.04.2007, 10 S.

Barsky, A. J., u. a. 1999. Functional somatic syndromes. Annals of internal medicine Bd. 130, Nr. 11, S. 910–21

Barteri, M., u. a. 2005. Structural and kinetic effects of mobile phone microwaves on acetylcholinesterase activity. Biophysical chemistry Bd. 113, Nr. 3, S. 245–53

Bartsch, H., u. a. 2002. Chronic exposure to a GSM-like signal (mobile phone) does not stimulate the development of DMBA-induced mammary tumors in rats: results of three consecutive studies. Radiation research Bd. 157, Nr. 2, S. 183–90

Bayerl, C., u. a. 2007. Hypoallergene Ernährung im Säuglingsalter – ist eine Prävention atopischer Erkrankungen möglich? Akt Dermatol Bd. 33, S. 126–130

Beck-Bornholdt, H.-P., u. a. 2002. Der Hund, der Eier legt: Erkennen von Fehlinformation durch Querdenken. Reinbek bei Hamburg

BEIR VII: Health Risks from Exposure to Low Levels of Ionizing Radiation (Summary). 2005. Committee to Assess the Health Risks from Exposure to Low Levels of Ionizing Radiation/National Research Council. 4 S.

Belyaev, I. Y., u. a. 2005. 915 MHz microwaves and 50 Hz magnetic field affect chromatin conformation and 53BP1 foci in human lymphocytes from hypersensitive and healthy persons. Bioelectromagnetics Bd. 26, Nr. 3, S. 173–84

Benemann, J., u. a. 2004. Umwelt-Survey 1998, Band VII: Arsen, Schwer- und Edelmetalle in Blut und Urin der Bevölkerung in Deutschland – Belastungsquellen und -pfade. WaBoLu-Hefte, Nr. 03, S. 231

Bertazzi, P. A., u. a. 1998. The Seveso studies on early and long-term effects of dioxin exposure: a review. Environmental health perspectives Bd. 106 Suppl. 2, S. 625–33

Bethge, P. 2003. Strahlender Bilderregen. Der Spiegel, Nr. 36, S. 136 f.

BGV B3 – Berufsgenossenschaftliche Vorschrift für Sicherheit und Gesundheit bei der Arbeit, Unfallverhütungsvorschrift Lärm. 1991. Berufsgenossenschaft der Feinmechanik und Elektrotechnik. 01.04.1991 (akt. Nachdruckfassung Januar 2005), 26 S.

Birk, G., u. a. 2004. Solar wind induced magnetic field around the unmagnetized Earth. Astronomy & Astrophysics Bd. 420, Nr. 2, S. 15–18

Bolshakov, M. A., u. a. 1992. Bursting responses of Lymnea neurons to microwave radiation. Bioelectromagnetics Bd. 13, Nr. 2, S. 119–29

Bortkiewicz, A., u. a. 2006. Neurovegetative disturbances in workers exposed to 50 Hz electromagnetic fields. International journal of occupational medicine and environmental health Bd. 19, Nr. 1, S. 53–60

Brandhoff, M. 2004. Das Sterben in Bhopal geht weiter. SPIEGELnet GmbH.
http://www.spiegel.de/
panorama/0,1518,330738,00.html. Erstellt/aktualisiert: 03.12.2004

Brensing, K. 2007. Militärischer Lärm im Meer. Whale and Dolphin Conservation Society (WDCS)

Bretveld, R. W., u. a. 2006. Pesticide exposure: the hormonal function of the female reproductive system disrupted? Reprod Biol Endocrinol Bd. 4, S. 30

Bricelj, V. M., u. a. 2005. Sodium channel mutation leading to saxitoxin resistance in clams increases risk of PSP. Nature Bd. 434, Nr. 7034, S. 763–7

Brodeur, P. 1977. The zapping of America: microwaves, their deadly risk, and the coverup. New York

Brodeur, P. 1989. Currents of death: power lines, computer terminals, and the attempt to cover up their threat to your health. New York

Brown, W. A. 1998. The Placebo Effect. Scientific American Bd. 278, Nr. 1, S. 90–95

Brugha, R. 2003. Antiretroviral treatment in developing countries: the peril of neglecting private providers. BMJ Clinical research ed Bd. 326, Nr. 7403, S. 1382–4

Bujan, L., u. a. 1996. Time series analysis of sperm concentration in fertile men in Toulouse, France between 1977 and 1992. BMJ Clinical research ed Bd. 312, Nr. 7029, S. 471 f.

Burge, P. S. 2004. Sick building syndrome. Occupational and environmental medicine Bd. 61, Nr. 2, S. 185–90

Butt, S. 1998. Das Schicksal der Franklin-Expedition. WDR Fernsehen, Quarks & Co. Erstellt/aktualisiert: 10.02.1998

Canfield, R. L., u. a. 2003. Intellectual impairment in children with blood lead concentrations below 10 microg per deciliter. The New England journal of medicine Bd. 348, Nr. 16, S. 1517–26

Cannon, W. B. 2002. »Voodoo« death. Nachdruck aus: American Anthropologist, 1942, Bd. 44, S. 169–81. American journal of public health Bd. 92, Nr. 10, S. 1593–6

Capri, M., u. a. 2006. Age-dependent effects of in vitro radiofrequency exposure (mobile phone) on CD95+ T helper human lymphocytes. Annals of the New York Academy of Sciences Bd. 1067, S. 493–9

Caress, S. M., u. a. 2003. A review of a two-phase population study of multiple chemical sensitivities. Environmental health perspectives Bd. 111, Nr. 12, S. 1490–7

Carlsen, E., u. a. 2005. Longitudinal changes in semen parameters in young Danish men from the Copenhagen area. Human reproduction (Oxford, England) Bd. 20, Nr. 4, S. 942–9

Chemical Carcinogenesis. 2003. S. 2764 in D. W. Kufe, u. a. (Hg.). Cancer medicine 6. Hamilton, Ont.; Lewiston, NY

Cheng, H. S., u. a. 1991. Creatine kinase MB elevation in paralytic shellfish poisoning. Chest Bd. 99, Nr. 4, S. 1032 f.

Chernobyl's Legacy: Health, Environmental and Socio-Economic Impacts. 2006. International Atomic Energy Agency (IAEA). 58 S.

Cherry, N. 2000. Kritik der Einschätzungen der Auswirkungen auf die Gesundheit in den ICNIRP-Richtlinien für Hochfrequenz- und Mikrowellenstrahlung (100 kHz–300 GHz) (Übersetzung ins Deutsche, Originaltitel: Criticism of the Health Assessment in the ICNIRP Guidelines for Radiofrequency and Microwave Radiation [100 kHz – 300 GHz]). Lincoln Universität (Neuseeland). 31.01.2000, 190 S.

Christensen, H. C., u. a. 2005. Cellular telephones and risk for brain tumors: a population-based, incident case-control study. Neurology Bd. 64, Nr. 7, S. 1189–95

Christensen, H. C., u. a. 2004. Cellular telephone use and risk of acoustic neuroma. American journal of epidemiology Bd. 159, Nr. 3, S. 277–83

Clifford, J. S. 2000. Critters in Space. The University of Tennessee, Energy, Waste Management Research and Education Institute (WMREI). Erstellt/aktualisiert: Frühjahr 2000

CMR-Gesamtliste: Verzeichnis krebserzeugender, erbgutverändernder oder fortpflanzungsgefährdender Stoffe, Tätigkeiten und Verfahren. 2007. Ausschuss für Gefahrstoffe (AGS) der Bundesanstalt für Arbeitsschutz und Arbeitsmedizin (BAuA). www.baua.de. Erstellt/aktualisiert: März 2007

Cook, A. 1995. Harmful or benign? New Scientist, Nr. 2006, S. 57

d'Ambrosio, G., u. a. 2002. Cytogenetic damage in human lymphocytes following GMSK phase modulated microwave exposure. Bioelectromagnetics Bd. 23, Nr. 1, S. 7–13

Dahlgren, J., u. a. 2007a. Cluster of systemic lupus erythematosus (SLE) associated with an oil field waste site: a cross sectional study. Environ Health Bd. 6, S. 8

Dahlgren, J., u. a. 2007b. Correction: Cluster of systemic lupus erythematosus (SLE) associated with an oil field waste site: a cross sectional study. Environ Health Bd. 6, S. 15

Darby, S., u. a. 2005. Radon in homes and risk of lung cancer: collaborative analysis of individual data from 13 European case-control studies. BMJ Clinical research ed Bd. 330, Nr. 7485, S. 223

Daunderer, M. 2005. Gifte im Alltag – Wo sie vorkommen, wie sie wirken, wie man sich dagegen schützt. München

Daunderer, M. 2006. Handbuch der Umweltgifte: klinische Umwelttoxikologie für die Praxis (CD-ROM). Landsberg/Lech

de Jong, M. D., u. a. 2005. Oseltamivir resistance during treatment of influenza A (H5N1) infection. The New England journal of medicine Bd. 353, Nr. 25, S. 2667–72

Di Carlo, A., u. a. 2002. Chronic electromagnetic field exposure decreases HSP70 levels and lowers cytoprotection. Journal of cellular biochemistry Bd. 84, Nr. 3, S. 447–54

Dicker, R., u. a. 1992. Principles of Epidemiology: An Introduction to Applied Epidemiology and Biostatistics. Atlanta/Georgia

Die Bahn mit Zukunft – Zahlen, Daten, Fakten (Broschüre). 2007. Deutsche Bahn AG

Die Kontamination von Lebensmitteln nach der Reaktorkatastrophe von Tschernobyl (Broschüre). 2006. Bundesamt für Strahlenschutz (BfS). 4 S.

Diem, E., u. a. 2005. Non-thermal DNA breakage by mobile-phone radiation (1800 MHz) in human fibroblasts and in transformed GFSH-R17 rat granulosa cells in vitro. Mutation research Bd. 583, Nr. 2, S. 178–83

Doll, R., u. a. 1999. Smoking and carcinoma of the lung. Preliminary report. 1950. Bulletin of the World Health Organization Bd. 77, Nr. 1, S. 84–93

Douglas, K. 2006. Are we still evolving? New Scientist, Nr. 2542, S. 30

Dreyer, N. A., u. a. 1999. Cause-specific mortality in cellular telephone users. Jama Bd. 282, Nr. 19, S. 1814–6

Dudel, J. 2000. Informationsvermittlung durch elektrische Erregung. S. 3–19 in R. F. Schmidt, u. a. (Hg.). Physiologie des Menschen. Berlin, Heidelberg, New York

Dworschak, M. 2007. Mobilfunk: Der Hamster ist Zeuge. Der Spiegel, Nr. 18, S. 154–159

Eberhard-Metzger, C. 2001. Depression – Wege aus der Schwermut. Bundesministerium für Bildung und Forschung (BMBF)

Eisbären werden Zwitter. 2000. 3sat, nano online.
http://www.3sat.de/3sat.php?http://www.3sat.de/
nano/news/09823/index.html. Erstellt/aktualisiert: 05.09.2000

Elias, P. 2007. Appeals court OKs Navy use of sonar. The Assiociated Press, 31.08.2007

Ermittlung der Befürchtungen und Ängste der breiten Öffentlichkeit hinsichtlich möglicher Gefahren der hochfrequenten elektromagnetischen Felder des Mobilfunks. 2004. Infas – Institut für angewandte Sozialwissenschaft GmbH im Auftrag des Bundesamtes für Strahlenschutz. 52 S.

Evans, P. D., u. a. 2005. Microcephalin, a gene regulating brain size, continues to evolve adaptively in humans. Science Bd. 309, Nr. 5741, S. 1717–20

Evers, J. L. 2002. Female subfertility. Lancet Bd. 360, Nr. 9327, S. 151–9

FDI Stellungnahme und WHO-Konsenserklärung zum Thema Dentalamalgam. 1997. Weltgesundheitsorganisation (WHO); FDI World Dental Federation. 2 S.

Federal Court Rebuffs Bush Administration Appeal in Low-Frequency Sonar Case. 2006. Natural Resources Defense Council (NRDC). http://www.nrdc.org/media/pressreleases/060726.asp. Erstellt/aktualisiert: 26.07.2006

Federal Court Restricts Global Deployment of Navy Sonar. 2003. Natural Resources Defense Council (NRDC). http://www.nrdc.org/media/pressreleases/030826.asp.
Erstellt/aktualisiert: 26.08.2003

Field, R. W., u.a. 2006. An overview of the North American residential radon and lung cancer case-control studies. Journal of toxicology and environmental health Bd. 69, Nr. 7, S. 599–631

Finishing the euchromatic sequence of the human genome. 2004. Nature Bd. 431, Nr. 7011, S. 931–45

Finnie, J. W., u.a. 2002. Effect of long-term mobile communication microwave exposure on vascular permeability in mouse brain. Pathology Bd. 34, Nr. 4, S. 344–7

Floderus, B., u.a. 1994. Incidence of selected cancers in Swedish railway workers, 1961–79. Cancer Causes Control Bd. 5, Nr. 2, S. 189–94

Flohr, C., u.a. 2005. Atopic dermatitis and the ›hygiene hypothesis‹: too clean to be true? The British journal of dermatology Bd. 152, Nr. 2, S. 202–16

Foster, K. R., u.a. 2004. Modeling thermal responses in human subjects following extended exposure to radiofrequency energy. Biomedical engineering online Bd. 3, S. 4

Foulds, I. S., u.a. 1983. Human skin battery potentials and their possible role in wound healing. The British journal of dermatology Bd. 109, Nr. 5, S. 515–22

Frösche finden Medikamente im Wasser. 2006. SPIEGELnet GmbH.
http://www.spiegel.de/wissenschaft/natur/0,1518,422312,00.html.
Erstellt/aktualisiert: 20.06.2006

Fukuda, K., u. a. 1994. The chronic fatigue syndrome: a comprehensive approach to its definition and study. International Chronic Fatigue Syndrome Study Group. Annals of internal medicine Bd. 121, Nr. 12, S. 953–9

Garaj-Vrhovac, V. 1999. Micronucleus assay and lymphocyte mitotic activity in risk assessment of occupational exposure to microwave radiation. Chemosphere Bd. 39, Nr. 13, S. 2301–12

Gebbers, J.-O., u. a. 2003. »Sick building«-Syndrom. Schweiz Med Forum Bd. 2003, Nr. 5, S. 109–113

George, M. S. 2003. Stimulating the Brain. Scientific American (Special Issue »Better Brains«) Bd. 289, Nr. 3, S. 66–73

Gibbons, A. 2006. Human evolution. There's more than one way to have your milk and drink it, too. Science Bd. 314, Nr. 5806, S. 1672

Gibbs, W. W. 2004. Untangling the roots of cancer. S. 2–10. Scientific American Online

Gilbert, S. F. 2000. Developmental biology. Sunderland, Mass.

Glaser, R. 2006. Handy-Wirkung auf Hirnzellen und Synapsen – eine neue Kontroverse? Newsletter der Forschungsgemeinschaft Funk e.V. Bd. 14, Nr. 3, S. 5 f.

Glatzmaier, G. A., u. a. 2005. Probing the Geodynamo. Scientific American (Special Edition) Bd. 15, Nr. 2, S. 28–35

Goldman, A. 2007. Rattenplage in New York – Haarige Invasion in der Nudelpackung. SPIEGELnet GmbH. http://www.spiegel.de/panorama/0,1518,470246,00.html.

Goodman, R., u. a. 1983. Pulsing electromagnetic fields induce cellular transcription. Science Bd. 220, Nr. 4603, S. 1283–5

Greden, J. F. 2001. Treatment of recurrent depression. Washington, DC

Green, L. M., u. a. 1999a. Childhood leukemia and personal monitoring of residential exposures to electric and magnetic fields in Ontario, Canada. Cancer Causes Control Bd. 10, Nr. 3, S. 233–43

Green, L. M., u. a. 1999b. A case-control study of childhood leukemia in southern Ontario, Canada, and exposure to magnetic fields in residences. International journal of cancer Bd. 82, Nr. 2, S. 161–70

Greenwood, B. M., u. a. 2005. Malaria. Lancet Bd. 365, Nr. 9469, S. 1487–98

Griefahn, B., u. a. 2002. Experiments on effects of an intermittent 16.7-Hz magnetic field on salivary melatonin concentrations, rectal temperature, and heart rate in humans. International archives of occupational and environmental health Bd. 75, Nr. 3, S. 171–8

Grotenhermen, F., u. a. 1998. Magnetfelder der Bahn und Krebs. Elektrosmog-Report Bd. 4, Nr. 1

Guidelines for limiting exposure to time-varying electric, magnetic, and electromagnetic fields (up to 300 GHz). International Commission on Non-Ionizing Radiation Protection (ICNIRP). 1998. Health physics Bd. 74, Nr. 4, S. 494–522

Guillette, L. J., Jr., u. a. 1994. Developmental abnormalities of the gonad and abnormal sex hormone concentrations in juvenile alligators from contaminated and control lakes in Florida. Environmental health perspectives Bd. 102, Nr. 8, S. 680–8

Hallberg, O., u. a. 2006. Letter to the editor: will we all become electrosensitive? Electromagnetic biology and medicine Bd. 25, Nr. 3, S. 189–91

Hanischdörfer, C. 2006. DVCpro-Video. SWR, Stuttgart

Hardell, L., u. a. 2005a. Case-control study on cellular and cordless telephones and the risk for acoustic neuroma or meningioma in patients diagnosed 2000–2003. Neuroepidemiology Bd. 25, Nr. 3, S. 120–8

Hardell, L., u. a. 2005b. Use of cellular telephones and brain tumour risk in urban and rural areas. Occupational and environmental medicine Bd. 62, Nr. 6, S. 390–4

Hardell, L., u. a. 2006a. Pooled analysis of two case-control studies on the use of cellular and cordless telephones and the risk of benign brain tumours diagnosed during 1997–2003. International journal of oncology Bd. 28, Nr. 2, S. 509–18

Hardell, L., u. a. 2006b. Case-control study of the association between the use of cellular and cordless telephones and malignant brain tumours diagnosed during 2000–2003. Environmental research Bd. 100, Nr. 2, S. 232–41

Hardell, L., u. a. 2002a. Cellular and cordless telephones and the risk for brain tumours. Eur J Cancer Prev Bd. 11, Nr. 4, S. 377–86

Hardell, L., u. a. 2002b. Case-control study on the use of cellular and cordless phones and the risk for malignant brain tumours. International journal of radiation biology Bd. 78, Nr. 10, S. 931–6

Hardell, L., u. a. 2003. Further aspects on cellular and cordless telephones and brain tumours. International journal of oncology Bd. 22, Nr. 2, S. 399–407

Hardell, L., u. a. 2004. Cellular and cordless telephone use and the association with brain tumours in different age groups. Archives of environmental health Bd. 59, Nr. 3, S. 132–7

Hardell, L., u. a. 2001. Ionizing radiation, cellular telephones and the risk for brain tumours. Eur J Cancer Prev Bd. 10, Nr. 6, S. 523–9

Hardell, L., u. a. 2000. Case-control study on radiology work, medical x-ray investigations, and use of cellular telephones as risk factors for brain tumours. MedGenMed Bd. 2, Nr. 2, S. E2

Hardell, L., u. a. 1999. Use of cellular telephones and the risk for brain tumours: A case-control study. International journal of oncology Bd. 15, Nr. 1, S. 113–6

Hauser, R. 2006. The environment and male fertility: recent research on emerging chemicals and semen quality. Seminars in reproductive medicine Bd. 24, Nr. 3, S. 156–67

Health Effects of the Chernobyl Accident and Special Health Care Programmes. 2006. Weltgesundheitsorganisation (WHO). 160 S.

Hecht, K. 1997. Biologische Wirkungen Elektromagnetischer Felder im Frequenzbereich 0 – 3 GHz – Studie russischer Literatur 1960–1996. 115 S.

Hecht, K. 2001. Auswirkungen von Elektromagnetischen Feldern – eine Recherche russischer Studienergebnisse 1960–1996. Umwelt – Medizin – Gesellschaft Bd. 14, Nr. 3, S. 222–231

Hecht, K. 2005. Zur Verharmlosung der gesundheitsrelevanten Wirkung von hochfrequenten Radio- und Mikrowellenstrahlungen (einschließlich des Mobiltelefonsystems) auf die funktionellen und körperlichen Prozesse des Menschen. Berlin

Hennies, K., u. a. 2000. Mobilfunk und Gesundheit: Bewertung des wissenschaftlichen Erkenntnisstandes unter dem Gesichtspunkt des vorsorgenden Gesundheitsschutzes. ECOLOG-Institut im Auftrag der T-Mobil DeTeMobil Deutsche Telekom MobilNet GmbH. 79 S.

Hepworth, S. J., u. a. 2006. Mobile phone use and risk of glioma in adults: case-control study. BMJ (Clinical research ed) Bd. 332, Nr. 7546, S. 883–7

Hietanen, M., u. a. 2002. Hypersensitivity symptoms associated with exposure to cellular telephones: no causal link. Bioelectromagnetics Bd. 23, Nr. 4, S. 264–70

Hill, A. B. 1965. The Environment and Disease: Association or Causation? Proceedings of the Royal Society of Medicine Bd. 58, S. 295–300

Hinnen, G. 2007. Internationale Rundfunk- und Fernseh-Chronik.
www.rfcb.ch/hinnen/international005.html.
Erstellt/aktualisiert: 24.03.2007

History of the Surgeon General's Report on Smoking and Health. 2007. Office on Smoking and Health, National Center for Chronic Disease Prevention and Health Promotion, Centers for Disease Control and Prevention (CDC).

http://www.cdc.gov/tobacco/data_statistics/sgr/history.htm
Erstellt/aktualisiert: 28.02.2007

Hoeschen, C. 2006. Spagat zwischen heilen und schaden: Strahlenanwendungen in der Medizin. GSF-Forschungszentrum für Umwelt und Gesundheit. 18, S. 16–22

Holtze, C., u. a. 2006. The microwave absorption of emulsions containing aqueous micro- and nanodroplets: a means to optimize microwave heating. Journal of colloid and interface science Bd. 302, Nr. 2, S. 651–7

Ilhan, A., u. a. 2004. Ginkgo biloba prevents mobile phone-induced oxidative stress in rat brain. Clinica chimica acta; international journal of clinical chemistry Bd. 340, Nr. 1–2, S. 153–62

Illes, J., u. a. 2003. Self-referred whole-body CT imaging: current implications for health care consumers. Radiology Bd. 228, Nr. 2, S. 346–51

Illes, J., u. a. 2004. Advertising, patient decision making, and self-referral for computed tomographic and magnetic resonance imaging. Archives of internal medicine Bd. 164, Nr. 22, S. 2415–9

Indoor air pollutants: exposure and health effects. 1983. EURO Reports and Studies 78. Weltgesundheitsorganisation (WHO), Nördlingen

Inskip, P. D., u. a. 2001. Cellular-telephone use and brain tumors. The New England journal of medicine Bd. 344, Nr. 2, S. 79–86

Internationale Grenzwerte im Vergleich. 2000. ECOLOG – Institut für sozial-ökologische Forschung und Bildung gGmbH. 01/2000, 10 S.

Irmak, M. K., u. a. 2003. Effects of electromagnetic radiation from a cellular telephone on epidermal Merkel cells. Journal of cutaneous pathology Bd. 30, Nr. 2, S. 135–8

Irvine, S., u. a. 1996. Evidence of deteriorating semen quality in the United Kingdom: birth cohort study in 577 men in Scotland over 11 years. BMJ Clinical research ed Bd. 312, Nr. 7029, S. 467–71

Jensen, T. K., u. a. 2006. The influence of occupational exposure on male reproductive function. Occupational medicine (Oxford, England) Bd. 56, Nr. 8, S. 544–53

Johann, M., u. a. 2003. Transcranial magnetic stimulation for nicotine dependence. Psychiatrische Praxis Bd. 30 Suppl 2, S. 129–31

Johansen, C. 2004. Electromagnetic fields and health effects—epidemiologic studies of cancer, diseases of the central nervous system and arrhythmia-related heart disease. Scandinavian journal of work, environment & health Bd. 30, Suppl 1, S. 1–30

Kay, A. B. 2001. Allergy and allergic diseases. First of two parts. The New England journal of medicine Bd. 344, Nr. 1, S. 30–7

Keil, F. 2006. Medikamentenentsorgung in privaten Haushalten. Institut für sozialökologische Forschung (ISOE); Institut für Technikfolgenabschätzung und Systemanalyse (ITAS); Institut für Umweltmedizin und Krankenhaushygiene am Universitätsklinikum Freiburg; J.W. Goethe-Universität Frankfurt, Fachbereiche Geowissenschaften/Geographie u. Biowissenschaften

Khamsi, R. 2007. A taste for milk shows evolution in action. New Scientist, Nr. 2593, S. 12

Klaeboe, L., u. a. 2007. Use of mobile phones in Norway and risk of intracranial tumours. Eur J Cancer Prev Bd. 16, Nr. 2, S. 158–64

Kloth, L. C. 2005. Electrical stimulation for wound healing: a review of evidence from in vitro studies, animal experiments, and clinical trials. The international journal of lower extremity wounds Bd. 4, Nr. 1, S. 23–44

Knoch, D., u. a. 2006. Diminishing reciprocal fairness by disrupting the right prefrontal cortex. Science Bd. 314, Nr. 5800, S. 829–32

Koyu, A., u. a. 2005. Effects of 900 MHz electromagnetic field on TSH and thyroid hormones in rats. Toxicology letters Bd. 157, Nr. 3, S. 257–62

Kresse, R., u.a. 2007. Lärm-Atlas – wo es in Hamburg laut ist. Hamburger Abendblatt, 25.04.2007

Kreutzer, R., u.a. 1999. Prevalence of people reporting sensitivities to chemicals in a population-based survey. American journal of epidemiology Bd. 150, Nr. 1, S. 1–12

Krombach, J. W., u.a. 2004. Pharaoh Menes' death after an anaphylactic reaction – the end of a myth. Allergy Bd. 59, Nr. 11, S. 1234 f.

Kunsch, K., u.a. 2000. Der Mensch in Zahlen: eine Datensammlung in Tabellen mit über 20000 Einzelwerten. Berlin

Lactose Intolerance. 2006. National Institutes of Health/National Digestive Diseases Information Clearinghouse. http://digestive.niddk.nih.gov/ddiseases/pubs/lactoseintolerance/#risk. Erstellt/aktualisiert: März 2006

Lahkola, A., u.a. 2007. Mobile phone use and risk of glioma in 5 North European countries. International journal of cancer Bd. 120, Nr. 8, S. 1769–75

Lahkola, A., u.a. 2006. Meta-analysis of mobile phone use and intracranial tumors. Scandinavian journal of work, environment & health Bd. 32, Nr. 3, S. 171–7

Last, J. M., u.a. 2001. A dictionary of epidemiology. New York

Latvala, J., u.a. 2005. Trends in prevalence of asthma and allergy in Finnish young men: nationwide study, 1966–2003. BMJ Clinical research ed Bd. 330, Nr. 7501, S. 1186 f.

Leitgeb, N. 1995. Gibt es überhaupt »Elektrosensibilität«? Newsletter der Forschungsgemeinschaft Funk e.V. (FGF) Bd. 3, Nr. 2, S. 10–13

Leitgeb, N. 1998. Electromagnetic Hypersensitivity. International Workshop on Elektromagnetic Fields and Non-Specific Health Symptoms, Graz, S. 11–20

Leitgeb, N., u.a. 2003. Electrosensibility and electromagnetic hypersensitivity. Bioelectromagnetics Bd. 24, Nr. 6, S. 387–94

Lemarchand, G. A. 1998. Is There Intelligent Life Out There? Scientific American Presents (Special Issue »Exploring Intelligence«) Bd. 9, Nr. 4, S. 96–104

Lemonick, M. D. 1996. What's wrong with our sperm? Time, 18.03.1996

Levallois, P., u. a. 2002. Study of self-reported hypersensitivity to electromagnetic fields in California. Environmental health perspectives Bd. 110, Suppl 4, S. 619–23

Liboff, A. R., u. a. 1984. Time-varying magnetic fields: effect on DNA synthesis. Science Bd. 223, Nr. 4638, S. 818–20

London, S. J., u. a. 1994. Exposure to magnetic fields among electrical workers in relation to leukemia risk in Los Angeles County. American journal of industrial medicine Bd. 26, Nr. 1, S. 47–60

Lonn, S., u. a. 2006. Mobile phone use and risk of parotid gland tumor. American journal of epidemiology Bd. 164, Nr. 7, S. 637–43

Lonn, S., u. a. 2004. Mobile phone use and the risk of acoustic neuroma. Epidemiology Cambridge, Mass, Bd. 15, Nr. 6, S. 653–9

Lonn, S., u. a. 2005. Long-term mobile phone use and brain tumor risk. American journal of epidemiology Bd. 161, Nr. 6, S. 526–35

Lonne-Rahm, S., u. a. 2000. Provocation With Stress and Electricity of Patients With »Sensitivity to Electricity«. Journal of Occupational & Environmental Medicine Bd. 42, Nr. 5, S. 512–516

Loss & Litigation Report: Umwelt-Schadensfälle in ausgewählten Ländern. 2003. Kölnische Rückversicherungs-Gesellschaft AG. 32 S.

Löwer, C. 2004. Medikamenten-Cocktail im Trinkwasser. SPIEGELnet GmbH.
http://www.spiegel.de/wissenschaft/mensch/0,1518,314868,00.html. Erstellt/aktualisiert: 26.08.2004

Lux, A. 2006. Klinische Evaluationsstudie zu Störungen der somatosexuellen Differenzierung. German Medical Science (gms). http://www.egms.de/en/meetings/gmds2006/06gmds028.shtml. Erstellt/aktualisiert: 01.09.2006

Lyskov, E., u. a. 2001. Neurophysiological study of patients with perceived ›electrical hypersensitivity‹. *International Journal of Psychophysiology* Bd. 42, Nr. 3, S. 233–41

Mahrour, N., u. a. 2005. In vitro increase of the fluid-phase endocytosis induced by pulsed radiofrequency electromagnetic fields: importance of the electric field component. Biochimica et biophysica acta Bd. 1668, Nr. 1, S. 126–37

Maschke, C., u. a. 2003. Epidemiologische Untersuchungen zum Einfluss von Lärmstress auf das Immunsystem und die Entstehung von Arteriosklerose. WaBoLu-Hefte, Nr. 01, S. 402

Masoli, M., u. a. 2004. Global Burden of Asthma. Medical Research Institute of New Zealand Wellington, New Zealand; University of Southampton, United Kingdom 122 S.

Masuda, Y., u. a. 1985. PCB and PCDF congeners in the blood and tissues of yusho and yu-cheng patients. Environmental health perspectives Bd. 59, S. 53–8

Mayr, W. 2006. Pompeji des Atomzeitalters. Der Spiegel, Nr. 16, S. 64–70

Meggs, W. J. 1993. Neurogenic inflammation and sensitivity to environmental chemicals. Environmental health perspectives Bd. 101, Nr. 3, S. 234–8

Meggs, W. J. 1995. Neurogenic switching: a hypothesis for a mechanism for shifting the site of inflammation in allergy and chemical sensitivity. Environmental health perspectives Bd. 103, Nr. 1, S. 54–6

Meggs, W. J. 1997. Hypothesis for induction and propagation of chemical sensitivity based on biopsy studies. Environmental health perspectives Bd. 105 Suppl 2, S. 473 f.

Mekel-Bobrov, N., u. a. 2005. Ongoing adaptive evolution of ASPM, a brain size determinant in Homo sapiens. Science Bd. 309, Nr. 5741, S. 1720–2

Mersch, I. 2006. Zahnfüllungen: Plombensicher und bezahlbar? ARD.de. http://www.ard.de/-/id=460006/1yqayis/index.html.

Milham, S., u. a. 2001. Historical evidence that residential electrification caused the emergence of the childhood leukemia peak. Medical hypotheses Bd. 56, Nr. 3, S. 290–5

Militärische Aktivitäten als Strandungsursache? 2007. Whale and Dolphin Conservation Society (WDCS). http://www.wdcs-de.org/dan/de-publishing.nsf/(allweb)/C1C8E332E25E8354C125698B003F112E?opendocument.

Milnes, M. R., u. a. 2005. Altered neonatal development and endocrine function in Alligator mississippiensis associated with a contaminated environment. Biology of reproduction Bd. 73, Nr. 5, S. 1004–10

Mims, C. A., u. a. 1996. Medizinische Mikrobiologie Kompaktversion. Berlin u. a.

Minder, C. E., u. a. 2001. Leukemia, brain tumors, and exposure to extremely low frequency electromagnetic fields in Swiss railway employees. American journal of epidemiology Bd. 153, Nr. 9, S. 825–35

Mission Highlights STS-96. 1999. National Aeronautics ans Space Administration (NASA). Mai 1999, IS-1999-05-001.096JSC, 6 S.

Mitsutake, G., u. a. 2005. Does Schumann resonance affect our blood pressure? Biomedicine & pharmacotherapy = Biomedecine & pharmacotherapie Bd. 59, Suppl 1, S. 10–4

Miyata, H., u. a. 1985. PCBs, PCQs and PCDFs in tissues of yusho and yucheng patients. Environmental health perspectives Bd. 59, S. 67–72

Moalem, S. 2007. Survival of the sickest. New Scientist, Nr. 2591, S. 42–45

Moalem, S., u.a. 2002. Epidemic pathogenic selection: an explanation for hereditary hemochromatosis? Medical hypotheses Bd. 59, Nr. 3, S. 325–9

Monitoring Informationswirtschaft – 9. Faktenbericht. 2006. TNS Infratest Forschung GmbH im Auftrag des Bundesministeriums für Wirtschaft und Technologie. April 2006, 566 S.

Mooi, W. J., u.a. 2006. Oncogene-induced cell senescence—halting on the road to cancer. The New England journal of medicine Bd. 355, Nr. 10, S. 1037–46

Mrasek, V., u.a. 1999. Zugabe aus Sondermüll. Der Spiegel, Nr. 23, S. 68 f.

Müller, C. H. 2000. Projekt NEMESIS – Niederfrequente elektrische und magnetische Felder und Elektrosensibilität in der Schweiz. S. 255. Eidgenössische Technische Hochschule E-Collection, Zürich

Müller-Schneemayer, I. 2004. Die Amalgamkontroverse in den Zwanziger Jahren des 20. Jahrhunderts. Dissertation zum Erwerb des Doktorgrades der Zahnheilkunde, München, 131 S.

Multiple chemical sensitivities: addendum to Biologic markers in immunotoxicology. 1992. Washington, D.C.

Muscat, J. E., u.a. 2002. Handheld cellular telephones and risk of acoustic neuroma. Neurology Bd. 58, Nr. 8, S. 1304–6

Muscat, J. E., u.a. 2000. Handheld cellular telephone use and risk of brain cancer. Jama Bd. 284, Nr. 23, S. 3001–7

Mutter, J., u.a. 2005. Amalgam: Eine Risikobewertung unter Berücksichtigung der neuen Literatur bis 2005. Institut für Umweltmedizin und Krankenhaushygiene Universitätsklinik Freiburg. 37 S.

Neitzke, H.-P., u.a. 2005. Elektrosensibilität: Stand der Forschung. EMF-Monitor Bd. 11, Nr. 8, S. 20

Neitzke, H.-P., u.a. 2006. EMF-Handbuch – Elektromagnetische Felder: Quellen, Risiken, Schutz. Hannover

Neuburger, M. 2007. Der viele Lärm ist unerträglich! Hamburger Morgenpost, 28.07.2007

Neun Millionen Teenager mit Hörverlust. 2003. Hören heute online. http://www.hoeren-heute.de/archiv/arch_07_08_03.htm. Erstellt/aktualisiert: Juli/August 2003

Nuclear Test-Ban Treaty. 2007. Encyclopedia Britannica 2007 Deluxe Edition. Encyclopedia Britannica, Chicago

Oberfeld, G. 2001. Stellungnahmen und Aussagen von Institutionen und Personen zu Mobiltelefonen und Mobilfunksendeanlagen und Gesundheit. Landessanitätsdirektion und Umweltmedizin der Salzburger Landesregierung. 14.11.2001, 7 S.

Ooi, P. L., u. a. 1998. Epidemiology of sick building syndrome and its associated risk factors in Singapore. Occupational and environmental medicine Bd. 55, Nr. 3, S. 188–93

Paasch, U., u. a. 2003. Men born in the region of Leipzig (Saxony, Germany) between 1960 and 1970 showed a significantly decreased sperm count (examination of 3432 individuals). Andrologia Bd. 35, Nr. 6, S. 375–7

Palm, H. 1977. Das gesunde Haus: das kranke Haus und seine Heilung. Konstanz

Parascandola, M. 2001. Science and law. Cell phone lawsuits face a scientific test. Science Bd. 294, Nr. 5546, S. 1440–2

Pearson, A. 2007a. Lupus cluster at oilfield points finger at pollution. New Scientist, Nr. 2603, S. 9

Pearson, A. 2007b. Obesity's helper in triggering diabetes. New Scientist, Nr. 2599, S. 16

Pelz, H. J., u. a. 2005. The genetic basis of resistance to anticoagulants in rodents. Genetics Bd. 170, Nr. 4, S. 1839–47

Peter, K. 2005. Der Schlüssel für bleierne Knochen (Pressemeldung). Technische Universität Wien. http://idw-online.de/pages/de/news133361. Erstellt/aktualisiert: 25.10.2005

Pfordt, J., u. a. 1999. Die Phthalsäureester als eine Gruppe von Umweltchemikalien mit endokrinem Potential. Niedersächsisches Ministerium für Ernährung, Landwirtschaft und Forsten. 51 S.

Pilcher, H. 2006. Cancer: The traitors within. New Scientist, Nr. 2579, S. 48–51

Pötschke-Langer, M. 2005. Dem Tabakkonsum Einhalt gebieten – Ärzte in Prävention und Therapie der Tabakabhängigkeit. Deutsches Krebsforschungzentrum, Bundesärztekammer (Hg.). 92 S.

Pridmore, S., u. a. 2006. Transcranial magnetic stimulation: potential treatment for tinnitus? Psychiatry and clinical neurosciences Bd. 60, Nr. 2, S. 133–8

Prins, J. B., u. a. 2006. Chronic fatigue syndrome. Lancet Bd. 367, Nr. 9507, S. 346–55

Qualität von Wasser für den menschlichen Verbrauch (Trinkwasser) in Deutschland. 2006. Bundesministerium für Gesundheit; Umweltbundesamt 25.04.2006, 39 S.

Radiation and Risk. 2007. The Health Physics Society/ The University of Michigan. www.umich.edu/~radinfo/introduction/risk.htm.

Rauner, M. 2006. Heiße Gespräche. ZEIT Wissen, Nr. 5, 21.08.2006

Rea, W. J., u. a. 1991. Electromagnetic Field Sensitivity. Journal of Bioelectricity Bd. 10, Nr. 1&2, S. 241–256

Regal, W., u. a. 2005. Innenansichten als Jahrmarktsensation (Narrenturm 31). Ärztewoche Bd. 19, Nr. 44

Registry Number and Substance Counts. 2007. American Chemical Society (CAS; CHEMCATS). http://www.cas.org/cgi-bin/cas/regreport.pl. Erstellt/aktualisiert: 30.05.2007

Reid, B., u. a. 2005. Wound healing in rat cornea: the role of electric currents. Faseb J Bd. 19, Nr. 3, S. 379–86

Report on the Feasibility of a Study of the Health Consequences to the American Population from Nuclear Weapons Tests Conducted by the United States and other Nations. 2005. Department of Health and Human Services; Centers für Disease Control and Prevention; National Cancer Institute

Richtlinie 2003/10/EG des Europäischen Parlaments und des Rates über Mindestvorschriften zum Schutz von Sicherheit und Gesundheit der Arbeitnehmer vor der Gefährdung durch physikalische Einwirkungen (Lärm). 2003. Europäisches Parlament; Europäischer Rat. 06.02.2003, 7 S.

Rockett, I. R. 1999. Population and health: an introduction to epidemiology. 2nd ed. Population bulletin Bd. 54, Nr. 4, S. 1–44

Rodrigue, D. C., u. a. 1990. Lethal paralytic shellfish poisoning in Guatemala. The American journal of tropical medicine and hygiene Bd. 42, Nr. 3, S. 267–71

Röösli, M., u. a. 2005. Repräsentative Befragung zu Sorgen und gesundheitlichen Beschwerden im Zusammenhang mit elektromagnetischen Feldern in der Schweiz. Institut für Sozialmedizin der Universität Bern im Auftrag vom Bundesamt für Umwelt, Wald und Landschaft (BUWAL). 51 S.

Röösli, M., u. a. 2007. Cellular telephone use and time trends in brain tumour mortality in Switzerland from 1969 to 2002. Eur J Cancer Prev Bd. 16, Nr. 1, S. 77–82

Rothman, K. J., u. a. 1996. Overall mortality of cellular telephone customers. Epidemiology Cambridge, Mass, Bd. 7, Nr. 3, S. 303–5

Ruhr und Möhne mit PFT verschmutzt: Fall von Umwelt-Kriminalität. 2007. Westdeutscher Rundfunk (WDR). http://www.wdr.de/studio/siegen/radio/service/pft/pft.jhtml.

Sachstand der Radarthematik. 2007. Deutscher Bundeswehrverband e.V. (DBwV). http://www.dbwv.de/dbwv/interd.nsf/d/HP_artikel2. Erstellt/aktualisiert: 04.04.2007

Salford, L. G., u. a. 2003. Nerve cell damage in mammalian brain after exposure to microwaves from GSM mobile phones. Environ Health Perspect. Bd. 111, Nr. 7, S. 881

Sandström, M., u. a. 1997. Neurophysiological effects of flickering light in patients with perceived electrical hypersensitivity. Journal of occupational and environmental medicine / American College of Occupational and Environmental Medicine Bd. 39, Nr. 1, S. 15–22

Sandström, M., u. a. 2003. Holter ECG monitoring in patients with perceived electrical hypersensitivity. Int J Psychophysiol Bd. 49, Nr. 3, S. 227–35

Savitz, D. A., u. a. 1998a. Magnetic field exposure and neurodegenerative disease mortality among electric utility workers. Epidemiology, Cambridge, Mass, Bd. 9, Nr. 4, S. 398–404

Savitz, D. A., u. a. 1990. Magnetic field exposure from electric appliances and childhood cancer. American journal of epidemiology Bd. 131, Nr. 5, S. 763–73

Savitz, D. A., u. a. 1998b. Electrical occupations and neurodegenerative disease: analysis of U.S. mortality data. Archives of environmental health Bd. 53, Nr. 1, S. 71–4

Savitz, D. A., u. a. 1988. Case-control study of childhood cancer and exposure to 60-Hz magnetic fields. American journal of epidemiology Bd. 128, Nr. 1, S. 21–38

Schafer, M. L. 2002. Zur Geschichte des Neurastheniekonzeptes und seiner modernen Varianten Chronic-Fatigue-Syndrom, Fibromyalgie sowie Multiple Chemische Sensitivität. Fortschritte der Neurologie-Psychiatrie Bd. 70, Nr. 11, S. 570–82

Schelhase, T., u. a. 2006. Die Todesursachenstatistik – Methodik und Ergebnisse 2004. Statistisches Bundesamt

Scherb, H., u. a. 2000. Regression analysis of time trends in perinatal mortality in Germany 1980–1993. Environmental health perspectives Bd. 108, Nr. 2, S. 159–65

Schienle, A., u. a. 1996. Atmospheric electromagnetism: individual differences in brain electrical response to simulated sferics. Int J Psychophysiol Bd. 21, Nr. 2–3, S. 177–88

Schienle, A., u. a. 2001. Sferics provoke changes in EEG power. The International journal of neuroscience Bd. 107, Nr. 1–2, S. 87–102

Schierz, C., u. a. 2000. Projekt NEMESIS: Niederfrequente elektrische und magnetische Felder und Elektrosensibilität in der Schweiz (Problemstellung, Methode, Ergebnisse). Zürich, 20.10.2000

Schlegel, K., u. a. 2002. 50 Jahre Schumann-Resonanzen – Weltweite Ortung von Blitzen. Physik in unserer Zeit Bd. 33, Nr. 6, S. 256–267

Schmidt, S., u. a. 2003. Primärprävention von Allergien bei Kindern und Jugendlichen. Gesellschaft für Pädiatrische Allergologie und Umweltmedizin e.V. (GPA).
http://www.gpau.de/download/04position.pdf.

Schmiedekampf, K. 2007. Mutanten aus dem Gully. Der Spiegel Bd. 2007, Nr. 18, S. 154

Schoemaker, M. J., u. a. 2005. Mobile phone use and risk of acoustic neuroma: results of the Interphone case-control study in five North European countries. British journal of cancer Bd. 93, Nr. 7, S. 842–8

Schreier, N., u. a. 2006. The prevalence of symptoms attributed to electromagnetic field exposure: a cross-sectional representative survey in Switzerland. Sozial- und Präventivmedizin Bd. 51, Nr. 4, S. 202–9

Schroeder, E. 2002. Stakeholder-Perspektiven zur Novellierung der 26. BImSchV. Ergebnisse der bundesweiten Telefonumfrage im Auftrag des Bundesamtes für Strahlenschutz (BfS). I + G Gesundheitsforschung. 29 S.

Schultze, C. 2006. Telefonieren wir uns zu Tode? Hamburger Morgenpost, 23.08.2006

Schuz, J., u.a. 2006a. Cellular phones, cordless phones, and the risks of glioma and meningioma (Interphone Study Group, Germany). American journal of epidemiology Bd. 163, Nr. 6, S. 512–20

Schuz, J., u.a. 2006b. Cellular telephone use and cancer risk: update of a nationwide Danish cohort. J Natl Cancer Inst Bd. 98, Nr. 23, S. 1707–13

Seife, C. 1999. Headache in orbit. New Scientist, Nr. 2197, S. 5

Sheikh, A., u.a. 2004. The hygiene theory: fact or fiction? Current opinion in otolaryngology & head and neck surgery Bd. 12, Nr. 3, S. 232–6

»Sieg für die Ozeane«. 2003. SPIEGELnet GmbH. http://www.spiegel.de/wissenschaft/mensch/0,1518,263109,00.html. Erstellt/aktualisiert: 27.08.2003

Simon, S. L., u.a. 2006. Fallout from Nuclear Weapons Tests and Cancer Risks. American Scientist Online Bd. 94, Nr. 1

Smith, R. 2003. The screening industry. BMJ Clinical research ed Bd. 326, Nr. 7395

Song, B., u.a. 2004. Nerve regeneration and wound healing are stimulated and directed by an endogenous electrical field in vivo. Journal of cell science Bd. 117, Nr. 20, S. 4681–90

Song, B., u.a. 2002. Electrical cues regulate the orientation and frequency of cell division and the rate of wound healing in vivo. Proceedings of the National Academy of Sciences of the United States of America Bd. 99, Nr. 21, S. 13577–82

Stang, A., u.a. 2001. The possible role of radiofrequency radiation in the development of uveal melanoma. Epidemiology, Cambridge, Mass, Bd. 12, Nr. 1, S. 7–12

Steinman, L. 1993. Autoimmune Disease. Scientific American (Special Issue) Bd. 269, Nr. 3, S. 106–114

Stellungnahme zur Elektrokrampftherapie (EKT) als psychiatrische Behandlungsmaßnahme. 2003. Wissenschaftlicher Beirat der Bundesärztekammer. 5 S.

Steneck, N. H., u. a. 1980. The origins of U.S. safety standards for microwave radiation. Science Bd. 208, Nr. 4449, S. 1230–7

Stone, R. 1994. Environmental estrogens stir debate. Science Bd. 265, Nr. 5170, S. 308–10

Strahlenthemen – Risikoabschätzung und Bewertung. 2006. Bundesamt für Strahlenschutz (BfS)

Studie NCT00433355: Epstein-Barr Virus as a Possible Cause for Chronic Fatigue Syndrome. 2007. U.S. National Institutes of Health (NIH). http://www.clinicaltrials.gov.

Studie: Hörprobleme nehmen zu. 2005. Forum Besser Hören. http://www.forumbesserhoeren.de. Erstellt/aktualisiert: Juni 2005

Takebayashi, T., u. a. 2006. Mobile phone use and acoustic neuroma risk in Japan. Occupational and environmental medicine Bd. 63, Nr. 12, S. 802–7

The Faroes statement: Human health effects of developmental exposure to environmental toxicants. 2007. Prenatal Programming und Toxicity (PPTOX). Internationales Wissenschaftliches Komitee der Konferenz, Tórshavn, Färöer Inseln

The Microwave Furor. 1976. Time, 22.03.1976

TRGS 402 – Ermittlung und Beurteilung der Konzentrationen gefährlicher Stoffe in der Luft in Arbeitsbereichen. Ausschuss für Gefahrstoffe (AGS) der Bundesanstalt für Arbeitsschutz und Arbeitsmedizin. November 1997, 31 S.

TRGS 403 – Bewertung von Stoffgemischen in der Luft am Arbeitsplatz. Ausschuss für Gefahrstoffe (AGS) der Bundesanstalt für Arbeitsschutz und Arbeitsmedizin. Oktober 1989, 3 S.

TRGS 900 – Technische Regeln für Gefahrstoffe – Arbeitsplatzgrenzwerte. Ausschuss für Gefahrstoffe (AGS) der Bundesanstalt für Arbeitsschutz und Arbeitsmedizin. Januar 2006; zul. geändert u. ergänzt März 2007, 41 S.

Twardella, D., u. a. 2007. Messprogramm Schallpegel in Diskotheken – Zusammenfassung wesentlicher Ergebnisse. Bayerisches Landesamt für Gesundheit und Lebensmittelsicherheit, Sachgebiet Umweltmedizin; Bayerisches Landesamt für Umwelt, Referat Lärmschutz bei Anlagen und in der Planung. 8 S.

Tynes, T., u. a. 1994. Incidence of cancer among workers in Norwegian hydroelectric power companies. Scandinavian journal of work, environment & health Bd. 20, Nr. 5, S. 339–44

Umweltradioaktivität und Strahlenbelastung – Jahresbericht 2005. 2006. Bundesministerium für Umwelt, Naturschutz und Reaktorsicherheit (BMU). 302 S.

Umweltradioaktivität und Strahlenbelastung im Jahr 2004. 2004. Bundesregierung. 69 S.

Vaitl, D., u. a. 2001. Natural very-low-frequency sferics and headache. International journal of biometeorology Bd. 45, Nr. 3, S. 115–23

Valko, M., u. a. 2007. Free radicals and antioxidants in normal physiological functions and human disease. The International Journal of Biochemistry & Cell Biology Bd. 39, S. 44–48

von Mutius, E., u. a. 1998. Increasing prevalence of hay fever and atopy among children in Leipzig, East Germany. Lancet Bd. 351, Nr. 9106, S. 862–6

Warren, H. G., u. a. 2003. Cellular telephone use and risk of intratemporal facial nerve tumor. Laryngoscope Bd. 113, Nr. 4, S. 663–7

Weiss, R. 2001. Whales' Deaths Linked to Navy's Sonar Tests. Washington Post, 31.12.2001

Wenzel, C., u. a. 2002. Das Verhalten von Milchrindern unter dem Einfluss elektromagnetischer Felder. Praktischer Tierarzt Bd. 83, Nr. 3, S. 260–267

Wertheimer, N., u. a. 1979. Electrical wiring configurations and childhood cancer. American journal of epidemiology Bd. 109, Nr. 3, S. 273–84

Wertheimer, N., u. a. 1982. Adult cancer related to electrical wires near the home. International journal of epidemiology Bd. 11, Nr. 4, S. 345–55

WHO Fact sheet No. 304 – Electromagnetic fields and public health – Base stations and wireless technologies. 2006. Weltgesundheitsorganisation (WHO).

Wigle, D. T., u. a. 2005. Human health risks from low-level environmental exposures: no apparent safety thresholds. PLoS medicine Bd. 2, Nr. 12, S. 350

Wikipedia. 2007a. Franklin-Expedition. http://de.wikipedia.org/wiki/Franklin-Expedition. Erstellt/aktualisiert: 02.06.2007

Wikipedia. 2007b. Hausstaubmilbe. http://de.wikipedia.org/wiki/Hausstaubmilbe. Erstellt/aktualisiert: 07.06.2007

Wikipedia. 2007c. Liste der Kernwaffentests. http://de.wikipedia.org/wiki/Liste_der_Kernwaffentests. Erstellt/aktualisiert: 03.06.2007

Wills, C. 1999. Children of Prometheus: The Accelerating Pace of Human Evolution

Winkle, S. 1997. Geißeln der Menschheit: Kulturgeschichte der Seuchen. Düsseldorf

Wiseman, H., u. a. 1996. Damage to DNA by reactive oxygen and nitrogen species: role in inflammatory disease and progression to cancer. The Biochemical journal Bd. 313 (Pt 1), S. 17–29

Wissenswertes zum Strahlenschutz mit ionisierender Strahlung. Radiologische Universitätsklinik: Funktionseinheit Strahlentherapie & Medizinische Physik. www.strahlentherapie.uni-bonn.de/strahlen_info.html.

Wolfe, F., u.a. 1990. The American College of Rheumatology 1990 Criteria for the Classification of Fibromyalgia. Report of the Multicenter Criteria Committee. Arthritis and rheumatism Bd. 33, Nr. 2, S. 160–72

Wuschek, M., u.a. 2000. Untersuchungen zum Einfluß elektromagnetischer Felder von Mobilfunkanlagen auf Gesundheit, Leistung und Verhalten von Rindern. Ingenieurgemeinschaft für Geowissenschaften und Umwelttechnik München, Institut für Veterinärpathologie

Wynder, E. L. 1998. The past, present, and future of the prevention of lung cancer. Cancer Epidemiol Biomarkers Prev Bd. 7, Nr. 9, S. 735–48

Wynder, E. L., u.a. 2005. Tobacco smoking as a possible etiologic factor in bronchiogenic carcinoma. Bulletin of the World Health Organization Bd. 83, Nr. 2, S. 146–53

Yariktas, M., u.a. 2005. Nitric oxide level in the nasal and sinus mucosa after exposure to electromagnetic field. Otolaryngol Head Neck Surg Bd. 132, Nr. 5, S. 713–6

Yazdanbakhsh, M., u.a. 2002. Allergy, parasites, and the hygiene hypothesis. Science Bd. 296, Nr. 5567, S. 490–4

Yildiz, M., u.a. 2006. Influence of electromagnetic fields and protective effect of CAPE on bone mineral density in rats. Archives of medical research Bd. 37, Nr. 7, S. 818–21

Yoshimura, T., u.a. 1985. Relationship between the amount of rice oil ingested by patients with yusho and their subjective symptoms. Environmental health perspectives Bd. 59, S. 47–51

Zenner, H. P. 2000. Die Kommunikation des Menschen: Hören und Sprechen. In R. F. Schmidt, u.a. (Hg.). Physiologie des Menschen. Berlin, Heidelberg, New York, S. 259–77

Zhao, M., u. a. 2006. Electrical signals control wound healing through phosphatidylinositol-3-OH kinase-gamma and PTEN. Nature Bd. 442, Nr. 7101, S. 457–60

Zielinski, J. M., u. a. 2006. World Health Organization's International Radon Project. Journal of toxicology and environmental health Bd. 69, Nr. 7, S. 759–69

Zulley, J. 2001. Die innere Uhr: Ticken wir immer richtig? Psychologie heute Bd. 28, Nr. 7, S. 46–53

Zytogenetik – der Justus-Liebig-Universität Gießen und Institut für Tierhygiene, Verhaltenskunde und Tierschutz der Tierärztlichen Fakultät der Ludwig-Maximilians-Universität München im Auftrag des Bayerischen Staatsministeriums für Landesentwicklung und Umweltfragen. 219 S.